Beiträge zur Graphischen Datenverarbeitung

Herausgeber:
Zentrum für Graphische Datenverarbeitung e.V., Darmstadt (ZGDV)

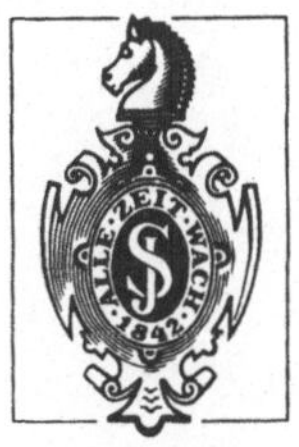

Beiträge zur Graphischen Datenverarbeitung

J. L. Encarnação (Hrsg.): Aktuelle Themen der Graphischen Datenverarbeitung. IX, 361 Seiten, 84 Abbildungen, 1986

G. Mazzola, D. Krömker, G. R. Hofmann: Rasterbild – Bildraster. Anwendung der Graphischen Datenverarbeitung zur geometrischen Analyse eines Meisterwerks der Renaissance: Raffaels „Schule von Athen". XV, 80 Seiten, 60 Abbildungen, 1987

W. Hübner, G. Lux-Mülders, M. Muth: THESEUS. Die Benutzungsoberfläche der UNIBASE-Softwareentwicklungsumgebung. X, 391 Seiten, 28 Abbildungen, 1987

M. H. Ungerer (Hrsg.): CAD-Schnittstellen und Datentransferformate im Elektronik-Bereich. VII, 120 Seiten, 77 Abbildungen, 1987

H. R. Weber (Hrsg.): CAD-Datenaustausch und -Datenverwaltung. Schnittstellen in Architektur, Bauwesen und Maschinenbau. VII, 232 Seiten, 112 Abbildungen, 1988

J. Encarnação, H. Kuhlmann (Hrsg.): Graphik in Industrie und Technik. XVI, 361 Seiten, 195 Abbildungen, 1989

D. Krömker, H. Steusloff, H.-P. Subel (Hrsg.): PRODIA und PRODAT. Dialog- und Datenbankschnittstellen für Systementwurfswerkzeuge. XII, 426 Seiten, 45 Abbildungen, 1989

J. L. Encarnação, P. C. Lockemann, U. Rembold (Hrsg.): AUDIUS – Außendienstunterstützungssystem. Anforderungen, Konzepte und Lösungsvorschläge. XII, 440 Seiten, 165 Abbildungen, 1990

J. L. Encarnação, J. Hoschek, J. Rix (Hrsg.): Geometrische Verfahren der Graphischen Datenverarbeitung. VIII, 362 Seiten, 195 Abbildungen, 1990

W. Hübner: Entwurf Graphischer Benutzerschnittstellen. Ein objektorientiertes Interaktionsmodell zur Spezifikation graphischer Dialoge. IX, 324 Seiten, 129 Abbildungen, 1990

B. Alheit, M. Göbel, M. Mehl, R. Ziegler: CGI und CGM. Graphische Standards für die Praxis. X, 192 Seiten, 44 Abbildungen, 1991

M. Frühauf, M. Göbel (Hrsg.): Visualisierung von Volumendaten. X, 178 Seiten, 107 Abbildungen, 1991

M. Frühauf   M. Göbel   (Hrsg.)

Visualisierung von Volumendaten

Mit 107 zum Teil farbigen Abbildungen

Springer-Verlag

Berlin Heidelberg New York
London Paris Tokyo
Hong Kong Barcelona
Budapest

Reihenherausgeber

ZGDV, Zentrum für Graphische Datenverarbeitung e.V.
Wilhelminenstraße 7, W-6100 Darmstadt

Bandherausgeber

Martin Frühauf
Martin Göbel
FhG-AGD, Fraunhofer-Arbeitsgruppe
für Graphische Datenverarbeitung e. V.
Wilhelminenstraße 7, W-6100 Darmstadt

ISBN-13:978-3-540-54295-7

Die Deutsche Bibliothek – CIP-Einheitsaufnahme
Visualisierung von Volumendaten / M. Frühauf; M. Göbel (Hrsg.) – Berlin; Heidelberg; New York;
London; Paris; Tokyo; Hong Kong; Barcelona; Budapest: Springer, 1991
   (Beiträge zur graphischen Datenverarbeitung)
   ISBN-13:978-3-540-54295-7   e-ISBN-13:978-3-642-76780-7
   DOI: 10.1007/978-3-642-76780-7
NE: Frühauf, Martin [Hrsg.]

Satz: Reproduktionsfertige Vorlage vom Autor
33/3140-543210 – Gedruckt auf säurefreiem Papier

Inhaltsverzeichnis

Vorwort

In vielen verschiedenen Disziplinen der Natur- und Technikwissenschaften produzieren Meßverfahren, Experimente und Computersimulationen immer größer werdende Mengen von Ergebnisdaten. Diese Datensätze sind oft so komplex, daß spezielle Verfahren zur graphischen Darstellung eingesetzt werden müssen, um überhaupt eine Interpretation und eine Analyse der Ergebnisse zu ermöglichen. Die graphische Darstellung komplexer Datenmengen mit Hilfe von Computern wird auch Visualisierung (engl. "scientific visualization") genannt. Andererseits wird durch die steigende Leistungsfähigkeit der Rechnersysteme und insbesondere der Graphik-Workstations die Entwicklung und der Einsatz neuer, rechenintensiver Verfahren der Graphischen Datenverarbeitung zur Bewältigung dieser Aufgabe möglich.

Viele der oben erwähnten Quellen produzieren Daten, die über drei räumliche Koordinaten definiert sind. Solche Daten werden Volumendaten genannt. Volumendaten können z. B. einzelne Skalare, Vektoren oder auch beliebige Vielfache und Kombinationen verschiedener Datentypen sein. Beispiele für solche Datenquellen sind Finite-Element-Simulationen, bildgebende Verfahren in der Medizin und Materialprüfung sowie Elektronenverteilungen in Chemie und Physik. Da solche Datensätze sowohl sehr umfangreich sein können, als auch einige spezielle Eigenschaften besitzen, besteht ein Bedarf an der Entwicklung neuer Verfahren und Systeme zur Visualisierung von Volumendaten.

Die Fraunhofer-Arbeitsgruppe für Graphische Datenverarbeitung (FhG-AGD) veranstaltete in Zusammenarbeit mit dem Zentrum für Graphische Datenverarbeitung (ZGDV) vom 7. bis 8. Juni 1990 in Darmstadt einen Workshop mit dem Thema "Visualisierung von Volumendaten". Die Veranstaltung hatte einerseits zum Ziel, die Aktivitäten zur Entwicklung von Systemen zur Visualisierung von Volumendaten im deutschsprachigen Raum darzustellen und den aktuellen Stand der Technik sowie Forschungs- und Entwicklungsperspektiven in diesem Bereich zu erörtern. Andererseits sollte aber auch der Dialog zwischen Anwendern und Entwicklern solcher Visualisierungssysteme gefördert werden.

Im Rahmen des Workshops präsentierten Vertreter aus Hochschulen, Forschungsinstituten und Industrie insgesamt zehn Vorträge. Ausführliche Diskussionen erörterten die Problematik der Zusammenarbeit zwischen Anwendern und Entwicklern sowie aktuelle Forschungsschwerpunkte und den Bedarf an der Entwicklung neuartiger Visualisierungsverfahren. Das Verständnis der Problematik und der Vorträge wurde durch die Vorführung von sechs Systemen zur Visualisierung von Volumendaten aus den verschiedensten Anwendungsgebieten wesentlich unterstützt.

Im Anschluß an den Workshop fand die konstituierende Sitzung der GI-Fachgruppe 4.1.2 "Imaging und Visualisierung" der Gesellschaft für Informatik (GI) statt. Dieser Arbeitskreis wird in Zukunft jährlich ähnliche Veranstaltungen zu verschiedenen Themen der Visualisierung wissenschaftlicher Daten und des "Imaging" durchführen.

Die schriftlichen Fassungen der Vorträge des Workshops bilden den Kern dieses Buches. Der erste Beitrag schildert beispielhaft die Chancen, die eine effektive Visualisierung von Volumendaten zur Verbesserung der Verfahren zur Erfassung dieser Daten bietet. Danach werden in einer Reihe von Beiträgen grundlegende Techniken zur Visualisierung von Volumendaten vorgestellt. Diese Techniken umfassen die direkte Visualisierung von Volumendaten sowie Verfahren zur Berechnung von Oberflächenrepräsentationen aus Volumendaten und zeigen deren Einsatz in verschiedenen Anwendungen. Weitere Beiträge stellen Konzepte zur Verbesserung der Fähigkeit der Systeme zur graphisch-interaktiven Visualisierung vor. Dies wird zum einen durch den Einsatz spezieller, leistungsfähiger Hardware und zum anderen durch die Entwicklung spezieller graphischer Methoden angestrebt. Abgerundet wird dieses Buch durch einen Beitrag, mit dem ein Referenzmodell für Visualisierungssysteme in der Graphischen Datenverarbeitung vorgestellt wird.

Unser Dank gilt vor allem den Autoren und Vortragenden, die zum Gelingen des Workshops und dieses Buches beigetragen haben, sowie M. Christ für ihre Mithilfe bei der editorischen Bearbeitung des Buches.

Besonderer Dank gilt Herrn Prof. J. L. Encarnação für seine Initiative zur Durchführung des Workshops, der erstmalig nahezu alle führenden deutschen Wissenschaftler auf dem Gebiet der Visualisierung von Volumendaten zusammengeführt hat.

Darmstadt, März 1991

M. Göbel
M. Frühauf

Autorenliste

P. Astheimer
FhG-AGD
Fraunhofer-Arbeitsgruppe für
Graphische Datenverarbeitung
Wilhelminenstraße 7
6100 Darmstadt

Prof.Dr. J. Brickmann
Technische Hochschule Darmstadt
Institut für Physikalische Chemie
Petersenstr. 20
6100 Darmstadt

W. Felger
FhG-AGD
Fraunhofer-Arbeitsgruppe für
Graphische Datenverarbeitung
Wilhelminenstraße 7
6100 Darmstadt

M. Frühauf
FhG-AGD
Fraunhofer-Arbeitsgruppe für
Graphische Datenverarbeitung
Wilhelminenstraße 7
6100 Darmstadt

B. Geiger
INRIA
Sophia Antipolis
Valbonne
France

Dr. R. Gnatz
Technische Universität München
Institut für Informatik
Arcisstr. 21
8000 München 2

Dr. M. Göbel
FhG-AGD
Fraunhofer-Arbeitsgruppe für
Graphische Datenverarbeitung
Wilhelminenstraße 7
6100 Darmstadt

T. Goetze
TH Darmstadt
Institut für Physikalische Chemie
Petersenstr. 20
6100 Darmstadt

S. Haas
FhG-AGD
Fraunhofer-Arbeitsgruppe für
Graphische Datenverarbeitung
Wilhelminenstraße 7
6100 Darmstadt

W. Heiden
TH Darmstadt
Institut für Physikalische Chemie
Petersenstr. 20
6100 Darmstadt

K. Karlsson
FhG-AGD
Fraunhofer-Arbeitsgruppe für
Graphische Datenverarbeitung
Wilhelminenstraße 7
6100 Darmstadt

P. Kirchgeßner
TH Darmstadt
FB Mathematik
Schloßgartenstr. 7
6100 Darmstadt

T. Kreutter
Universität-Gesamthochschule Kassel
FB 16
Wilhelmshöher Allee 71
3500 Kassel

Dr. W. Krüger
ART + COM
Hardenbergplatz
1000 Berlin 12

Prof.Dr. K.J. Langenberg
Universität-Gesamthochschule Kassel
FB 16
Wilhelmshöher Allee 71
3500 Kassel

Dr. D. Lasser
Fachbereich Informatik
Universität Kaiserslautern
Erwin-Schrödinger-Str. 48
6750 Kaiserslautern

Dr. M. Marquart
Kontron Elektronik
Geschäftsbereich Bildanalyse
Breslauer Str. 2
8057 Eching

Dr K. Mayer
Universität-Gesamthochschule Kassel
FB 16
Wilhelmshöher Allee 71
3500 Kassel

Prof.Dr. H. Müller
Universität Freiburg
Institut für Informatik
Rheinstr. 10-12
7800 Freiburg

G. Sakas
GRIS (Graphisch Interaktive
Systeme)
FB Informatik der TH Darmstadt
Wilhelminenstr. 7
6100 Darmstadt

Visualisierung von 3D-Ultraschall-Beugungstomogrammen von Materialfehlern für die zerstörungsfreie Werkstoffprüfung

K.J. Langenberg, K. Mayer, T. Kreutter

Universität-Gesamthochschule Kassel

Zusammenfassung

Der vorliegende Beitrag faßt die grundlegenden Algorithmen zur Bildgewinnung aus Ultraschall-Meßdaten zusammen und beschreibt die Möglichkeiten zur Visualisierung von 3D-Rekonstruktionsalgorithmen wie *Synthetic Aperture Focusing Technique* (SAFT) und Beugungstomographie im Hinblick auf die Realisierung in einem transportablen Ultraschallsystem.

1 Bildgebende Ultraschalltechnik: Datenaufnahme

Die Ultraschalltechnik in der Werkstoffprüfung ist von ebenso großer Bedeutung wie in der medizinischen Diagnostik, da sie eine leicht anwendbare Methode zur Inspektion von Strukturen im Innern einer breiten Palette von Materialien ist. Der physikalische Hintergrund, der in beiden Anwendungsgebieten der gleiche ist, ist die Streuung und Beugung von elastischen Wellen an Materialinhomogenitäten. Bei den hier behandelten Methoden wird durch einen kurzen Stoß, realisiert durch eine impulsförmige Deformation einer piezoelektrischen Keramik als Sender, idealerweise eine Kugelwelle an der Materialoberfläche ausgelöst, die ins Materialinnere eindringt, dort an Materialinhomogenitäten wie Einschlüssen, Poren und Rissen zurückgeworfen, d.h. reflektiert oder gebeugt wird. Das sich so ausbreitende Wellenfeld ist typisch für die Fehlergeometrie und wird daher an mehreren Punkten an der Oberfläche des Prüflings ebenfalls durch einen piezoelektrischen Wandler abgetastet. Die hier beschriebene Versuchsanordnung wird wegen der räumlichen Trennung von Sender und Empfänger als bistatisches Experiment bezeichnet. Häufiger wird jedoch ein monostatisches oder auch Impuls-Echo-Experiment durchgeführt, d.h. Sender und Empfänger werden durch nur einen Ultraschallwandler realisiert und befinden sich demzufolge immer am selben Ort. Dies ist möglich, da das Echosignal aus dem Materialinnern zeitlich durch die Laufzeit der Welle zwischen Sender — Streuer — Empfänger vom Sendesignal getrennt ist und in dieser Zeit eine elektronische Umschaltung vom Sende- auf den Empfangsbetrieb erfolgen kann. Zur Verwendung von bildgebenden Verfahren müssen an vielen Punkten an der Materialoberfläche solche transiente Messungen — sogenannte A-Scans — durchgeführt werden. Die einfachste Methode zur Bildgebung besteht nun darin, die Amplituden des einzelnen A-Scans als Intensitäts- oder Farbwert entlang der fiktiven Linie des Empfangsstrahls in einem Bild einzutragen. Bei der Verwendung von fokussierenden Ultraschallwandlern und einer äquidistanten Meßpunktanordnung erhält man so das sogenannte Ultraschall-B-Bild, dessen Auswertung durch trainiertes Personal erfolgt und durch Standardtechniken der Bildverarbeitung unterstützt wird. Durch schnelles Schwenken der Hauptstrahlrichtung der Schallwandler, was durch phasengesteuerte Anregung von ganzen Feldern von Einzelwandlern — den sogenannten Phased Array Prüfköpfen — erfolgt, ist sogar eine In-Vivo-Messung und Darstellung von B-Bildern in der Medizin möglich. Alternativ zu diesem im wesentlichen durch die Elektronik geprägten Verfahren hat sich in den letzten Jahren das SAFT-Verfahren etabliert, das die Fokussierung des Ultraschallstrahls durch eine rein numerische Methode ersetzt und damit im gesamten Rekonstruktionsgebiet eine maximal mögliche räumliche Auflösung erreicht.

Abbildung 1 zeigt die Ultraschall-Datenaufnahme an einem typischen Werkstück aus Stahl, in dessen Innern ein natürlicher Riß gewachsen ist, der mit einem 4 MHz 60 Grad Scherwellen-Winkelprüfkopf in einer ebenen Apertur an der Oberfläche des Werkstücks vermessen wurde. Der gezeigte A-Scan ist mit 8 Bit quantisiert und mit 16 MHz abgetastet. Typisch ist die Oszillation des Einzelimpulses, die aus der bandbegrenzenden Eigenschaft des Prüfkopfes selbst bei impulsförmiger

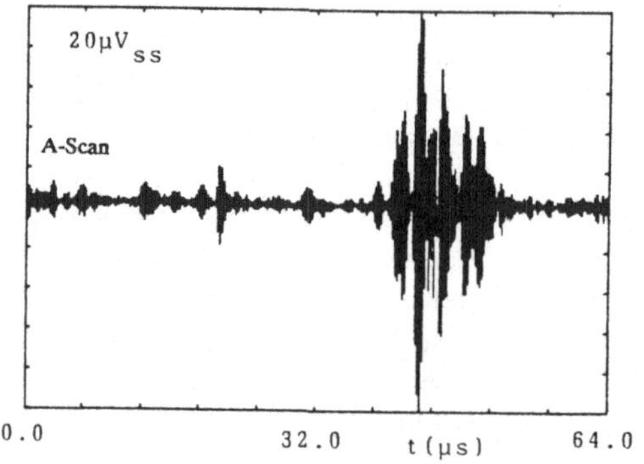

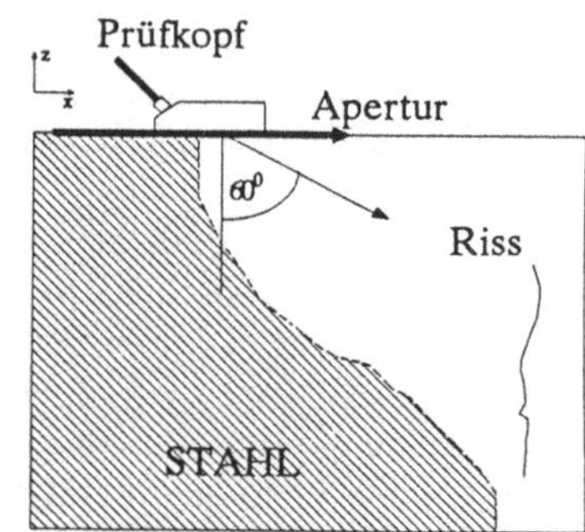

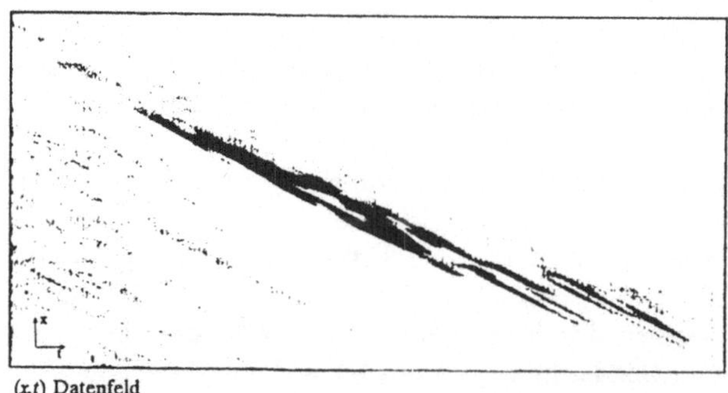

(x,t) Datenfeld

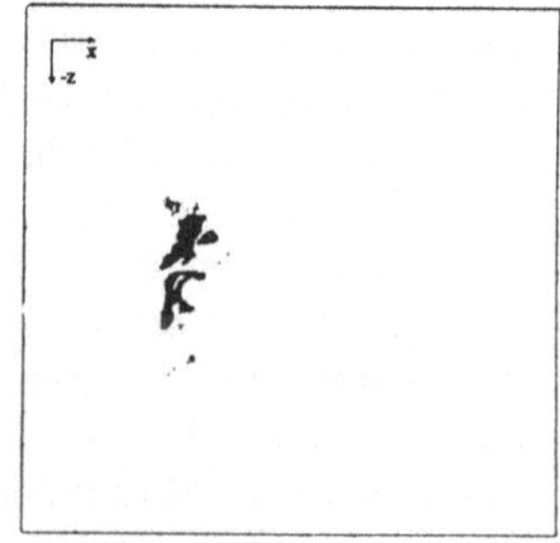

SAFT-Rekonstruktion

Abb. 1: Ultraschalldatenaufnahme am Beispiel eines Risses in Stahl

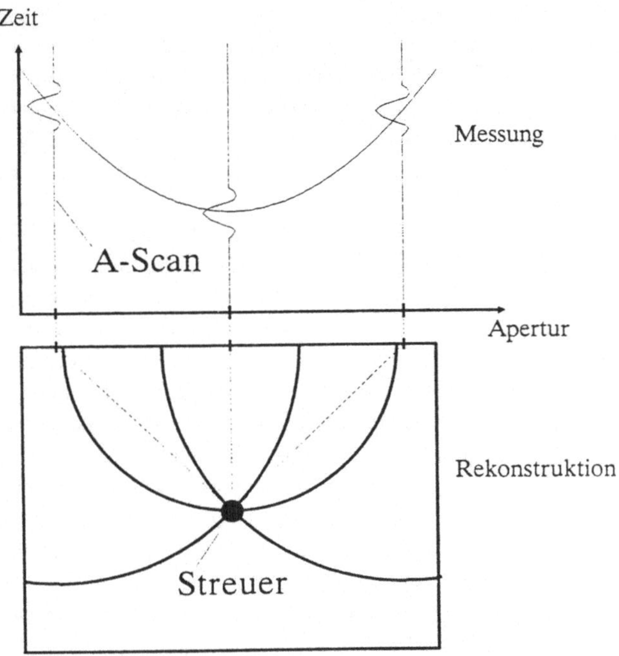

Abb. 2: Prinzip des SAFT Algorithmus

Anregung resultiert. Die Darstellung der gesamten A-Scan-Schar in einem (x,t) Datenfeld (x: Scan-Koordinate, t: Zeit nach Auslösung des Sendeimpulses), wobei die Amplitude durch eine Grauwerttabelle in Intensitätswerte übertragen wird, zeigt die für Streuzentren charakteristische Kurvenscharen, die als Laufzeit-Ortskurven bezeichnet werden.

2 Heuristische Begründung des SAFT-Algorithmus

Basierend auf der in einem zeitlich hoch aufgelösten A-Scan-Datenfeld enthaltenen Information, wurde in Anlehnung an das synthetische Aperturradar (SAR) der Mikrowellenabbildungstechnik das SAFT-Verfahren heuristisch vorgeschlagen. Abbildung 2 illustriert das Prinzip: ein vorgegebener (im Beispiel punktförmiger) Streuer in einem sonst homogenen Material ruft im Impuls-Echo-Betrieb eine hyperbolische Laufzeit-Ortskurve hervor, aus der drei A-Scans repräsentativ dargestellt sind.

Fragt man nach der Ursache der Signalamplitude zu einer bestimmten Zeit, so ist diese auf einen oder mehrere oder auch verteilte Streuvorgänge in einer Entfernung vom Meßpunkt, die dieser Laufzeit entspricht, zurückzuführen. Das heißt: der Ort aller möglichen Streuvorgänge liegt auf einer Kugeloberfläche um den Meßpunkt mit dem Radius der untersuchten Entfernung. Die gemessene Amplitude wird daher auf diese Kugeloberfläche (unter Umständen gewichtet) verteilt. Die

Überlagerung der Kugeln aller Zeitpunkte für jeden Meßpunkt ergibt die sogenannte SAFT-Rekonstruktion in einer A-Scan-orientierten Annäherung, d.h. *A-scan driven approach*. Analog läßt sich eine *pixel (voxel) driven approach* vorstellen, bei der für jeden Punkt im Rekonstruktionsdatenfeld die zugehörigen Werte des A-Scan-Datenfelds superponiert werden. Es ist einzusehen, daß die Pixel (Voxel), die Streuzentren enthalten, häufiger mit Amplituden "aufgefüllt" werden und somit eine höhere Summenamplitude als benachbarte Werte aufweisen und von diesen gut zu unterscheiden sind.

Ungeklärt bis zu diesem Punkt ist jedoch der Zusammenhang zwischen einer solchen SAFT-Rekonstruktion und der tatsächlichen Geometrie des Streuers. Viele Untersuchungen sowohl experimenteller Art als auch Simulationen [SCH86] zeigen, daß eine Ähnlichkeit mit der wahren Geometrie vorhanden ist. Zur quantitativen Analyse ist dieser heuristische Ansatz jedoch relativ ungeeignet. Es zeigt sich jedoch, daß man anhand der skalaren und auch elastischen Wellenausbreitung über den Weg der Umkehrung der Wellenausbreitung unter gewissen einschränkenden Annahmen eine Rekonstruktionsformel der streuenden Geometrie aufstellen kann. Dieser Typ der Rekonstruktion, der in Analogie zur Rekonstruktion von Strahlungsprojektionen durch die Computer-Tomographie als Beugungstomographie bezeichnet wird, läßt sich ebenfalls in Analogie zur gefilterten Rückprojektion — einer Berechnungsart der Computertomographie — als eine gefilterte Rückausbreitung beschreiben, woraus sich unter gewissen Näherungen der oben skizzierte SAFT-Algorithmus ableiten läßt [LAN87].

3 Die monostatische skalare Beugungstomographie

Im folgenden soll kurz das Prinzip der Rekonstruktion von Materialinhomogenitäten durch die monostatische skalare Beugungstomographie erläutert werden. Ein Streuvorgang in einem Medium kann nach dem Huygensschen Prinzip verstanden werden. Das bedeutet, daß das vom Sender einfallende Wellenfeld — kurz: die einfallende Welle — an jedem Punkt im Raum, an dem sich eine Materialinhomogenität befindet, sekundäre Kugelwellen auslöst, die sich dann weiter im Raum und natürlich auch in Richtung Empfänger ausbreiten. Die Überlagerungen aller dieser Kugelwellen ergeben das gestreute Wellenfeld — kurz: das Streufeld. Der Empfänger mißt die Summe aus diesem Streufeld und dem Feld des Senders. Im monostatischen Fall, wo Sender und Empfänger am gleichen Ort sitzen, läßt sich durch impulsförmige Wellenanregung das Streufeld zeitlich vom Sendefeld trennen. Da die Kugelwelle eines elementaren Streuers weitere Streuzentren erreicht und dort wiederum Streuvorgänge auslöst, wird der Streuvorgang durch eine Integralgleichung beschrieben, deren Lösung bis heute nicht möglich ist. In der Werkstoffprüfung tritt jedoch häufig der Fall auf, daß die Materialinhomogenitäten starke Streuer sind, d.h. es sind z.B. Blasen, Einschlüsse oder Risse in Stahl. In diesem Fall läßt sich der Streuvorgang leichter durch die Kirchhoffsche Formulierung des Huygensschen Prinzips beschreiben, d.h. streuende Volumen können durch streuende Oberflächen ersetzt werden, wobei die Interaktion benachbarter Elementarstreuer auf der Oberfläche durch eine Richtwirkung der elementaren Kugelwellen berücksichtigt ist. Die Mehrfachstreuung zwischen entfernteren Oberflächenelementen oder zwischen getrennten Streuern muß vernachlässigt werden (Linearisierung) und führt gegebenenfalls zu Artefakten in der Rekonstruktion. Unter der Voraussetzung, daß das Wellenfeld rund um den Streuer auf einer geschlossenen Meßfläche gemessen werden kann und das Medium, in dem sich der Streuer befindet, sonst homogen ist, kann das Streufeld bis zu den Streuern zurückverfolgt und unter der Berücksichtigung des Sendefeldes der angeschallte Teil der bandbegrenzten charakteristischen Funktion, das ist im wesentlichen eine etwas verwaschene räumliche Lokalisierung der Oberfläche des Streukörpers, berechnet werden.

Weitergehende Analysen erlauben es nun, die Einflüsse, die durch die Verletzung der Voraussetzungen — wie endliche Apertur, reales Prüfkopfverhalten und endliche Prüfkopfausdehnung — entstehen, zu erkennen, zu quantifizieren und Gegenmaßnahmen zu treffen [MAY90a].

Befinden sich die abzubildenden Materialinhomogenitäten in Festkörpern, so kann die Ultraschallausbreitung und -streuung nur durch die Theorie elastischer Wellen [ACH80] korrekt beschrieben werden. Im Gegensatz zur skalaren Theorie muß hier zwischen Longitudinal- und Transversalwellen unterschieden werden. Beide Wellentypen werden an Inhomogenitäten ineinander umgewandelt (Modenkonversion) und besitzen verschiedene Ausbreitungscharakteristika.

Für monostatische Experimente kann gezeigt werden, daß eine skalare Betrachtung im Rahmen der Linearisierung zulässig ist [KRE90a]. Bistatische Messungen sollten jedoch unter Einbeziehung elastodynamischer Beugungseffekte verarbeitet werden; durch Ausnutzung der verschiedenen Umwandlungsmöglichkeiten der Wellentypen (Long — Trans, Long — Long, ...) ist jedoch auch ein größerer Informationsgehalt gegeben [KRE90b], der zur besseren Identifikation der abzubildenden Objekte dienen kann.

4 Algorithmische Realisierung

Neben den genannten Erkenntnissen, die durch die Entwicklung und Analyse der Beugungstomographie gewonnen wurden, ergaben sich effiziente Algorithmen, die durch die Verwendung von schnellen Fouriertransformationen den numerischen Aufwand um Faktoren verringerten und außerdem sehr geeignet sind, um auf parallelisierenden und vektorisierenden Rechenmaschinen implementiert zu werden. In Abb. 3 ist exemplarisch die zweidimensionale, monostatische Beugungstomographie für ebene Meßaperturen[1], die von uns wegen der Verwandtschaft zum skizzierten SAFT-Algorithmus als FT-SAFT (FT steht für Fouriertechnik) bezeichnet wird, skizziert: Ausgehend von dem 2D-Datenfeld mit den Koordinaten Ort (x) und Zeit (t), das beim SAFT-Algorithmus direkt in den Ortsraum eingearbeitet wird, wird beim FT-SAFT-Algorithmus das Fourierspektrum bzgl. Ort und Zeit durch eine zweidimensionale FFT (Fast Fourier Transform) berechnet. Es können dabei ohne großen Aufwand Filterungen und andere Signalverarbeitungsschritte durchgeführt werden, um die Einflüsse des Meßaufbaus — im wesentlichen die Prüfkopfeigenschaften — zu minimieren. Durch frequenzabhängige, komplexwertige Datenmanipulationen wird das (ω,kx) Datenfeld (ω,kx,kz sind die Fouriervariablen zu t,x,z)

---

[1] Analog existieren Algorithmen für Kreiszylinderflächen [KRE90]

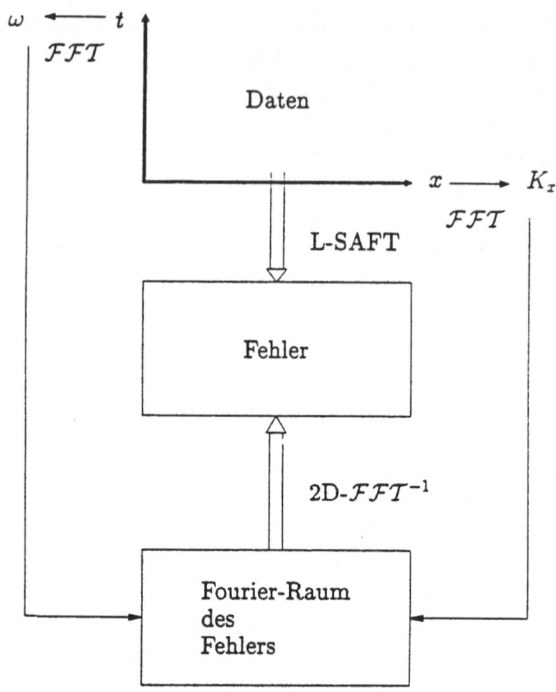

Abb. 3: Ultraschalldatenverarbeitung mit SAFT und 2D-FT-SAFT

in das $(kx,\ kz)$ Datenfeld übergeführt, das durch inverse Fouriertransformation zum Rekonstruktionsergebnis führt. Oszillationen im Meßdatenfeld, die durch die Bandbegrenzung der Ultraschallwandler entstehen, werden durch eine Einhüllendenbildung der Ortsraumdaten eliminiert. Der Algorithmus wurde auf einem PC mit einer 16 MFlops Vektorrechnererweiterung implementiert [MAY90b] und liefert innerhalb von 10 Sekunden nach dem Einlesen oder nach der Messung von 512 A-Scans mit je 1024 Zeit-Abtastwerten das Rekonstruktionsergebnis auf einem hochauflösenden Grafikschirm.

In ganz analoger Weise wurde ein 3D-Algorithmus implementiert, der Meßdaten in einer rechteckförmigen ebenen Apertur als (x,y,t) Datenfeld benötigt, dessen Dimension wegen der Speicherkapazität auf 2 Mio. Abtastwerte begrenzt ist, was sich etwa auf eine Dimensionierung von 128 x 64 x 256 Zeitpunkte verteilt. Rekonstruktionen in dieser Größenordnung sind etwa in 3-5 Minuten berechnet, so daß sich der praktische Einsatz bereits lohnt, da der Zeitaufwand in keiner Relation zu dem Informationsgewinn steht, wie ein Beispiel demonstrieren kann. Abbildung 4 zeigt die Skizze eines 145mm dicken Aluminium-Testkörpers, in den von unten mehrere 25mm tiefe 6mm-Bohrungen eingebracht wurden. Die Bohrungen sind in Form eines Ypsilons angeordnet.

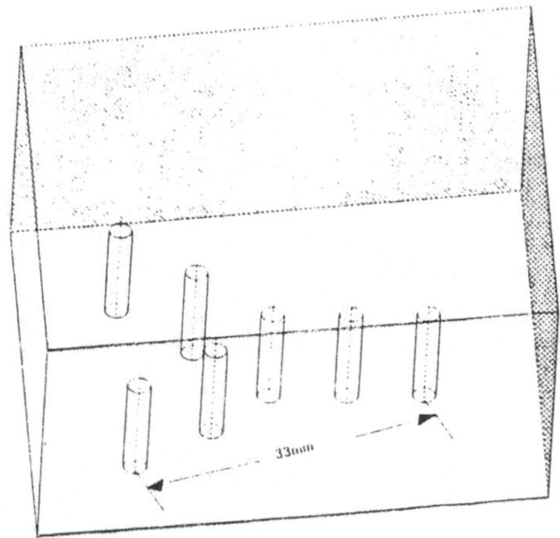

Abb. 4: Anordnung der Bohrungen im Aluminiumtestblock

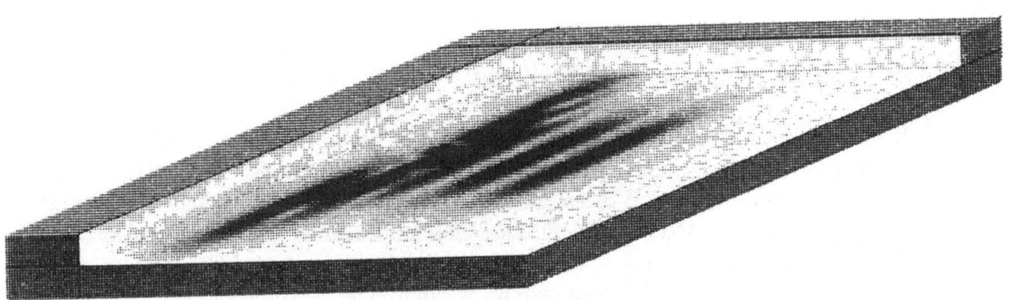

Abb. 5: 128 2D-Rekonstruktionen in Draufsicht

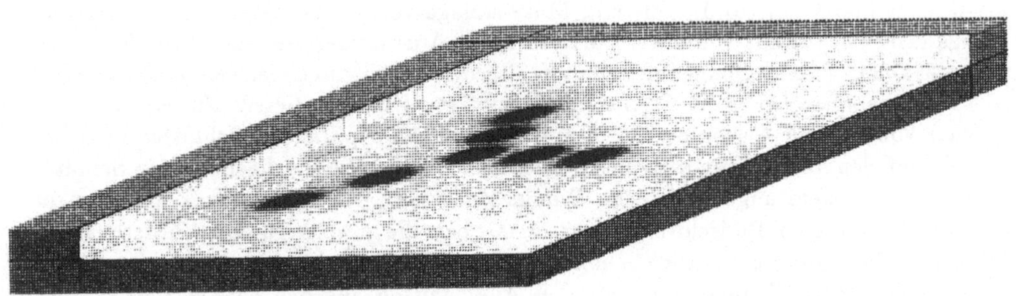

Abb. 6: 3D-FT-SAFT-Rekonstruktion in Draufsicht

Eine Übersicht über die innere Struktur des Objekts kann man nur durch Abfahren mehrerer paralleler Bahnen an der Oberfläche erhalten. Die 2D-Rekonstruktionen von 128 Bahnen sind in einen 3D-Datensatz hintereinander gestapelt und als Volumenanschnitt in Abb. 5 dargestellt. Es ist zwar eine gewisse Struktur zu erkennen, nicht jedoch die genaue Anordnung. Die gleichen 2D-Meßdatensätze der verschiedenen Bahnen wurden nun hintereinandergestapelt und als 3D-Datensatz mit dem 3D-FT-SAFT-Algorithmus behandelt. Das Ergebnis ist in Abb. 6 dargestellt. Man erkennt nun deutlich Lage und Ausdehnung der angeschallten Böden der Bohrungen. Die Schäfte sind erwartungsgemäß nicht zu erkennen, da sie zu dem nicht beleuchteten Teil der Streuergeometrie gehören.

5 Visualisierung der Ultraschall-FT-SAFT-Rekonstruktion

Bei der Visualisierung von 3D-Datenräumen ist immer der numerische Aufwand ausschlaggebend für die praktische Anwendbarkeit. Im vorliegenden Fall werden daher zwei verschiedene Verfahren und ihre Implementierung diskutiert.

5.1 Interaktive Schnittbilddarstellung

Zur Ultraschalldatenaufnahme und Rekonstruktion wird das beschriebene PC-basierende System mit Vektorrechnern und hochauflösender Grafik eingesetzt. Es ist daher wünschenswert, auch auf dieser Maschine vor Ort eine grafische Auswertung durchführen zu können. Verwendet wird die hochauflösende Grafikkarte Kontrast 7000 CB der Fa. Kontron mit einem Bildspeicher von 2 bis 8 MByte, von dem 1280 x 1024 Punkte zu je 8 Bit dargestellt werden. Die Farbauswahl erfolgt über eine *lookup table*. Der nicht dargestellte Teil des Bildspeichers wird ebenfalls von den beiden jeweils 4 Bit-Ebenen verwaltenden AMD-QPDM-Grafikkontrollern bearbeitet und kann zur Daten- und Makroablage verwendet werden. Dieser Hintergrundspeicher reicht bei einer 2 MByte RAM-Ausrüstung aus, um Datenfelder bis zu 256 000 Voxel aufzunehmen, da ein Teil des Hintergrundspeichers noch für Zwischenergebnisse bei Zoom-Operationen benötigt wird. Aus diesem Hintergrundspeicher können nun Ansichten in Form von grundflächenparallelen Schnitten in Echtzeit auf den Bildschirm gezoomt werden, wobei gleichzeitig die Lage der Schnittebenen in einem angeschnittenen Quader dargestellt wird. Somit hat man den in Abb. 7 gezeigten Bildschirmaufbau: links oben die jeweils gültige Vorderansicht, rechts oben die Seitenansicht, links unten eine Draufsicht und rechts unten den angeschnittenen Datenquader mit den Ausschnitten aus den gerade angewählten Schnittebenen (siehe auch Abb. 5 und 6). Die Auswahl der Schnittebenen erfolgt durch die PC-Cursor-Tasten. Bei niedergedrückten Cursor-Tasten erscheinen die Bildsequenzen mit ca. 10 Hz-Folgefrequenz, so daß man einen guten räumlichen Eindruck von der Fehlstellenverteilung im Rekonstruktionsquader erhält. Durch Änderung der Farbtabelle können Kontrastveränderungen direkt in der Darstellung vorgenommen werden.

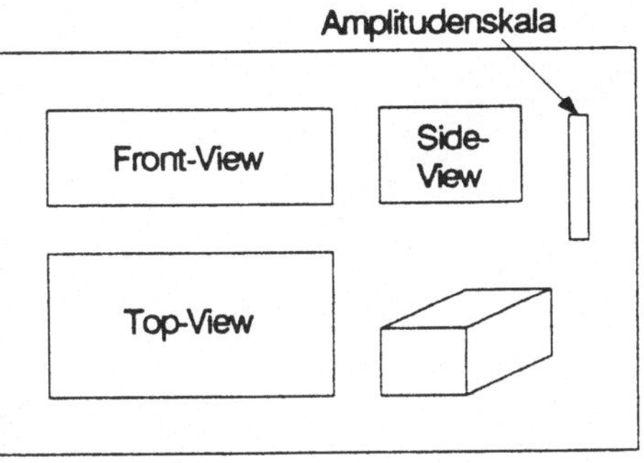
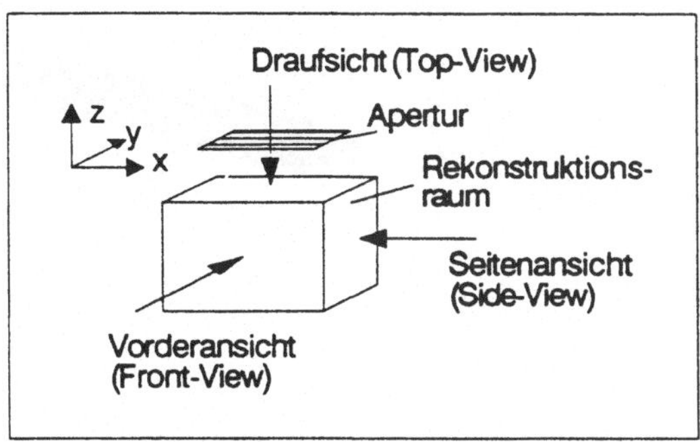

Abb. 7: Bildschirmaufbau bei der interaktiven Schnittbilddarstellung

5.2 Berechnung von Isokonturen

Alternativ zur interaktiven Darstellung ist eine numerisch aufwendigere Projektionsmethode implementiert. Zur Visualisierung von Volumendaten wird die gesamte Information auf die einer Isokontur reduziert (eine Isokontur ist die Äquipotentialfläche eines wählbaren konstanten Potentialwertes). Die Darstellung dieser Isokontur erfolgt durch eine Dreiecksapproximation mit direkter und diffuser Beleuchtung und anschließender Projektion auf den Bildschirm. Dargestellt werden jeweils eine räumliche Projektion mit variabler Beobachtungsrichtung sowie die Projektion auf die drei Koordinatenflächen, um die im Volumen visualisierten Objekte vermessen zu können. Zur Erhöhung des räumlichen Eindrucks können je nach verfügbarem Speicherplatz mehrere Projektionen aus verschiedenen Beobachtungsrichtungen berechnet, abgespeichert und nacheinander auf dem Bildschirm plaziert werden, um dadurch ein bewegtes Bild zu erhalten.

Die Berechnung der Isokontur erfolgt durch Aufteilung des Volumens in einzelne Quader, deren Eckpunktkoordinaten mit den Indizes der dazugehörenden Daten beschrieben werden. Liegt der konstante Potentialwert zwischen den Werten der Daten des Quaders, so wird dieser in Tetraeder aufgeteilt. Die Schnittpunkte der gesuchten Isokonturfläche mit den Tetraederkanten werden durch eine lineare Interpolation ermittelt. Aus diesen Schnittpunkten können Dreiecksflächen gebildet werden, denen auf eindeutige Weise eine Oberflächennormale zugeordnet wird. Der diesen Flächen zugeordnete Helligkeitswert ergibt sich aus den Skalarprodukten zwischen Normale und Augenvektor sowie Beleuchtungsvektor. Die so erhaltenen Oberflächen werden nun nach einer Projektionsvorschrift (isometrisch oder zentral) auf den Bildschirm gezeichnet. Als *hidden surface*-Verfahren wurde ein Maleralgorithmus verwendet. Zur Auflösungserhöhung kann in einem zweiten Durchlauf eine Aufteilung der bereits bekannten Quader, welche die Isokonturen enthalten, durch lineare Interpolation erfolgen. Jeder einzelne nun unterteilte Quader wird vom Programm nach den oben beschriebenen Schritten als neues Volumendatenfeld durchlaufen. Abbildung 8 zeigt am Beispiel der Rückwandbohrungen die geschilderte Darstellungsart.

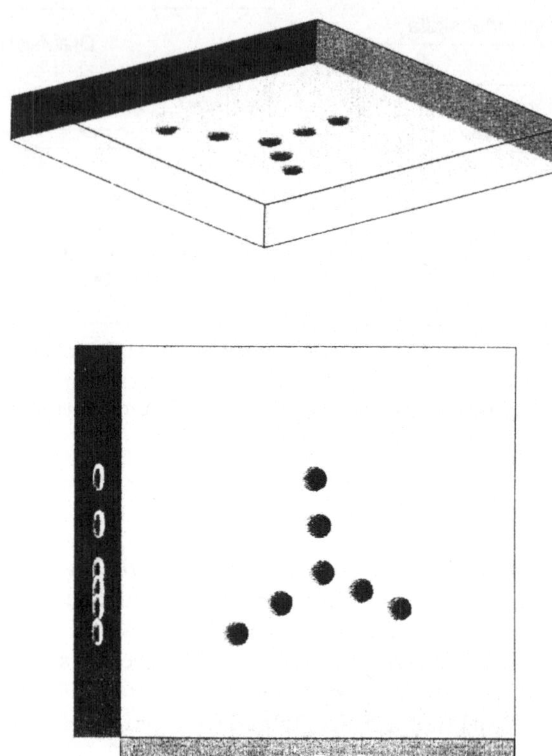

Abb. 8: Isokonturbild der Rückwandbohrungen

Schlußbemerkungen

Wie in den vorherigen Abschnitten bereits angedeutet wurde, handelt es sich bei der Visualisierung von Ultraschall-Rekonstruktionen nicht nur um ein Darstellungsproblem herkömmlicher Art, es sollte vielmehr die Interpretation der Ergebnisse durch spezielle, noch zu entwickelnde Techniken erleichtert werden, die der geschilderten Problematik besser gerecht werden. Voraussetzungen hierzu sind gute und erprobte, jedoch in ihrer Anwendung flexible Grafik-Werkzeuge, die auf effizienten Rechenanlagen interaktives Arbeiten erlauben. Erste Auswertungen auf einer Graphic Workstation von STARDENT mit dem Softwarepaket AVS (*Application Visualization System*) erwecken hier große Hoffnung.

Literatur

[ACH80]   J. D. Achenbach: Wave Propagation in Elastic Solids. North-Holland Publ. Comp., Amsterdam 1980

[KRE90a]   T. Kreutter: Elastodynamische inverse Beugungstheorie. Dissertation Universität-GH Kassel 1990

[KRE90b]   T. Kreutter, K. J. Langenberg: Multimode diffraction tomography with elastic waves. In: Review of Progress in QNDE, Plenum Press, New York (1990)

[LAN87]   K. J. Langenberg: Applied inverse problems for acoustic, electromagnetic and elastic wave scattering. In: Basic Methods of Tomography and Inverse Problems. Ed.: Sabatier P. C., Adam Hilger, Bristol 1987

[MAY90a]   K. Mayer: Ultraschallabbildungsverfahren: Algorithmen, Methoden der Signalverarbeitung und Realisierung. Dissertation Universität-GH Kassel 1990

[MAY90b]   K. Mayer, R. Marklein, K. J. Langenberg, T. Kreutter: 3D ultrasonic imaging system based on FT-SAFT. Ultrasonics (1990)

[SCH86]   V. Schmitz, W. Mueller, G. Schaefer: Practical experiences with LSAFT. In: Review of Progress in Quantitative NDE. Vol. 5. Eds.: Thompson D. O., Chimenti D. E., Plenum Press, New York 1986

Visualisierung und Hervorhebung spezifischer Eigenschaften von Volumendaten

W. Krüger

ART + COM e.V., Berlin

Zusammenfassung

In dieser Arbeit wird ein Visualisierungsmodell für skalare Volumendaten aus Wissenschaft, Technik und Medizin vorgestellt, das auf einer angepaßten Transporttheorie zur Beschreibung von Teilchenverteilungen in inhomogenen Medien beruht. Das Konzept der "virtuellen" Testteilchen ergibt eine Vielfalt von Möglichkeiten, interessierende Details aus den Datenfeldern zu extrahieren und visuell darzustellen. Die Rolle der verschiedenen möglichen Wechselwirkungstypen dieser "virtuellen" Teilchen mit dem Datenfeld wie Absorption, Streuung, Quellterme und Farbverschiebung werden anhand von Beispielen diskutiert. Es läßt sich zeigen, daß alle Visualisierungsmethoden auf Grundlage von Raytracing-Techniken in diesem Transporttheorie-Modell als Näherungen enthalten sind. Zusätzlich werden Methoden zur Verdeutlichung von Datenfeldinhalten wie Textur und die Ausnutzung von Channeling-Effekten diskutiert, die in das vorgestellte Transporttheorie-Modell integriert werden können.

1   Einführung

Wissenschaftlich-technische Experimente oder Computersimulationen erzeugen im allgemeinen gewaltige Datenmengen, insbesondere, wenn zeitliche Prozesse betrachtet werden. Die Speicherung dieser großen Datenmengen als Ausdruck oder auf Bändern erschwert oft eine schnelle Auswertung und Diskussion der enthaltenen Ergebnisse. Um dieses wachsende Problem zu überwinden, wurden in den letzten Jahren Methoden der (interaktiven) Visualisierung von Volumendaten entwickelt (Diskussion siehe z.B. in [HUS87]). Der Nutzen solcher Visualisierungen für die wissenschaftliche Arbeit wurde in unterschiedlichsten Gebieten wie Astrophysik, Meteorologie, Geophysik, Strömungslehre, Molekularphysik und in der Medizin überzeugend dokumentiert. Allgemein läßt sich bei den neueren Visualisierungsmodellen ein Trend zur Berücksichtigung von Ergebnissen und Methoden aus Nachbargebieten wie Computer Vision, Pattern Recognition, Picture Processing, Remote Sensing, Streutheorie und Theorie der Wahrnehmung erkennen.

Im folgenden wird ein allgemeines Modell für die Visualisierung von 3-dimensionalen skalaren Datenfeldern vorgestellt, das auf einer angepaßten Form der linearen

Transporttheorie für die Ausbreitung von Teilchen in inhomogenen amorphen Medien beruht. Die Vorteile dieses Modells bestehen in seiner rigorosen mathematischen Formulierung und den daraus folgenden Lösungsmethoden, der Anwendbarkeit auf Datenfelder aus unterschiedlichsten Wissenschaftsbereichen wie Molekulardynamik, Meteorologie und Astrophysik und einer großen Vielfalt an möglichen Abbildungen der interessierenden Datendetails auf die unterschiedlich wirkenden Parameterfelder der Transporttheorie. Konkrete Visualisierungen mit diesem Modell sind für große, feinstrukturierte Datenfelder noch sehr zeitaufwendig, besonders wenn nichttriviale Streuungen der Testteilchen betrachtet werden. Es kann gezeigt werden, daß alle mehr auf Interaktivität angelegte Volumen-Visualisierungsmethoden, die auf dem Raytracing-Modell beruhen, in diesem Transporttheorie-Modell als spezielle Abbildungen auf die Parameterfelder und Näherungsverfahren enthalten sind. Die Eigenschaften dieser Modelle werden z.B. in [FUC89] diskutiert.

Das vorgeschlagene Modell für die Visualisierung von skalaren Volumendaten wird unter folgenden Aspekten entwickelt:

- Einführung und Diskussion des Konzepts der "virtuellen" Testteilchen, die beim Durchqueren des Datenfeldes mit den Datenstrukturen wechselwirken und die Informationen aus dem Datenfeld auf die Bildschirm abbilden;
- Definition und Diskussion der unterschiedlichen Abbildungen der interessierenden Datenstrukturen auf die Parameterfelder der Transporttheorie, die verschiedene "physikalische" Wechselwirkungsmechanismen repräsentieren;
- Einbeziehung von zusätzlichen Visualisierungsmethoden zur Hervorhebung spezifischer Strukturen bzw. zur visuellen Darstellung von Datenfeld-"Qualitäten".

Die Anwendungsmöglichkeiten der Methoden der Transporttheorie im Bereich der Computergraphik wurden durch zahlreiche Arbeiten gezeigt. Die Synthese von "naturalistischen" Bildern mit Hilfe von aufwendigen Raytracing-Algorithmen [KAJ86], Visualisierungsmodelle für Volumeneffekte wie Wolken, Dunst und Nebel ([BLI82], [KAJ84], [MAX86]) und Radiosity-Algorithmen [RUS87] beruhen alle auf Auswertungen der linearen Transporttheorie.

Im folgenden Abschnitt werden die grundlegenden Gleichungen der Transporttheorie in einer für die Visualisierung wissenschaftlicher Daten adäquaten Form eingeführt. Die numerische Auswertung dieser Gleichungen wird in einem Anhang diskutiert.

In Abschnitt 3 werden die verschiedenen Abbildungsmöglichkeiten der Datenstrukturen auf die Parameterfelder der Transporttheorie erläutet und mit Testbeispielen dokumentiert.

Der letzte Abschnitt beschäftigt sich mit möglichen zusätzlichen Routinen, die zur Hervorhebung spezifischer Datenstrukturen geeignet sein können und die sich auf die Routinen der Transporttheorie aufsetzen lassen. Zufallstexturen können die Wahrnehmung von Datenfeldstörungen (z.B. Rauschen von Meßergebnissen) oder z.B. den Vergleich von Datenfeldern unterstützen, die von verschiedenen Datenquellen (z.B. von Messungen und Computersimulationen) herrühren. Verborgene Symmetrien oder einzelne "hot spots" des Datenfeldes können mit Hilfe von zusätzlichen "virtuellen" Testteilchen, die angepaßten Streuungswechselwirkungen folgen, hervorgehoben werden.

14

2 Visualisierung von 3-dimensionalen Datenfeldern
– Transporttheorie-Modell

Das in dieser Arbeit betrachtete Visualisierungsmodell beruht auf dem Konzept, wesentliche Datenstrukturen mit Hilfe von "virtuellen" Testteilchen zu extrahieren, die während ihres Durchquerens des Datenvolumens mit den Felddaten "wechselwirken" und damit Informationen aufsammeln. Der Ausdruck "virtuell" beschreibt die Tatsache, daß die Testteilchen als "Hilfsmittel" für die Visualisierung gemäß vorgegebenen physikalischen oder auch beliebigen, angepaßten Regeln mit dem Datenfeld wechselwirken können. Dieses Konzept verallgemeinert die Raytracing-Methoden für Licht in komplexen Raumkonstellationen, die vielen Computergraphik-Programmen zugrunde liegen. In diesen Bildsynthese-Routinen wird die Wechselwirkung von Lichtstrahlen mit den Objekten gemäß den (genäherten) Gesetzen der physikalischen Optik simuliert.

Die fundamentale Beschreibungsgröße der Transporttheorie ist die Intensität $I(\mathbf{x}, \mathbf{s}; E)$, die die Menge der Teilchen pro Volumenelement am Ort $\mathbf{x}$ bezeichnet, die sich in Richtung $\mathbf{s}$ mit der Energie E ("Farbe") bewegen. Im diskreten Farbraum wird diese Intensität über bestimmte Energiebereiche auf die Form $I_i(\mathbf{x}, \mathbf{s})$ mit $i = R, G, B$ gemittelt.

Die im folgenden vorgestellte Visualisierungstechnik beruht auf der Auswertung der linearen Transporttheorie, die in vielen Textbüchern behandelt wird (siehe z.B. ([CAS67], [CHA60], [DUD79], [MAR80]). Die Grundgleichung der linearen stationären Transporttheorie ist die Boltzmann-Gleichung, die die Verluste und Gewinne der Teilchenintensität pro Volumeneinheit bilanziert. Eine für die Visualisierung von 3-dimensionalen (abstrakten) Datenfeldern eingepaßte Form ist durch

$$
\begin{aligned}
(\mathbf{s} \cdot \mathbf{D}) \cdot I(\mathbf{x}, \mathbf{s}; E) \;=\;& -\sigma_t(\mathbf{x}; E) \cdot I(\mathbf{x}, \mathbf{s}; E) + q(\mathbf{x}, \mathbf{s}; E) \\
& -S_{in}(\mathbf{x}) \cdot \frac{\partial I(\mathbf{x}, \mathbf{s}; E)}{\partial E} \\
& +\sigma_s(\mathbf{x}; E) \cdot \int d\omega' \cdot p(\mathbf{s}' \to \mathbf{s}) \cdot I(\mathbf{x}, \mathbf{s}'; E)
\end{aligned}
\tag{1}
$$

gegeben, wobei $\mathbf{D}$ der Nabla-Operator ist, so daß $(\mathbf{s} \cdot \mathbf{D}) = \frac{\partial}{\partial R}$ mit der Abstandsvariablen R ist, und $d\omega$ bezeichnet das Volumenwinkelelement um die Richtung $\mathbf{s}$ der Teilchenbahn.

Die relevanten Parameterfelder der Transporttheorie für den Visualisierungsprozeß sind der Dämpfungskoeffizient $\sigma_t = \sigma_a + \sigma_s$, wobei σ_a und σ_s den Absorptions- bzw. totalen Streukoeffizienten bezeichnen, der Quellterm q und die Stopping Power S_{in}, die unelastische, energiebeeinflussende Wechselwirkungen beschreibt. Die Funktion $p(\mathbf{s}' \to \mathbf{s})$ ist die normalisierte Streuphase, die die Stärke der Richtungsveränderung bestimmt. Gleichung (1) enthält alle möglichen Kopplungen niedrigster Ordnung von Parameterfeldern an die Teilchenintensität $I(\mathbf{x}, \mathbf{s}; E)$.

Die Auswertung der Integro-Differentialgleichung (1) erfolgt auf Grundlage der formalen Integrallösung

$$I(\mathbf{x}, \mathbf{s}; E) \;=\; I_s \cdot \exp[-\tau(R)]$$

$$+ \int\limits_0^R dR' \cdot \exp[-(\tau(R) - \tau(R'))] \cdot Q(\mathbf{x} - R'\mathbf{s}, \mathbf{s}; E) \qquad (2)$$

mit dem verallgemeinerten Quellterm

$$Q(\mathbf{x}, \mathbf{s}; E) = q(\mathbf{x}, \mathbf{s}; E) + \sigma_s(\mathbf{x}; E) \cdot \int d\omega' \cdot p(\mathbf{s}' \to \mathbf{s}) \cdot I(\mathbf{x}, \mathbf{s}'; E). \qquad (3)$$

Dabei ist $I_s = I_s(\mathbf{x} - R\mathbf{s}, \mathbf{s}; E)$ die Anfangsintensität (vergl. Abb. 4 im Anhang) und τ ist die optische Dichte, definiert durch

$$\tau(R) = \int\limits_0^R dR' \cdot \sigma_t(\mathbf{x} - R'\mathbf{s}, \mathbf{s}; E). \qquad (4)$$

In Gleichung (2) wurde der Energieverschiebungsterm noch nicht berücksichtigt. Er wird im nächsten Abschnitt gesondert betrachtet. Methoden zur numerischen Auswertung der Gleichung (2) werden im Anhang diskutiert.

3 Abbildung der Datenstrukturen auf die Parameterfelder

Eine wesentliche Forderung der Anwender an ein Visualisierungsmodell ist die Existenz von eindeutigen Abbildungsregeln für die interessierenden Datenstrukturen auf Visualisierungssubroutinen. Diese Subroutinen sollten allgemein verständliche ("physikalische") Wirkungen der Datenstrukturen auf die Teilchenintensität repräsentieren. Innerhalb des wissenschaftlichen Visualisierungsprozessen müssen eindeutig definierte Bilder erzeugt werden.

Ein Vorteil des betrachteten Transporttheorie-Modells ist die Existenz vieler unterschiedlicher Abbildungsmechanismen, die einzeln oder in Kombination leicht interpretierbare Bildsynthese-Algorithmen ergeben. Es kann gezeigt werden, daß z.B. alle "source-attenuation"-Modelle in der Volumenvisualisierung (siehe z.B. ([JAF84], [LEV88], [RUD89], [SAB88]) in diesem Modell enthalten sind.

Eine Klassifikation möglicher Abbildungen des 3-dimensionalen Datenfelds $F(\mathbf{x})$ oder seiner Ableitungen ist:

a) Quellterme

Das Parameterfeld $q(\mathbf{x}, \mathbf{s}; E) \geq 0$ in Gleichung (1) wirkt als Quelle für die Teilchenintensität I. Gemäß der räumlichen Ausdehnung unterscheidet man punkt-, linien-, oberflächen- und volumenförmige Quellen.

Das 3-dimensionale Datenfeld (bzw. seine skalierte und normierte Dichte) kann auf eine *Volumen-Quellterm* q_v in der Form

$$q_v(\mathbf{x}, \mathbf{s}; E) = c_v(E) \cdot F(\mathbf{x}) \qquad (5)$$

abgebildet werden, wobei der Koeffizient $c_v > 0$ von der Energie E ("Farbe") abhängen kann. Diese Abbildung wurde z.B. für die Visualisierung von Meteorologie-Daten [SAB88] oder von Elektronendichten von hochangeregten Atomen [RUD89] benutzt.

Diese einfache Zuordnung ist i.a. nur nützlich für die Darstellung der räumlichen Ausdehnung und des Abfalls der Datenfelder. Die Auswertung von Gleichung (2) besteht in diesem Fall aus einer Summation über die Datenfeldbeiträge entlang des geraden Teilchenwegs 1 (siehe Abb. 4 im Anhang). Feine Datenstrukturen werden herausgemittelt, und es fehlt jede Tiefeninformation. Ein Beispiel für die Wirkung des Volumenquellterms zeigt Abb. 5. Solche Visualisierungen entsprechen den Bildern z.B. von Emissionstomographen oder von fluoreszierenden Materialien.

Um Iso-Oberflächen oder Volumendiskontinuitäten auf Oberflächen (siehe z.B. [LEV88], [SAB88]) zu visualisieren, ist die Abbidung auf einem *Oberflächen-Quellterm* vorzuziehen. Sie ist durch

$$q_s(\mathbf{x}_s, \mathbf{s}; E) = c_s(E) \cdot (\mathbf{s} \cdot \mathbf{e}_s) \cdot \begin{cases} |F(\mathbf{x}_s)| & \text{für Isoflächen} \\ |F^+ - F^-|(\mathbf{x}_s) & \text{für Diskontinuitäten} \end{cases} \qquad (6)$$

gegeben, wobei $c_s > 0$ energieabhängig sein kann. Die Koordinaten $\mathbf{x}_s$ beschreiben die Oberfläche, $\mathbf{e}_s$ ist die lokale Normale und $|F^+ - F^-|$ ist die Höhe der Diskontinuität bzw. der Betrag des Feldgradienten senkrecht zur Oberfläche.

Diese Abbildungsmethode wird besonders bei medizinische Visualisierungen (CT, MRI) angewendet, wo die Grenzflächen zwischen verschiedenen Gewebearten von Interesse sind (siehe z.B. [LEV88], [TIE90]). Ein Beispiel für die Wirkung der Abbildung (6) zeigt Abb. 6, wobei die Tiefeninformation für die Oberflächenstruktur durch den Lambert'schen Faktor ($\mathbf{s} \cdot \mathbf{e}_s$) verstärkt wird. Die Zuordnung (6) ist die wesentliche Methode, um Tiefeninformation zu erhalten und Datendetails hervorzuheben (siehe auch Abb. 9 und 10).

Punkt- oder linienförmige Quellterme sind Spezialfälle der Abbildungen (5) und (6). Die Abbildung (6) ist äquivalent dem Term für die "diffuse" Reflexion, der in in der Computergraphik für die Beschreibung der Lichtreflexion an sehr rauhen Oberflächen benutzt wird.

b) Absorptionsterm

Der Absorptionsterm σ_t in der Transportgleichung (1) verursacht eine exponentielle Dämpfung der Teilchenintensität (siehe Gleichung (2)) über die optische Dichte (4). Identifiziert man den Betrag des Datenfeldes oder des Gradienten mit σ_a in der Form

$$\sigma_a(\mathbf{x}; E) = C_a(E) \cdot \begin{cases} |F(\mathbf{x})| \\ |\text{grad } F(\mathbf{x})| \end{cases} \qquad (7)$$

erhält man Darstellungen, die an Röntgen-Bilder erinnern. Ein Beispiel für die Wirkung der Abbildung (7) auf eine Anfangsintensität $I_s = 1$ zeigt Abb. 7. Zusätzlich zeigt Abb. 7 die Dämpfung eines Oberflächen-Quellterms, der gemäß (6) definiert wurde. Die Iso-Oberfläche wurde außerdem mit einem "spiegelnden" Reflexionsverhalten versehen (siehe Abbildung (10) unten).

Die Abbildungsroutinen (5), (6) und (7) sind die wesentlichen Bestandteile aller gängigen Volumenvisualisierungsmethoden.

c) Streuterme

Die Ausnutzung des Streuterms σ_s in Gleichung (1) bedingt i.a. kompliziertere Auswertungsalgorithmen, z.B. die Benutzung von Monte-Carlo-Methoden (siehe auch Teilchenbahn 2 in Abb. 4 im Anhang).

Für den Streuterm gibt es zwei wesentliche Anwendungen: Eine selektive Sichtbarmachung lokaler Dichtefluktuationen ("hot spots") kann mit einem *Volumenstreuterm* σ_s^v der Form

$$\sigma_s^v(\mathbf{x}) = c_s^v(E) \cdot F(\mathbf{x}) \tag{8}$$

erfolgen, wenn man für die Streuphase den Ansatz

$$p^v(\mathbf{s}' \to \mathbf{s}) = C_f \cdot \delta(\mathbf{s}' \cdot \mathbf{s} - 1) + P_s(\mathbf{s}' \cdot \mathbf{s}) \tag{9}$$

macht. In (9) beschreibt der erste Term die Vorwärtsstreuung und P_s ist eine beliebige, dem Problem angepaßte phänomenologische Funktion des Streuwinkels $\Theta_s = \cos^{-1}(\mathbf{s}' \cdot \mathbf{s})$ wie z.B. die von Henyey-Greenstein [BLI82]. Die Abbildung (8), (9) wird z.B. für die Bildsynthese von atmosphärischen Daten (Wolken, Dunst, Nebel) verwendet ([BLI82], [MAX86]).

Eine verbesserte Darstellung von Hyperflächen innerhalb des Datenvolumens (z.B. in medizinschen Anwendungen) kann erhalten werden durch die Einführung eines *Oberflächenstreuterms* $\sigma_s^0(\mathbf{x}_s)$ mit einer Streuphase der Form

$$
\begin{aligned}
P^s(\mathbf{s}' \to \mathbf{s}) \;=\; & C_f \cdot \delta(\mathbf{s}' \cdot \mathbf{s} - 1) + C_b \cdot \delta(\mathbf{s}' + \mathbf{s}) \\
& + C_{\text{spec}} \cdot \delta(\mathbf{s} - \mathbf{s}_{\text{spec}}).
\end{aligned}
\tag{10}
$$

Hier definieren die Konstanten C_f und C_b das Verhältnis von Reflexion und Transmission für die Teilchen an der Oberfläche. Die "spiegelnde" Komponente C_{spec} definiert den "Glanz" der Oberfläche. Glättet man die Deltafunktion in Form eines Phongartigen Reflexionsterms, so erhält man die üblichen Spiegelreflexionseffekte der Computergraphik, wobei die Richtung $\mathbf{s}_{\text{spec}}$ vom Blickpunkt und der Richtung zusätzlicher Punktquellen gemäß den Fresnel'schen Reflexionsgesetzen abhängt. Ein Beispiel für die Abbildung (10) mit Transparenz und Spiegelreflexion zeigt Abb. 8.

Die Rolle der Spiegelreflexion für die verbesserte Tiefeninformation wird ebenfalls durch die Abb. 7–10 demonstriert. Abbildung 9 zeigt die kombinierte Abbildung von Datenstrukturen (Energiedichte eines vibrierenden Kristallgitters) auf den VolumenQuellterm (5), den Oberflächen-Quellterm (6) und den "spiegelnden" Streuterm in (10). In diesem Beispiel zeigt die Visualisierung der Isoflächen den spezifischen räumlichen Abfall des zwischenatomaren Potentials.

d) Farverschiebungsterm

In Visualisierungsanwendungen treten häufig Datenfelder mit lokal wechselndem Vorzeichen auf, z.B. bei Ladungsfeldern oder bei Daten, die relativ zu ihrem Mittelwert gegeben sind (z.B. Druck- oder Temperaturverteilungen). In diesen Fällen ist die Farbgebung ein wesentliches Visualisierungsmittel (siehe z.B. [GOO89]).

Allgemein können die Parameterfelder $C(\mathbf{x}; E)$ in Gleichung (1) von den Raumkoordinaten $\mathbf{x}$ und dem Energieparameter E ("Farbe") abhängen. Mit der Zerlegung

$$C(\mathbf{x}; E) = C_x(\mathbf{x}) \cdot C_E(E) \tag{11}$$

erhält man zwei parallel nutzbare Abbildungsmöglichkeiten über die Intensität und die Farbgebung für die Datenfeldstrukturen. Die Abb. 6–9 wurden mit angepaßten Abbildungen gemäß (11) erzeugt.

Eine andere Methode der Ausnutzung der lokalen Farbgebung für die Visualisierung beruht auf der Einbeziehung des "Stopping Power"-Terms in Gleichung (1). Dieser Differentialterm repräsentiert inelastische Energieverschiebungsprozesse für die Teilchen. Der Einfluß dieses Terms wird durch eine Verschiebung der Form

$$E \rightarrow E - \int_0^R S_{in}(x - R's)dR' \qquad (12)$$

beschrieben, die in alle Gleichungen (z.B. (2), (3)) einzusetzen ist.

Die Abbildung des Datenfeldes $F(\mathbf{x})$ auf $S_{in}(\mathbf{x})$ bewirkt eine Farbverschiebung zur roten oder blauen Seite in Abhängigkeit vom Vorzeichen von F. Abbildung 10 zeigt ein Beispiel für die Benutzung der Zuordnung (12) in Kombination mit den Abbildungen (5), (6) und (10).

4 Methoden zur Hervorhebung kritischer Datenstrukturen

Die bisher dargestellten Visualisierungsmethoden entsprechen den "klassischen" Routinen, nur betrachtet vom Blickwinkel der Transporttheorie. Die rigorose mathematische Formulierung der Transporttheorie erlaubt aber auch das Aufsetzen von zusätzlichen Visualisierungsmethoden, die z.B. die "Qualität" von Datenfeldern dokumentieren oder (verborgene) Symmetrien deutlich machen.

a) Rolle von Texturmethoden – "Qualität" von Datenfeldern

Einen wesentlichen Anteil am Interpretationsprozeß der Daten haben Vergleiche von Datenfeldern oder die Abschätzung der "Qualität" der Daten (z.B. der von Meßwerten oder das "Visual Debugging"). Visualisierungsmodelle für die Darstellung von komplementären Datenfeldern benutzen beispielsweise Oberflächentopographie, Farbgebung und Transparenzeffekte (siehe z.B. [ROB85]).

Eine andere wichtige Klasse von Auswertungsproblemen befaßt sich mit dem Vergleich von Daten, die den selben Prozeß beschreiben, aber aus unterschiedlichen Datenquellen wie Messungen oder Computersimulationen stammen. Ein 2-dimensionales Beispiel von Daten, die aus einem analytischen Modell und einer Monte-Carlo-Simulation herrühren, zeigt Abb. 1.

Für die Visualisierung der Differenz solcher zu vergleichender Datenfelder erscheint das Modell der Erzeugung von Zufallstexturen geeignet. Es kann lokale Abweichungen von Volumendichten oder Höhenschwankungen von Oberflächen verstärkt sichtbar machen [KRU88].

Das zu vergleichende Datenfeld $F_2(\mathbf{x})$ kann bezüglich des Datenfeldes $F_1(\mathbf{x})$ in der Form

$$F_2(\mathbf{x}) = F_1(\mathbf{x}) + \Delta F(\mathbf{x}) \qquad (13)$$

zerlegt werden, wobei ΔF z.B. die Meßungenauigkeiten repräsentiert. Diese Datendifferenz kann durch ihre statistischen Parameter Mittelwert, Varianz und Autokorrela-

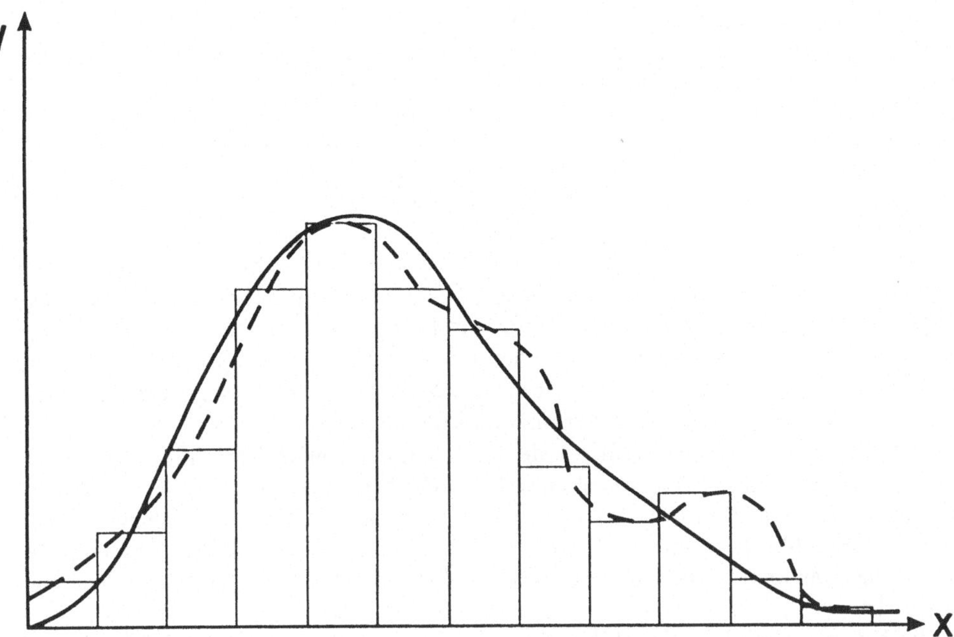

Abb. 1: Vergleich von Daten aus einem analytischen Modell (——) mit denen aus einer Monte-Carlo-Simulation (– – –) (interpoliertes Histogramm)

tion $C(\Delta \mathbf{x})$ beschrieben werden. Eine einfache Form für die Autokorrelationsfunktion bei vorausgesetzter Gauß'scher Statistik ist gegeben durch

$$C(\Delta \mathbf{x}) = \frac{\langle \Delta F(\mathbf{x} + \Delta \mathbf{x}) \cdot \Delta F(\mathbf{x}) \rangle}{\langle \Delta F(\mathbf{x}) \rangle^2} = \exp\left[-\frac{\Delta \mathbf{x}^2}{2C_\tau{}^2}\right], \qquad (14)$$

wobei die Klammern $\langle \cdot \rangle$ den räumlichen Mittelwert bezeichnen und C_τ die Korrelationslänge ist.

Diese statistischen Parameter des Feldes F_2 werden auf die entsprechenden statistischen Parameter der Teilchenintensität I gemäß der Transportgleichung (1) und den gewählten Abbildungsmechanismen abgebildet. Gleichung (2) beschreibt die Fortpflanzung der Feldabweichungen entlang der Teilchenbahn in der Form

$$I_2(\mathbf{x}, \mathbf{s}; E) = H \cdot I_1(\mathbf{x}, \mathbf{s}; E) + N, \qquad (15)$$

wobei H und N von F_1 und ΔF abhängen. Für die reine Absorptionsabbildung (7) ergibt sich beispielsweise

$$H = \exp\left[-\Delta\tau(R)\right], \qquad N = 0 \qquad (16)$$

mit

$$\Delta\tau(R) = \int_0^R dR' \cdot \Delta\sigma_a(\mathbf{x} - R\mathbf{s}, \mathbf{s}; E), \qquad (17)$$

wobei ΔF auf $\Delta\sigma_a$ gemäß (7) abgebildet wird.

Das einfachste Beispiel für eine mögliche Rolle der Zufallstextur kann für Hyperflächen konstruiert werden. Vorausgesetzt, die interessierende Fläche wird durch eine Oberflächenquelle gemäß (6) visualisiert, ergibt sich für die Varianz der Teilchenintensität

$$\sigma_I^2 = \frac{\langle (I - \langle I \rangle)^2 \rangle}{\langle I \rangle^2} = \text{const.} \; \frac{(F_2 - F_1)^2}{F_1^2} \,, \tag{18}$$

d.h. sie ist proportional zur Varianz der Datenabweichung auf der Hyperfläche. Die Autokorrelation von I hat die gleiche Form wie (14), z.B. mit einer Korrelationslänge proportional zur Gitterlänge. Die Konstante in (18) sollte so gewählt werden, daß $\sigma_I{}^2$ zwischen null und zehn variiert. Dann kann das Texturmodell [KRU88] angewendet werden, in dem $\sigma_I{}^2$ mehr oder weniger starke, Nicht-Gauß'sche Intensitätsfluktuationen mit dem vorgegebenen Korrelationsverhalten generiert.

Als Beispiel für diesen Fall wurde eine 2-dimensionale Verteilung von in einen Halbleiter implantierte Ionen gewählt [RYS87]. Resultate von Monte-Carlo-Simulationen werden mit denen aus einem analytischen Modell verglichen (siehe Abb. 1). In Abb. 11 zeigt die Textur starke Fluktuationen an den Rändern der Verteilung, was dem typischen Verhalten von Werten aus Monte-Carlo-Simulationen entspricht.

Im Fall der Abbildung des Datenfeldes auf eine Volumenquelle gemäß (5) generiert Gleichung (2) die Abhängigkeit der Intensität von den Volumenstörungen $\Delta q(\mathbf{x})(\approx \Delta F(\mathbf{x}))$ entlang der Teilchenbahn. Wenn der zu vergleichende Datensatz F_2 nur an wenigen Gitterpunkten von F_1 abweicht, ergibt sich für die Intensitätsvarianz

$$\sigma_I^2 = \text{const.} \; \frac{\left(\sum_{i=1}^{k} \Delta q(\mathbf{x}_i)\Delta s \right)^2}{\left(\int_0^R dR' \cdot q(\mathbf{x} - R'\mathbf{s}, \mathbf{s}; E) \right)^2} \,, \tag{19}$$

wobei k die Anzahl der Gitterpunkte mit Abweichungen angibt. Solange k klein ist im Vergleich zur Anzahl der Gitterpunkte entlang der Teilchenbahn, wird die Varianz σ_I^2 wesentlich von Null verschieden sein. Eine Textur, die einige starke lokale Datendifferenzen hervorhebt, wurde in Abb. 12 simuliert.

Die Form von Gleichung (15) für die gestörte Intensität I_2 legt auch die Einbeziehung von angepaßten Filterverfahren nahe, um während des Visualisierungsprozesses z.B. die Darstellung von "verrauschten" Datensätzen zu verbessern.

b) Visualisierung von Symmetrieeffekten – Channeling

In praktischen Anwendungen, z.B. in der Kristallphysik, müssen Datenfelder oft nach (verdeckten) Symmetrieeigenschaften untersucht werden. Der Effekt der Kanalstreuung (Channeling) für geladene Testteilchen in kristallinen Festkörpern ([RYS87], [SØR89]) kann z.B. genutzt werden, um nicht sichtbare Symmetrien in Form von spezifischen Strukturen auf der Volumenoberfläche zu verdeutlichen. Dies ist ein Beispiel für die Verwendung von anderen "virtuellen" Teilchen als von "Photonen".

Ordnet man den virtuellen Testteilchen und dem Datenfeld entgegengesetzte elektrische Ladungen zu, erfolgen nichttriviale Streuprozesse (siehe Teilchenbahn 2 in

Abb. 4 im Anhang). Besitzt das Datenfeld eine symmetrische Struktur, werden die zusätzlich eingeführten Testteilchen bestimmten Symmetriekanälen bevorzugt folgen, die durch die "starken" Streuzentren (Gitteratome) definiert werden (siehe Abb. 2).

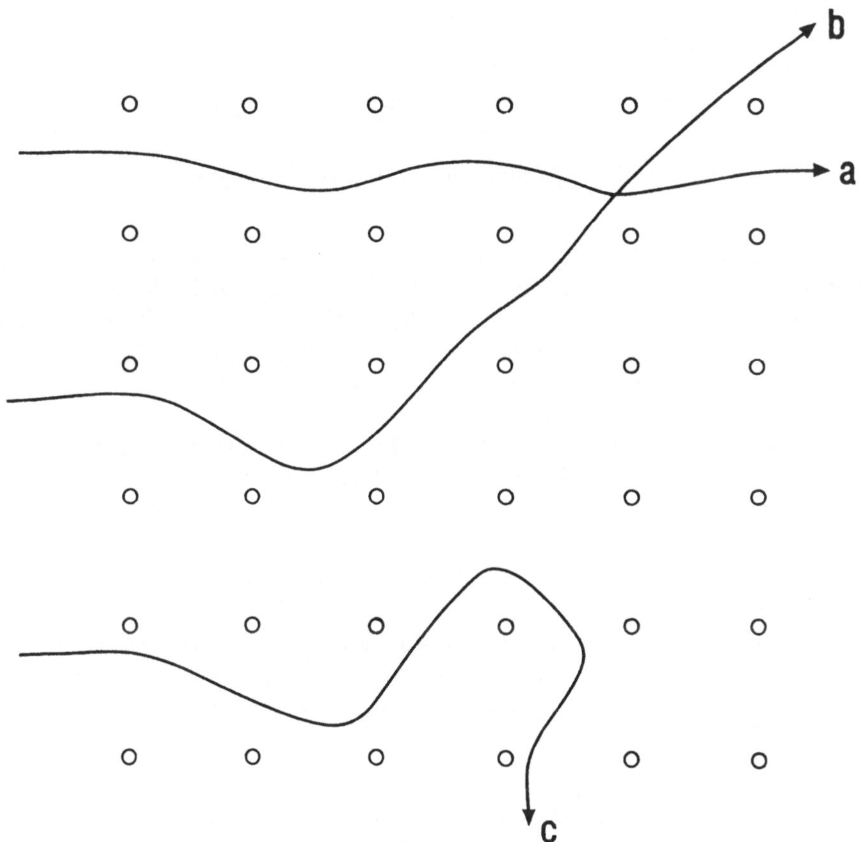

Abb. 2: Bewegung von geladenen Testteilchen in einem Datenfeld, (a) und (b) entsprechen ausgezeichneten Richtungen, (c) zeigt eine ungerichtete Bewegung

Bei Verwendung eines einfachen Kollisionsmodells [ROB63] (siehe Abb. 3) läßt sich der Weg der geladenen Testteilchen leicht verfolgen.

Ein angepaßtes Streumodell ist z.B. das Rutherford'sche Streugesetz, das den Streuwinkel Θ für jeden individuelle Stoß zu

$$\sin^2 \frac{\Theta}{2} = \frac{1}{1 + (c \cdot B)^2} \tag{20}$$

bestimmt. Die Konstante kann hierbei proportional zur Datenfeldstärke gewählt werden. Sie bestimmt die Stärke der Wechselwirkung. Der Impaktparameter B bezeichnet den Abstand der Bahn des ankommenden Teilchens vom (fixen) Streuzentrum x_{sc}.

Läßt man solche geladenen Testteilchen das Datenvolumen an bestimmten Punkten von hinten nach vorn durchqueren, erscheinen charakteristische Strukturen auf der

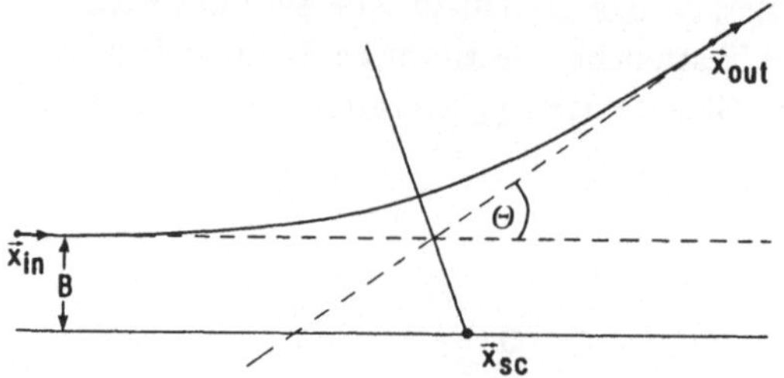

Abb. 3: Verlauf eines einzelnen Streuprozesses für geladene Teilchen

Volumenoberfläche, vergleichbar etwa denen von Röntgenbildern oder Laue-Diagrammen für Kristalle. Abbildung 13 zeigt die Visualisierung eines Kristall-Datensatzes mit Hilfe des Volumenquellterms (5) und die Oberflächenstruktur von 1000 gemäß (20) gestreute Testteilchen, die eine diamantartige Symmetrie widerspiegelt.

Der Vorteil dieser Methode ist auch, daß solche Channeling-Effekte auch noch bei leicht gestörten Symmetrien in abgeschwächter Form auftreten. Abbildung 14 zeigt die charakteristische Struktur für geladene Testteilchen, die ein durch thermische Schwingungen gestörtes kubisches Kristall durchquert haben.

Anhang: Auswertung der Transportgleichung

Die Auswertung der Integralform (2) der linearen Transporttheorie erfolgt durch Diskretisierung. Dies entspricht einer stückweise geraden Bahn der betrachteten "virtuellen" Teilchen, die mit einer Anfangsintensität I_s starten und dann mit den Volumendaten wechselwirken (siehe Abb. 4).

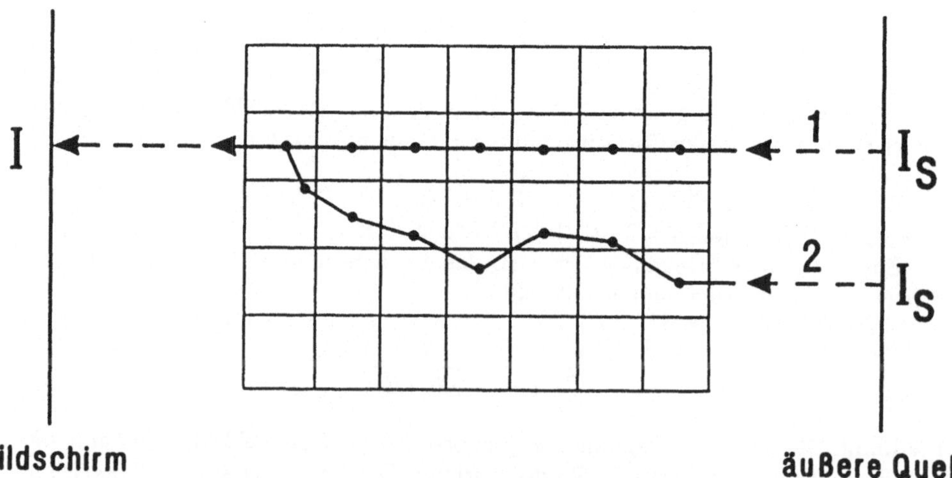

Abb. 4: Mögliche simulierte Teilchenbahnen

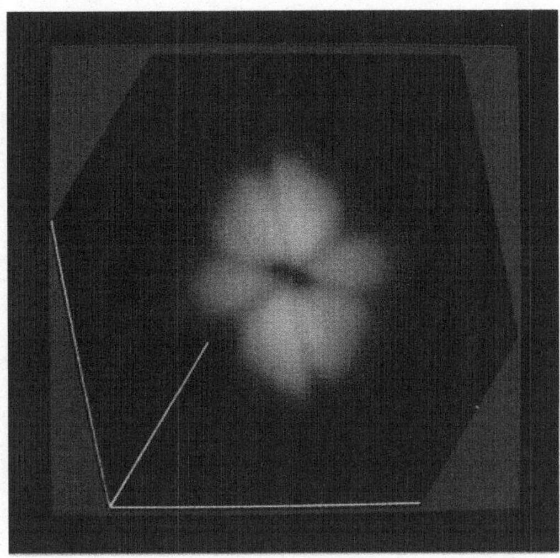

Abb. 5: Visualisierung eines 3-dimensionalen Datenfeldes nur mit Hilfe des Volumen-Quellterms (Ψ-Funktionen für das Elektron in einem hochangeregten Wasserstoff-Atom)

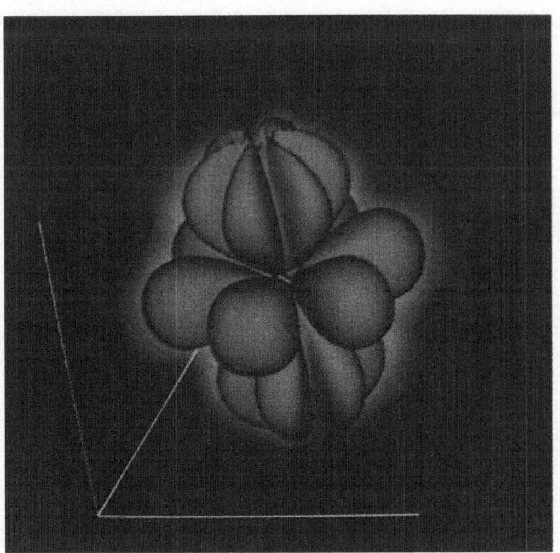

Abb. 6: Rolle des Oberflächen Quellterms (gleicher Datensatz)

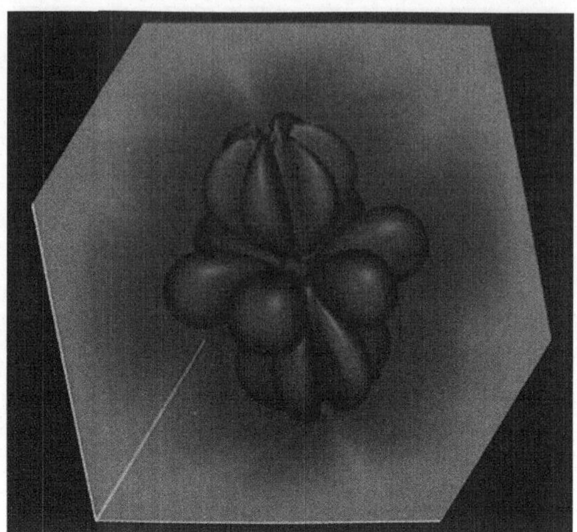

Abb. 7: Visualisierung der räumlichen Verteilung mit Hilfe des Absorptionsterms und des Oberflächen-Qellterms (gleicher Datensatz)

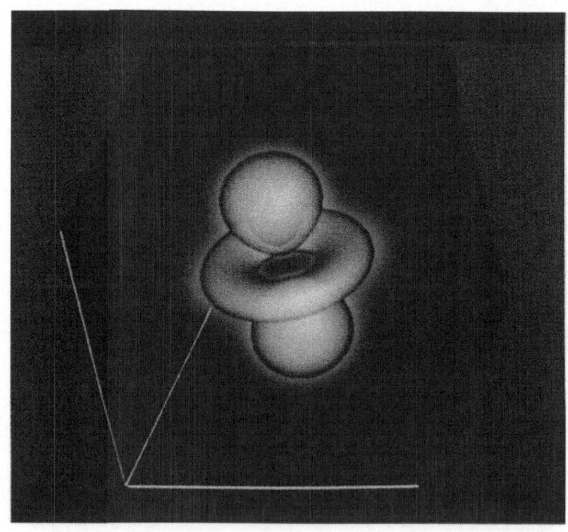

Abb. 8: Rolle der spiegelnden Relexion und der Transparenz für die verbesserte Tiefenwahrnehmung (Elektronendichte für das gleiche H-Atom)

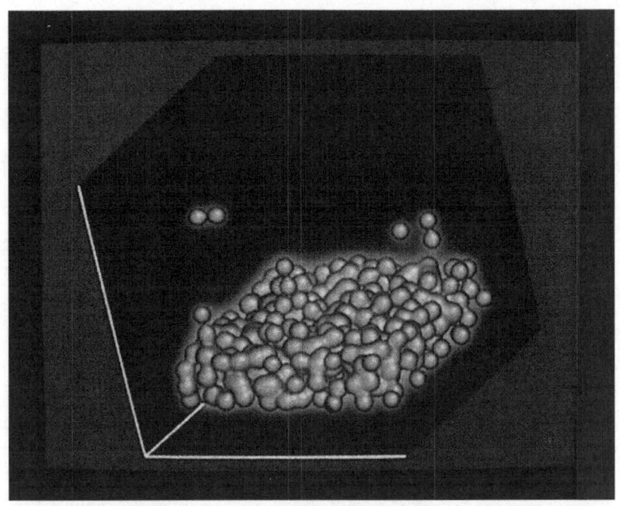

Abb. 9: Visualisierung eines vibrierenden Kristalls mit einigen "verdampfenden" Atomen

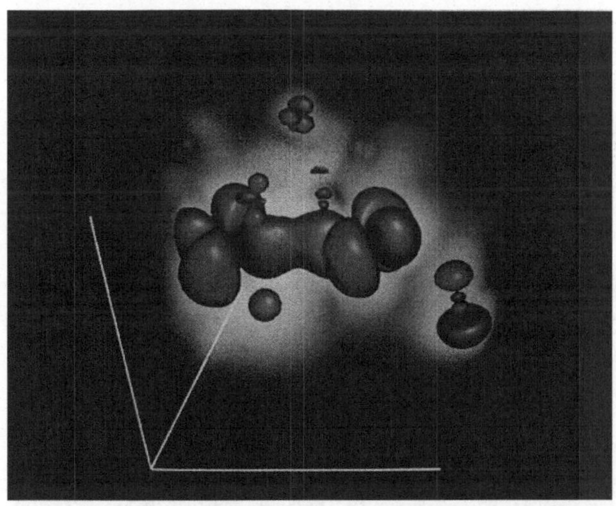

Abb. 10: Wirkung des Farbverschiebungsterms auf den Visualisierungsprozeß (Ψ-Funktion eines Eisen-Proteins; Datensatz von L. Noodleman und D. Green, Scripps Clinic, La Jolla, USA)

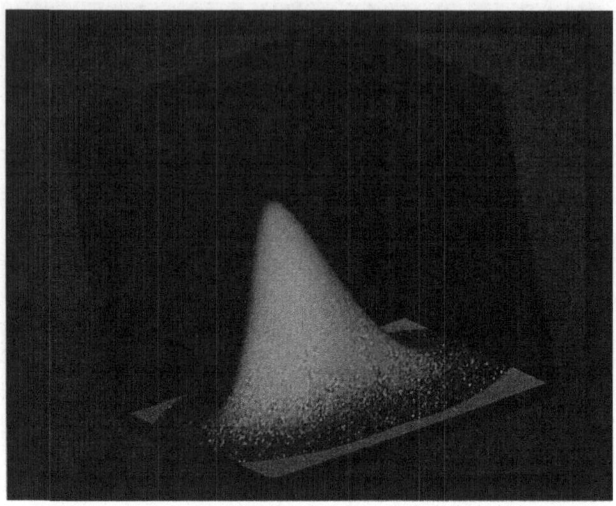

Abb. 11: Visualisierung eines Vergleichs zweier 2-dimensionaler Datenfelder aus unterschiedlichen Quellen mit Hilfe des Zufallstextur-Algorithmus

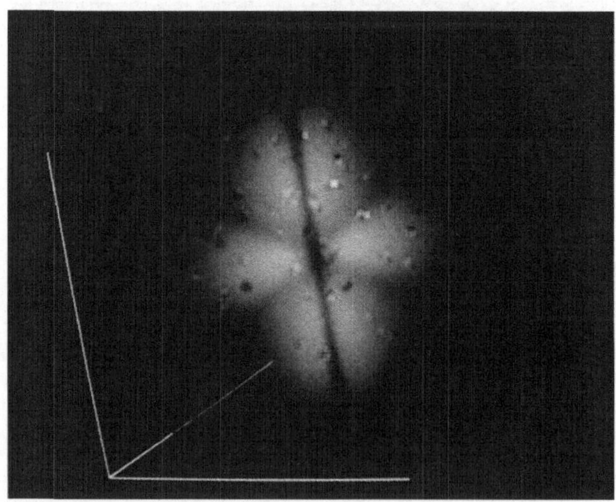

Abb. 12: Darstellung von punktförmigen Störungen eines 3-dimensionalen Datenfeldes mit Hilfe des Zufallstextur-Algorithmus

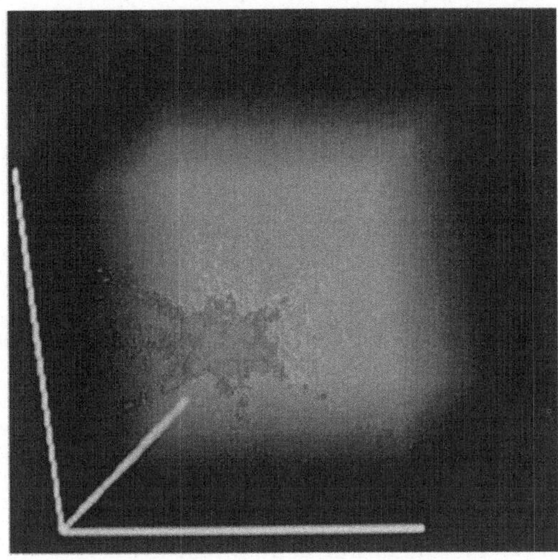

Abb. 13: Hervorhebung von diamantartigen Symmetrieeigenschaften eines
Kristalls mit Hilfe von geladenen Testteilchen ("Channeling")

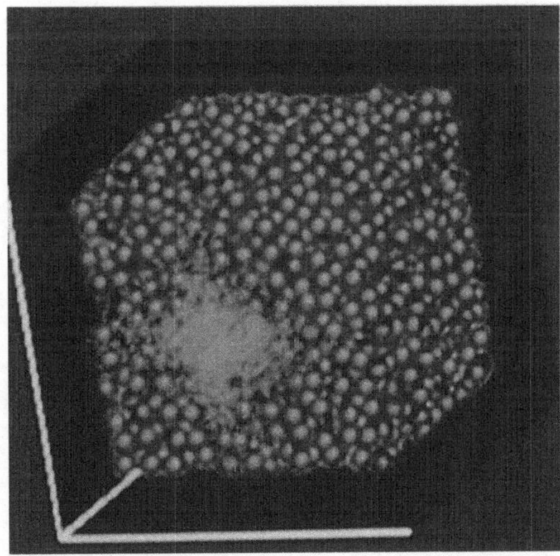

Abb. 14: Visualisierung der Symmetriestruktur eines gestörten kubischen Kristalls

Gleichung (2) hat die übliche Form einer linearen Operatorgleichung

$$I = I_0 + K * I \tag{A1}$$

so daß eine Lösung durch Entwicklung von I in eine Neumann'sche Reihe der Form

$$I = I_0 + \sum_{i=1}^{N} (K*)^i I_0 \tag{A2}$$

erhalten werden kann. Hierbei ist der Integraloperator K gegeben durch

$$K = \int_0^R dR' \cdot \exp\left[-(\tau(R) - \tau(R'))\right] \cdot \sigma_s(\mathbf{x} - R' \cdot \mathbf{s}; E) \cdot \int d\omega' \cdot p(\mathbf{s}' \to \mathbf{s}). \tag{A3}$$

Der erste Term I_0 entspricht der Lösung (2) ohne den Streuterm in der verallgemeinerten Quelle (3). Der Wert von I_0 auf dem Bildschirm kann durch einen einfachen geraden Weg 1 mit Hilfe der Rekursionsformel

$$I_0(s + \Delta s) = I_0(s) \cdot \exp[-\sigma_t(s + \Delta s) \cdot \Delta s] + q(s + \Delta s) \cdot \Delta s \tag{A4}$$

erhalten werden. Diese Formel, bzw. ihre Form mit einer linearen Näherung für den Exponentialterm ("Opaqueness"), wird in allen "Source-attenuation"-Modellen für die Volumenvisualisierung verwendet (siehe z.B. [HUS87], [LEV88], [SAB88]). "Glattere" Visualisierungen kann man durch die etwas aufwendigere Auswertung mit Hilfe der Trapezregel

$$I_0(s + \Delta s) = [I_0(s) + .5 \cdot q(s) \cdot \Delta s] \cdot \exp[-.5 \cdot (\sigma_t(s + \Delta s) + \sigma_t(s)) \cdot \Delta s]$$

$$+ .5 \cdot q(s + \Delta s) \cdot \Delta s \tag{A5}$$

erhalten (siehe z.B. [UPS88]).

Die Werte der lokalen Parameterfelder σ_t, σ_s und q werden aus den Werten des Datenfeldes auf den benachbarten acht Gitterpunkten entfernungsabhängig interpoliert.

Im allgemeinen ist die Wahl der Länge des Wegelements Δs von dem kleinsten Detail des Datenfeldes abhängig. Sie beeinflußt wesentlich die Rechenzeit. Für relativ homogene Datenfelder kann eine gute Beschleunigung durch

$$\Delta s = -\Delta \overline{s} \cdot \ln(\text{ran}) \tag{A6}$$

erreicht werden, wobei der mittlere Wert $\Delta \overline{s}$ in den Beispielen gleich einem Viertel der Gitterlänge gesetzt wurde. Spezielle Sampling-Methoden sind für eine beschleunigte Auswertung via (A4) oder (A5) von großer Bedeutung (siehe z.B. [COO86], [LEV88]).

Die zusätzlichen Entwicklungsterme I_i in (A2) beschreiben Mehrfachstreuungen entlang der Teilchenbahn (siehe Weg 2 in Abb. 4). Sie können formal mit der Rekursionsformel

$$I_i(\mathbf{x}, \mathbf{s}; E) = \int dR \cdot \exp[-(\tau(R) - \tau(R'))] \cdot \overline{Q}_{i-1}(R') \tag{A7}$$

ausgewertet werden, wobei der Term $\overline{Q}_{i-1}$ durch

$$\overline{Q}_{i-1}(R') = \sigma_s(\mathbf{x} - R'\mathbf{s}) \cdot \int d\omega' p(\mathbf{s}' \to \mathbf{s}) \cdot I_{i-1}(\mathbf{x} - R'\mathbf{s}, \mathbf{s}'; E) \qquad (A8)$$

gegeben ist. Die Berechnung dieser Streuterme kann für allgemeine Streuphasen (9) nur mit Monte-Carlo-Methoden erfolgen ([KAJ86], [MAR80]).

Die Implementierung der Volumen-Raytracing-Verfahren erfolgt in der Praxis durch Strahlverfolgung vom Blickpunkt durch das Datenvolumen hindurch. Dies ist äquivalent der Auswertung der adjungierten Transportgleichung, die man aus Gleichung (1) durch den Übergang $\mathbf{s} \to -\mathbf{s}$ erhält.

6 Literatur

[BLI82]   J.F. Blinn: "Light Reflection Functions for Simulation of Clouds and Dusty Surfaces", Computer Graphics 16 (1982), 21–29

[CAS67]   K.M. Case, P.F. Zweifel: "Linear Transport Theory", Addison-Wesley, Reading (1967)

[CHA60]   S. Chandrasekhar: "Radiative Transfer", Dover, New York, 1960

[COO86]   R.L. Cook: "Stochastic Sampling in Computer Graphics", ACM Trans. on Graphics 5, No. 1 (Jan. 1986), 51–72

[DUD79]   J.J. Duderstadt, W.R. Martin: "Transport Theory", Wiley, New York (1979)

[FUC89]   H. Fuchs, M. Levoy, St.M., Pizer: "Interactive Visualization of 3D Medical Data", Computer 22, No. 8 (1989), 46–51

[GOO89]   D.S. Goodsell, S. Mian, A.J. Olson: "Rendering of Volumetric Data in Molecular Systems", J. of Molecular Graphics 7, No. 1 (March 1989), 41–47

[HUS87]   K.J. Hussey: "Image Processing as a Tool for Physical Science Data Visualization", SIGGRAPH '87 Course Notes No. 28 (1987)

[JAF84]   S. Jaffey, K. Dutta, L. Hesselink: "Digital Reconstruction Methods for Three-Dimensional Image Visualization", Proc. Soc. Photo-Opt. Instrum. Eng. 507 (1984), 155

[KAJ86]   J.T. Kajiya: "The Rendering Equation", Computer Graphics 20, No. 4 (1986), 143–150

[KAJ84]   J.T. Kajiya, B.P. Van Herzen: "Ray Tracing Volume Densities", Computer Graphics 18, No. 3 (1984), 165–174

[KRU88]   W. Krueger: "Intensity Fluctuations and Natural Texturing", Computer Graphics 22, No. 4 (Aug. 1988), 213–220

[LEV88]   M. Levoy: "Display of Surfaces from Volume Data", IEEE CG&A (May 1988), 29–37

[MAR80]   G.I. Marchuk et al.: "The Monte Carlo Methods in Atmospheric Optics", Springer Verlag (1980)

[MAX86]   N. Max: "Light Diffusion through Clouds and Haze", Computer Vision, Graphics and Image Processing 33 (1986), 280–292

[ROB85]   P.K. Robertson, J.F. O'Callaghan: "The Application of Scene Synthesis Techniques to the Display of Multidimensional Image Data", ACM Trans. Graphics 4, No. 4 (1985), 247–275

[ROB63]   M.T. Robinson, O.S. Oen: "Computer Studies of the Slowing Down of Energetic Atoms in Crystals", Phys. Rev. 132, (Dec. 1963), 2385-2398

[RUD89]   Ruder, H., et al.: "Line-of-Sight Integration: A Powerful Tool for Visualization of Three-Dimensional Scalar Fields", Computer & Graphics 13, No. 2 (1989), 223–228

[RUS87]   H.E. Rushmeier, K.E. Torrance: "The Zonal Method for Calculating Light Intensities in the Presence of a Participating Medium", Computer Graphics 21, No. 4 (July 1987), 293–302

[RYS87]   H. Ryssel, J. Lorenz, W. Krueger: "Ion Implantation into Non-planar Targets: Monte Carlo Simulations and Analytic Models", Nucl. Instr. and Meth. B 19/20 (1987), 45-49

[SAB88]   O. Sabella: "A Rendering Algorithm for Visualizing 3D Scalar Fields", Computer Graphics 22, No. 4 (1988), 51–58

[SØR89]   A.H. Sørensen, E. Uggerhøj: "The Channeling of Electrons and Positrons", Sci. Am. (June 1989), 70-77

[TIE90]   K. Tiede et al.: "Investigation of Medical 3D-Rendering Algorithms" IEEE CG&A (March 1990), 41–53

[UPS88]   C. Upson, M. Keeler: "VBUFFER: Visible Volume Rendering", Computer Graphics 22, No. 4 (Aug. 1988), 59–64

Visualisierung von Volumenfunktionen

P. Astheimer, W. Felger

Fraunhofer-Arbeitsgruppe für Graphische Datenverarbeitung, Darmstadt

Zusammenfassung

Eine wichtige Datenstruktur in der Visualisierung ist das dreidimensionale skalare Feld und dessen graphische Repräsentation als ein ebenfalls dreidimensionales transparentes gasförmiges Gebilde. Neben diskreten skalaren Daten, wie sie z.B. mit Hilfe der Computer-Tomographie in der Medizin erzeugt werden, gibt es auch kontinuierlich definierte skalare Datenfunktionen, die z.B. ein elektrisches Potential beschreiben. Traditionelle Verfahren zur Volumenvisualisierung arbeiten mit Volumenfunktionen nicht besonders effizient und benötigen dazu relativ viel Rechenzeit und Speicherplatz. Dies wird durch ein spezielles Verfahren zur direkten Berechnung der Intensitätswerte mit der mathematischen Theorie der Kurvenintegrale erheblich verbessert.

1 Einleitung

Visualisierung beabsichtigt, Einsichten in das Verhalten von Naturprozessen zu ermöglichen. Dies wird durch die Abbildung von Meß- oder Simulationsdaten auf für den Menschen wahrnehmbare, multimediale Informationen erreicht (z.B. graphische Repräsentationen oder Audio-Signale) und durch die Möglichkeit der Interaktion mit diesen Daten [SIG89a], [SIG89b]. Die klassischen Naturwissenschaften wie Physik, Chemie, Biologie und nicht zuletzt auch die Wissenschaft der Mathematik stellen zur Modellbildung eine im Laufe der Zeit entstandene und allgemein akzeptierte Menge von mehr oder weniger formalen Modellen und Gesetzen bereit, mit denen sich Naturvorgänge nach unseren Beobachtungen und Erfahrungen beschreiben lassen. In diesen Gesetzen kommen prinzipiell nur einige wenige fundamentale Datentypen vor: Skalar, Vektor, Tensor. Diese fundamentalen Datentypen sind die Basis mehrdimensionaler oder zusammengesetzter Datenstrukturen. Eine wichtige Datenstruktur ist hierbei das dreidimensionale skalare Feld:

$$Skalar = f(x,y,z)$$

Skalare Felder sind als Datenstrukturen in den unterschiedlichsten Bereichen zu finden, z.B. zur Beschreibung des Gravitations- oder des elektrischen Potentials, für Temperatur-, Dichte-, Druck- oder statistische Verteilungen. Viele Felder sind dabei rotationssymmetrisch und in einem anderen Koordinatensystem wie Kugel- oder Zylinderkoordinaten definiert.

Zur Darstellung eines dreidimensionalen skalaren Feldes sind folgende Visualisierungstechniken üblich:

- zweidimensionale Schnitte,
- eindimensionale Datenproben,
- Ikonen [GRI89],
- Isovolumen,
- gasförmiger Nebel.

Die letztgenannte Abbildung ist eine recht anschauliche, die sofort einen Eindruck von der Intensitätsverteilung vermittelt.

Änderungen der geometrischen Transformationen oder die Evaluierung des Parameters Zeit in einer Animationssequenz bedingen eine Neuberechnung des Bildes. Für Echtzeit-Anwendungen oder direkt-manipulative Eingabetechniken unterstützt durch Echoobjekte muß deshalb eine schnelle Bildgenerierung zur Verfügung stehen. Im folgenden wird ein solches Verfahren zur Darstellung eines dreidimensionalen, skalaren Feldes als ein gasförmiges Gebilde vorgestellt.

2 Traditioneller Ansatz

Traditionelle Verfahren der Volumenvisualisierung arbeiten auf beliebigen diskreten, meist räumlich gleichverteilten dreidimensionalen Gitterdaten. Typische Datenquellen sind medizinische Daten aus der Computer- oder Kernspinresonanz-Tomographie sowie Aufnahmen von Rasterelektronenmikroskopen. Ergebnisse einer Finiten Element Analyse oder algebraische Funktionen werden erst (erneut) abgetastet und auf ein regelmäßiges Gitter gebracht, bevor die Daten − vornehmlich durch Interpolation − wieder angereichert werden. Das Gitter mit den Daten wird dann geometrisch transformiert, beleuchtet und schließlich z.B. mit einem ray casting-Verfahren gerendert.

3 Visualisierung

Der traditionelle Ansatz zur Visualisierung von Volumen berücksichtigt nicht, ob die Daten diskret in einem Gitter abgelegt sind oder prozedural durch eine Funktion definiert sind. Wenn die Daten durch eine Funktion gegeben sind, die Dichtewerte des Volumens repräsentiert, läßt sich die Intensität an einer Betrachtungsstelle des Volumens, d.h. die kumulierten Dichtewerte, durch ein Kurvenintegral ausdrücken (siehe Abb. 1). Ein Volumen sei durch eine Dichtefunktion beschrieben:

$Dichte(x,y,z)$

Dann berechnen sich die über einen Weg kumulierten Dichtewerte, d.h. die Intensität über folgendes Kurvenintegral [BRO80]:

$$Intensität = \int_{Weg} Dichte(x,y,z)$$

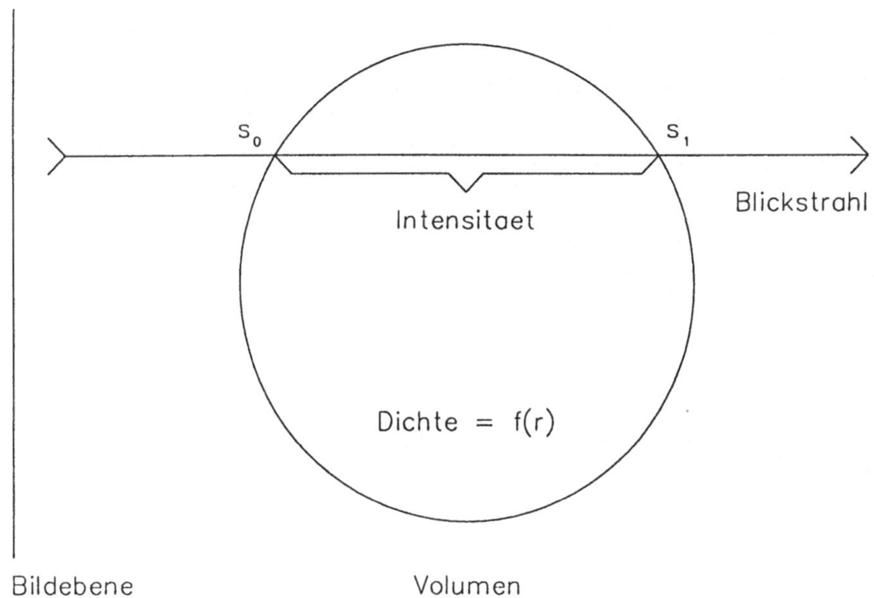

Abb. 1: Blickstrahl, d.h. Integrationsweg durch Volumen

Das Kurvenintegral läßt sich wie folgt berechnen:

$$\int_C f(x,y,z)\, du = \int_{s_0}^{s_1} f(x(s),y(s),z(s)) \sqrt{x'^2(s) + y'^2(s) + z'^2(s)}\, ds$$

$f(x,y,z)$ *skalares Feld, kartesische Koordinaten*

$x(s),y(s),z(s)$ *Weg durch skalares Feld, Parameterdarstellung*

Der Weg, entlang dem Dichtewerte akkumuliert werden, ist der Blickstrahl. Diese Strahlen sind sowohl in der Parallel- als auch der Zentralprojektion Geraden, die sich leicht in Parameterdarstellung ausdrücken lassen:

$x(s) = x_0 + (x_1 - x_0)s$

$y(s) = y_0 + (y_1 - y_0)s$

$z(s) = z_0 + (z_1 - z_0)s, \qquad s \in [0,1]$

Weg von (x_0,y_0,z_0) nach (x_1,y_1,z_1)

Nach Berechnung des Kurvenintegrals läßt sich die Intensität also durch die Auswertung einer Funktion bestimmen. Die hauptsächlichen Vorteile dieses Ansatzes sind lineare Berechnungszeiten, bezogen auf die Bildschirmauflösung und der minimale Speicherplatzbedarf, denn es werden keine Zwischen- oder Hilfswerte zur Berechnung benötigt. Der Aufwand pro Pixel besteht lediglich in der Auswertung einer Intensitätsfunktion. Zudem gestattet dieser Ansatz eine Verteilung in Bild- (die Berechnung der Intensitätsfunktion ist parallel für alle Pixel auf dem Bildschirm durchführbar) und Objektraum (gleichzeitige Berechnung von Intensitätsfunktionen) zu einer parallelen Abarbeitung.

4 Visualisierungsaspekte

Für die Generierung einer graphischen Darstellung ist nur der Typ der Volumenfunktion bedeutend. Konstante Faktoren in den Funktionen für Dichte und Intensität werden durch die Farbabbildung kompensiert, wenn normalerweise eine Farbabstufung dem Intensitätsbereich zugeordnet wird. In der Visualisierung besteht aber oftmals auch der Wunsch, von der Graphik wieder auf die ursprünglichen Daten zurückzuschließen; z.B. wenn der Benutzer ein Objekt identifiziert, sollte die Ausgabe anwendungsspezifischer Attribute wie etwa die Dichte an dieser Position in kg/m^3 möglich sein. Dies wird durch die Anwendung einer Umkehrfunktion erreicht, die konstante Faktoren und physikalische Einheiten berücksichtigt.

5 Beispiele zu Volumenfunktionen

Eine Kugel mit konstanter Dichte, dem Radius R und dem Mittelpunkt (xc,yc,zc) ist definiert durch:

$$Dichte(r,\phi,\theta) = k, \quad r \leq R \qquad (Kugelkoordinaten)$$

$$Dichte(x,y,z) = k \qquad (kartesischeKoordinaten)$$

$$x_c - R \leq x \leq x_c + R$$

$$y_c - \sqrt{R^2 - (x_c-x)^2} \leq y \leq y_c + \sqrt{R^2 - (x_c-x)^2}$$

$$z_c - \sqrt{R^2 - (x_c-x)^2 - (y_c-y)^2} \leq z \leq z_c + \sqrt{R^2 - (x_c-x)^2 - (y_c-y)^2}$$

In der Parallelprojektion ergibt sich folgende Parameterdarstellung für den Weg:

$$x(s) = x$$

$$y(s) = y$$

$$z(s) = z \cdot s, \quad s \in [0,1]$$

$$z = 2 \cdot \sqrt{R^2 - (x_c-x)^2 - (y_c-y)^2}$$

Dabei ist x bzw. y die Position eines Pixels auf dem Bildschirm, die Tiefe in z-Richtung ergibt sich aus der Definition der Kugel (siehe oben). Die Intensität in Abhängigkeit von der Bildschirmposition berechnet sich wie folgt:

$$Intensität(x,y) = \int_0^1 k \cdot z \, ds$$

$$= k \cdot 2 \cdot \sqrt{R^2 - (x_c-x)^2 - (y_c-y)^2}$$

Ein Potentialfeld mit potentialfreiem Kern innerhalb des Radius R (z.B. geladene Stahlkugel) ist definiert durch:

$$Dichte(r,\phi,\theta) = \frac{1}{r}, \quad r > R \qquad (Kugelkoordinaten)$$

$$Dichte(x,y,z) = \frac{1}{\sqrt{(x_c-x)^2 + (y_c-y)^2 + (z_c-z)^2}} \qquad (kartesischeKoordinaten)$$

$$0 \leq x \leq x_c$$

$$0 \leq y \leq y_c$$

$$0 \leq z \leq z_c$$

Abb. 2: Kugeln mit konstanter Dichte;
Kugel links unten in der xy-Ebene angeschnitten

Es wird nur ein Oktant im Raum betrachtet, da die anderen Oktanten symmetrisch dazu sind. In der Parallelprojektion ergibt sich folgender Weg in Parameterdarstellung:

$$x(s) = x$$

$$y(s) = y$$

$$z(s) = z \cdot s, \quad s \in [0,1]$$

$$z = \begin{cases} z_c, & (x_c-x)^2 + (y_c-y)^2 > R^2 \\ z_c - \sqrt{R^2 - (x_c-x)^2 - (y_c-y)^2}, & sonst \end{cases}$$

Die Intensität in Abhängigkeit von der Position auf dem Bildschirm ergibt sich wie folgt:

$$Intensität(x,y) = \int_0^1 \frac{1}{\sqrt{(x_c-x)^2 + (y_c-y)^2 + (z_c-z)^2}} \, z \, ds$$

$$= \begin{cases} \ln\sqrt{(x_c-x)^2 + (y_c-y)^2} - \ln(\sqrt{(x_c-x)^2 + (y_c-y)^2 + z_c^2} - z_c) & (x_c-x)^2 + (y_c-y)^2 > R^2 \\ \ln(R - \sqrt{R^2 - (x_c-x)^2 - (y_c-y)^2}) - \ln(\sqrt{(x_c-x)^2 + (y_c-y)^2 + z_c^2} - z_c), & sonst \end{cases}$$

Die Berechnung eines Potentials auf einer SUN 4/150 benötigte bei einer Auflösung von 500x500 Pixel einige Sekunden (Abbildung zu Potential siehe Abb. 4). Für beliebig verteilte diskrete Volumendaten benötigte ein Renderer auf einer SUN 4/330 und einer Auflösung von 330x330 Pixel über 100 Sekunden [HAA90].

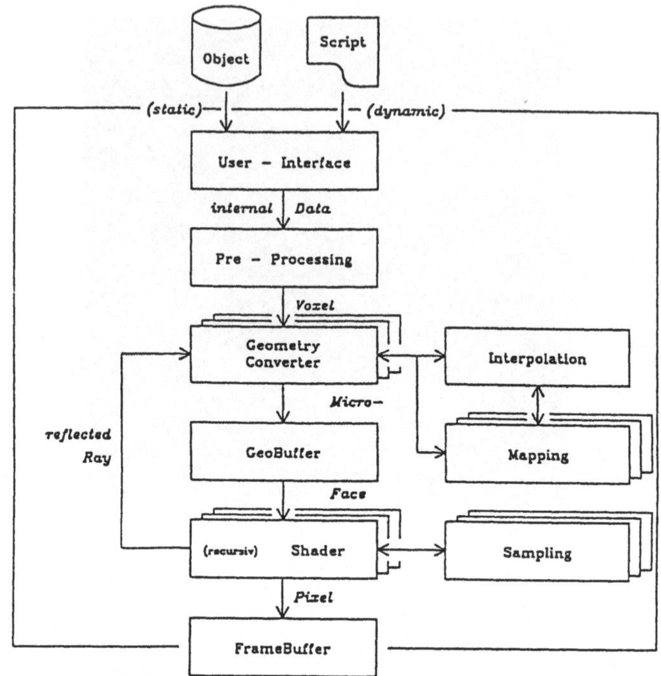

Abb. 3: DESIRe-Rendering Pipeline

6 Integration in Renderer

Heutige Renderer arbeiten meist auf Polygonbasis. Die Technik der Visualisierung
von Volumenfunktionen sollte mit beliebigen polygonalen Darstellungen kombinier-
bar sein. Ein vielseitiger Renderer DESIRe, der in unserem Hause entwickelt wurde,
ist durch seine Architektur (siehe Abb. 3) für die Integration von Volumenfunktionen
geeignet. Vereinfacht berechnet der Renderer in einem Vorverarbeitungsschritt für
jedes Pixel eine nach Tiefe sortierte Liste der Objekte, die zu dessen Farbwert beitragen. Ein Geometriekonverter bricht diese Objekte in sogenannte Mikrofacetten auf
und speichert sie nach Tiefe sortiert in dem GeoBuffer. Eine Mikrofacette ist ein
Zwitter zwischen Objekt und Pixel, d.h. es ist ein Pixel mit dazugehörigen (noch nicht
ausgewerteten) Objektattributen. Das Beleuchtungsmodell wird von vorne nach hinten für jede Mikrofacette ausgewertet, bis Undurchsichtigkeit erreicht, d.h. der endgültige Farbwert bestimmt ist.

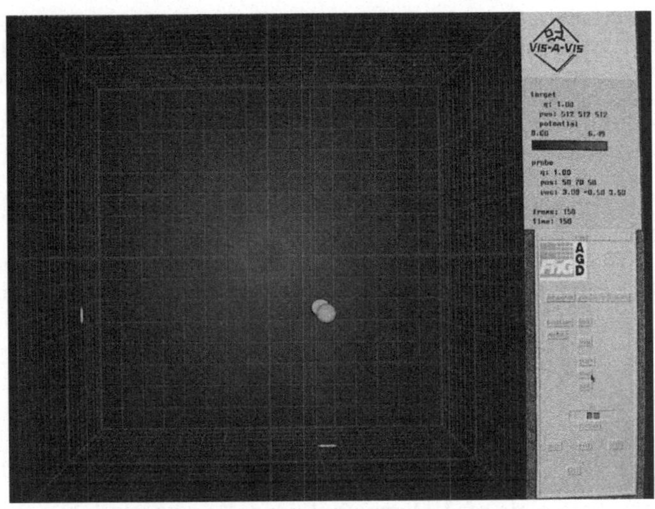

Abb. 4: Simulation und Visualisierung
von interagierenden Teilchen in Echtzeit

7 Applikation: Visualisierung physikalischer Phänomene –
Interaktion zwischen Punktladungen

Potentialfelder sind ein wichtiges physikalisches Element, z.B. Gravitation, elektrische
und magnetische Felder. Unter dem Einfluß dieser Felder agieren Teilchen oder es
finden Wechselwirkungen zwischen Feldern statt. Anwendungsgebiete sind z.B.
Atomphysik oder Feldtheorie [ENC91].

Zwei Punktladungen (Probe, Target) befinden sich in einem geschlossenen, würfelförmigen Weltsystem. Das Target ist fest in der Raummitte angeordnet, während
die Probe mit einem Anfangsimpuls versehen einen Weg unter dem Einfluß der
Wechselwirkung beider Potentialfelder beschreibt.

Es bestehen Anwendungsdatenstrukturen für die Welt, die Probe und das Target.
Die Datenstruktur für die Welt enthält ihre Ausdehnung in Welt- und Bildschirmkoordinaten, Kamerastandpunkt, Projektionsart und Beleuchtung. Die Datenstrukturen für
Probe und Target enthalten Position, Geschwindigkeitsvektor, physikalische Attribute
und Daten für die Simulation.

Die Darstellung geschieht im dreidimensionalen Raum. Probe und Target werden
beide auf potentialfreie Kugeln abgebildet. Das Potential wird nur für das Target dargestellt, es wird durch eine gasähnliche Wolke um den Target-Mittelpunkt beschrieben. Um den dreidimensionalen Eindruck zu verstärken wird zum einen der Welt-
Würfel als ein zum Betrachter offenes Gitter dargestellt; des weiteren werden Schatten der Probe auf den Boden, die linke und hintere Seite generiert.

Ein User Interface erlaubt das Setzen und die Manipulation der anfänglichen Simulationsparameter. Parameter sind die Anfangsposition und der Geschwindigkeitsvektor der Probe. Dies geschieht durch Direkte Manipulation einer Pfeilrepräsentation und die Generierung von 3D-Echos in Echtzeit.

Diese Visualisierungs-Anwendung wird in Echtzeit generiert. Signale, die von einer Alarm Clock generiert werden, veranlassen die zeitgerechte Ausgabe der Bilder. Die Objekte müssen sehr schnell erzeugt werden, um eine vernünftige Bildfrequenz zu erhalten. Das Potential des Targets ist an sich eine algebraische Volumenfunktion, die direkt in eine Pixel-Repräsentation umgesetzt werden kann.

Auf einer SGI Personal Iris 4D/25GTX beträgt die Bildgenerierungsrate für obige Applikation mindestens 5 Bilder in der Sekunde bei einer Auflösung von 1024x1024 Pixel.

8 Ausblick

Die direkte Bildgenerierung aus Volumenfunktionen ist mit dem in diesem Papier beschriebenen Ansatz in Echtzeit durchführbar. Anwendungsgebiete sind vornehmlich die Naturwissenschaften, da oft Volumenfunktionen bereits implizit in ihren Modellen enthalten sind – z.B. die Simulation und Visualisierung physikalischer Phänomene. Für eine wichtige physikalische Volumenfunktion, das Potential, ist die Lösung und Darstellung des Kurvenintegrals gezeigt worden. Mit dieser Methode sind traditionelle Volumenrenderer nicht zu ersetzen, sie stellt aber eine interessante Alternative für spezielle Anwendungen dar, die in Echtzeit arbeiten und deshalb schnelle Bildgenerierungs-Verfahren auch für dreidimensionale Volumen brauchen.

9 Literatur

[BRO80]   I.N. Bronstein, K.A. Semendjajew: Taschenbuch der Mathemathik, Verlag Harri Deutsch, Thun und Frankfurt/Main, 1980

[ENC91]   J.L. Encarnação, P. Astheimer, W. Felger, M. Frühauf, M. Göbel, K. Karlsson: Graphics Modeling as a Basic Tool for Scientific Visualization, wird veröffentlicht bei: IFIP TC5/WG 5.10 Working Conference on Modeling in Computer Graphics, Tokyo, April 1991

[GRI89]   G.G. Grinstein, R.M. Pickett: Exvis – An Experimental Visualization Environment, proc. of Graphics Interface 1989

[HAA89]   S. Haas: Entwicklung eines Rahmensystems für Renderer, Diplomarbeit TH Darmstadt, FG GRIS, 1989

[HAA90]   S. Haas, G. Sakas: Methods for Efficient Sampling of Arbitrary Distributed Volume Densities, Eurographics Workshop on Photosimulation, Realism and Physics in Computer Graphics, Rennes, June 1990

[SIG89a]   ACM SIGGRAPH '89 course notes #28: State of the Art in Data Visualization, 16th Annual Conference on Computer Graphics and Interactive Techniques, Boston, Massachusetts, 89

[SIG89b]   ACM SIGGRAPH '89 course notes #13: Two and Three Dimensional Visualization Workshop, Conference on Computer Graphics and Interactive Techniques, Boston, Massachusetts, 89

Methoden für die realitätsnahe graphische Darstellung von Volumendaten

G. Sakas[*], S. Haas[**]

[*] Technische Hochschule Darmstadt,

[**] Fraunhofer Arbeitsgruppe für Graphische Datenverarbeitung, Darmstadt

Zusammenfassung:

In den letzten Jahren wurden verschiedene Methoden entwickelt, um Volumendaten zu visualisieren. Im Gegensatz zu den "üblichen" Daten der Computergraphik weisen Volumendaten weder eine Oberfläche noch eine Normale auf, sondern sie werden als eine räumliche Verteilung von Werten (z.B. Masse, Temperatur etc.) definiert. Demzufolge sind die "klassischen" Methoden der Graphischen Datenverarbeitung, die auf Flächen, Punkte und Polygone aufbauen, nicht geeignet, um solche Volumendaten zu visualisieren.

In dieser Arbeit wollen wir Methoden vorstellen, die für eine realitätsnahe Darstellung von Volumendaten wie z.B. Rauch, Wolken, Nebel, Dunst etc. eingesetzt werden können. Ausgehend von einem physikalischen Modell für die Beschreibung der Lichtvorgänge, die sich in einem Volumen abspielen, wollen wir zuerst einige Approximationen ableiten, die für die Computergraphik besonders interessant sind, d.h. solche, die einen natürlichen Eindruck vermitteln und dennoch möglichst nicht rechenintensiv ablaufen. Die Validität der vorgeschlagenen Approximationen wird durch entsprechende Beispiele belegt. Ein besonderes Problem dabei stellt die Abtastung (Sampling) von Volumendaten dar, da die Voxelfelder, über die solche dreidimensionale Objekte definiert werden, in der Regel recht großdimensioniert und deren Abarbeitung dementsprechend rechenaufwendig sind. Verschiedene Abtastungsstrategien werden vorgeschlagen und anhand von Beispielen überprüft. Um beliebig verteilte Volumendaten darzustellen, werden ein analytisches und ein Monte-Carlo-Verfahren überprüft. Das gesamte Verfahren wurde mit Hinblick auf "traditionelle", polygonale Scanline-Renderer entwickelt, kann aber auch mit Ray-Tracing angewendet werden. Dadurch können mit Hilfe von Scanline-Renderer "übliche" polygonale Objekte und Volumenobjekte in der gleichen Szene benutzt werden. Die polygonalen Objekte, Lichtquellen sowie der Beobachter können überall plaziert werden, z.B. vor, hinten oder innerhalb eines Volumenobjekts. Volumenobjekte können sich selbst sowie die eingeschlossenen Objekte beschatten, eine Erweiterung auf gegenseitige Beschattung sowie Schlagschatten auf dem Boden kann durch bekannte Verfahren der Computergraphik implementiert werden.

1 Einführung

1.1 Historischer Rückblick

Für eine lange Zeit wurden computergraphische Objekte durch Flächen modelliert, welche den Rand eines dreidimensionalen Objekts definierten. Das Licht, das eine Lichtquelle ausstrahlt, wird auf solchen Oberflächen reflektiert. Der Raum zwischen Objekten, Beobachter und Lichtquellen wurde als total transparent angenommen, so daß er keine Wirkung auf das durch ihn hindurchgehende Licht ausübte. Diese frühe Betrachtungsweise vernachlässigt die Tatsache, daß in der Wirklichkeit die Atmosphäre nicht total transparent ist, sondern "Verschmutzungen" enthält, wie Staub, Wasserdampf, Rauch etc. Diese "Verschmutzungen" verursachen eine Streuung und eine Dämpfung des die Atmosphäre durchlaufenden Lichtes. In Abhängigkeit von der Dichte und der Beschaffenheit der "Verschmutzung" nennt man solche Effekte "Dunst", "Smog", "Rauch", "Raumtiefe", "Nebel", "Wolke" etc.

Um den Realitätseindruck von computergenerierten Szenen zu steigern, muß man solche Volumeneffekte, die in der Natur allgemein und bei Außenansichten insbesondere recht häufig vorkommen, modellieren und simulieren. Diese Effekte entsprechen einer ungleichmäßigen Dichteverteilung ("Verschmutzung") eines sonst als ideal transparent angesehenen Mediums ("Atmosphäre"). Da Volumina weder eine Oberfläche noch eine Oberflächennormale besitzen, können sie durch die traditionellen Methoden der Computergraphik, die von Flächen und Lichtreflektionen an ihnen ausgeht, weder definiert noch visualisiert werden. Um diese Probleme zu behandeln, wurden in den letzten Jahren neuartige Methoden entwickelt, die sowohl die Modellierung als auch die Visualisierung von Volumina betreffen. In den nächsten Abschnitten werden in einem kurzen Überblick die wichtigsten dieser Methoden vorgestellt. Wir wollen hier betonen, daß unser Interesse der realitätsnahen Visualisierung von Volumenobjekten, die man in der Natur findet (z.B. Wolken, Rauch, Nebel etc.), gilt. Visualisierungen von massiven Objekten, die man ggfs. auch als Voxelfeld darstellen kann (z.B. Computertomographien, medical imaging), werden hier nicht berücksichtigt.

Der erste Vorschlag für eine Modellierung und Visualisierung von Volumendaten wurde 1982 gemacht. Blinn [BLI82] entwickelte eine Methode, um die Ringe des Planeten Saturn zu visualisieren. Er hat das Modellierungsproblem nicht explizit behandelt, sondern angenommen, daß der Raum um den Planeten mit kleinen Staubpartikelchen gefüllt sei, deren Dichte als analytische Funktion des Abstands von der Planetenoberfläche ausgedrückt werden kann. Das von ihm vorgeschlagene Beleuchtungsmodell basiert auf der Physik der Streuung und Absorption und stellt eine Vereinfachung und eine erste Approximation der komplizierten Vorgänge dar, die bei der Beleuchtung von Volumen stattfinden.

Ähnliche Methoden wurden von Max und Willis vorgeschlagen. Willis [WIL87] benutzte die Blinn'sche Approximation erster Ordnung um die Leistung von Tagesflug-Simulatoren zu verbessern. Max [MAX86] benutzte Schlagschatten-Volumina ('shadowing polyhedra'), um die Lichteffekte zu simulieren, die das Licht durch Wolkenöffnungen oder zwischen den Blättern eines Baumes verursacht. Beide Autoren haben angenommen, daß die Dichte der Volumenobjekte entweder konstant bleibt, oder monoton linear mit der Höhe von der Oberfläche variiert. Dadurch waren sie in der Lage die Blinn'sche Approximation analytisch zu berechnen.

Die fortschrittlichste Methode in diese Richtung wurde von Nishita et. al. vorgeschlagen [NIS87]. Die Autoren schlagen vor, daß die Dichteverteilung durch ein Schichten-Modell modelliert wird. Solche Schichten sind Regionen beliebiger Form, die durch polygonale Flächen berandet werden. Die Dichte innerhalb einer Schicht ist konstant, kann aber zwischen verschiedenen Schichten variieren. Innerhalb jeder

Schicht wird das Beleuchtungsmodell analytisch berechnet (wie bei Blinn, Max und Willis) und die Zwischenergebnisse entlang jedes Strahls werden akkumuliert.

Alle vorangegangenen Methoden haben "klassische" projektive Scanline-Rendering-Methoden benutzt. Diese Technik ist zwar schnell, setzt aber voraus, daß das Beleuchtungsmodell analytisch ausgerechnet werden kann, d.h., daß die Dichteverteilung konstant bzw. analytisch gegeben ist (siehe Kapitel 3.2). Willkürliche bzw. stochastische Dichteverteilungen können durch solche Methoden nicht visualisiert werden.

Unterschiedliche Methoden, die sowohl für konstante als auch für stochastische Dichteverteilungen gelten, wurden von Kajia/Herzen [KAJ84], Inakage [INA89] und Rushmeier/Torrance [RUS87] entwickelt. Kajia/Herzen und Inakage haben Ray-Tracing als Rendering-Methode angewendet. Ferner haben sie die Blinn'sche Approximation auf zweite und höhere Ordnungen erweitert und das Beleuchtungsmodell explizit an jedem Voxel ausgerechnet; entlang eines Strahls wurden die Beiträge aller durchlaufenen Voxel akkumuliert. Rushmeier/Torrance haben die "Zonale-Methode" entwickelt, die eine Erweiterung des bekannten Radiosity-Ansatz darstellt. Alle Autoren haben Bilder von sehr hohen Qualität generiert. Leider ist diese Qualitätssteigerung mit einem enormen Rechenaufwand zu bezahlen (z.B. 6 CPU-Stunden pro Bild an einer VAX 8700 für die "Zonale Methode").

Zusammenfassend kann man feststellen, daß die Methoden für die Visualisierung von Volumenobjekten bei weitem nicht so weit entwickelt sind, wie diejenige für polygonale Körper. Das hängt einerseits mit der schwierigen und aufwendigen Modellierung, Speicherung und Abtastung von solchen Objekten zusammen, andererseits mit den komplizierten physikalischen Phänomenen, die die Lichtvorgänge in solchen Objekten beschreiben. Die bekanntesten Methoden sind entweder schnell, aber nur für konstante bzw. deterministische Verteilungen anwendbar oder genau, aber recht langsam. Die Leistungslücke zwischen den zwei vorgestellten Richtungen ist so groß, daß ein Kompromiß dazwischen gefunden werden soll, der einerseits schnell arbeitet, andererseits beliebig verteilte Dichten bearbeiten kann.

1.2 Systematik und Ziele der Arbeit

Eine Systematisierung der o.g. Literatur zeigt, daß jede vorgeschlagene Methode aus drei Teilen besteht: aus dem Beleuchtungsmodell, aus der Dichteabtastung und aus der Rendering-Methode.

Als *Beleuchtungsmodell* verstehen wir hier die Berechnungen, die die Licht-Materie-Interaktion an einer bestimmten Stelle des Volumens beschreiben. Aufgabe des Beleuchtungsmodells ist es, unter Vorgabe der Geometrie, der Lichtverhältnisse und der Materialparameter an einer Stelle eine resultierende Farbe und die Transparenz des Mediums auszurechnen. Die Ermittlung der Beleuchtunsgverhältnisse, die z.B. die Auswertung der Lage, Intensität, Lichtverteilung, Farbe etc. der Lichtquellen erfordert, müssen vorher bereits durchgeführt sein und werden nicht als Teil des Beleuchtungsmodells angesehen. Ferner wird die rekursive Verfolgung von Sekundärstrahlen, wie es bei Ray-Tracing üblich ist, nicht als Teil des Beleuchtungsmodells, sondern des Geometriemoduls angesehen. Das gleiche gilt für die Ermittlung der Intensitätverteilung in einem Raum bei Radiosity.

Als *Dichteabtastung* verstehen wir sowohl das "Lesen" (oder Errechnen) der Materialdichte an einer Stelle, als auch die Bestimmung der Stellen, an denen das Beleuchtungsmodell ausgewertet werden soll. Die Dichteabtastung wird im wesentlichen durch die Dichteverteilung bestimmt. Bei konstanter Dichte bzw. bei Schichten konstanter Dichte ist die Abtastung einfach das Lesen eines skalaren Wertes. In diesen einfachen Fällen kann das Beleuchtungsmodell einmal pro Strahl bzw. Schicht ausgewertet werden. Ray-Tracing und Radiosity werten das Beleuchtungsmodell an jeder Stelle (in jedem Voxel) aus, oft auch rekursiv mehrmals pro Stelle (Voxel).

Dadurch kann diese Methode beliebige Verteilungen korrekt auswerten, allerdings zum Preis des erhöhten Zeitaufwands, den die wiederholte Auswertung erfordert.

Als *Rendering* verstehen wir die Methode, die für das Auswerten der geometrischen Objektdaten angewendet wird. Wir unterscheiden zwischen projektiven Scanline-Renderern einerseits, und Ray-Tracing andererseits. Die Verfahren unterscheiden sich bezüglich der Komplexität und des Rechenaufwands, aber auch bezüglich der Qualität der erzeugten Bilder. Jede Rendering-Methode kann ein Beleuchtungsmodell und eine Dichteabtastungsmethode besonders effizient unterstützen.

Ziel dieses Beitrags ist, eine Alternative zu den o.g. Methoden aufzuzeigen, die beliebige Dichteverteilungen behandeln kann und dennoch schnell abläuft. Unser Vorschlag stellt einen Kompromiß zwischen Rechenzeit und Bildqualität dar. Wir benutzen "klassische" Scanline-Renderer, da sie wesentlich schneller als Ray-Tracing arbeiten. Die Dichte des Volumenobjekts, die als eine 3D-Matrix vorliegt, wird als Volumentextur (solid texturing) behandelt. Um die diskret vorliegende Dichte richtig (alias-free) abzutasten, werden mehrere Abtastmethoden vorgeschlagen und ausgewertet. Sie betreffen sowohl die Filterung der Daten als auch die Auswahl der Stellen, wo diese Filterung vorgenommen wird. Ferner stellen wir ein Beleuchtungsmodell vor, das eine Modifikation bzw. Verallgemeinerung des Blinn'schen darstellt, sowie Approximationen, die bei bestimmten Fällen den Rechenaufwand für die Auswertung des Beleuchtungsmodells erheblich reduzieren. Da mit beliebigen Dichteverteilungen eine analytische Lösung nicht mehr möglich ist, benutzen wir eine approximative und eine Monte-Carlo-Technik, deren Genauigkeit (und folglich deren Aufwand) vom Benutzer eingestellt werden kann. Durch diese Methoden, die für Scanline-Renderer besonders gut geeignet sind, kann der Beobachter sich um oder durch das Volumenobjekt bewegen, oder Objekte und/oder Lichtquellen im Volumen plazieren. Die benötigte Rechenzeit für die Visualisierung von Volumendaten, liegt in derselben Größenordnung wie für "übliche" polygonalen Objekte.

2 Physikalische Grundlagen

Um das vorgeschlagene Beleuchtungsmodell besser zu erklären, werden hier die wichtigsten physikalische Gleichungen, die das Verhalten des Lichtes innerhalb eines Volumens beschreiben, zusammengefaßt. In den uns bekannten Beiträgen wurde dieses Problem aus zwei verschiedenen Ausgangspunkten behandelt: der linearen Transporttheorie und der Diffusionstheorie. Wir werden im weiteren die von den Ingenieuren bevorzugte erste Methode benutzen, da sie in vielen praktischen Problemen bereits erfolgreich eingesetzt wurde. Da die komplette Ausarbeitung in vielen Büchern und Veröffentlichungen detailliert beschrieben wird ([SPA78], [ISH78] etc.), wollen wir hier nur die Grundzüge erwähnen.

Als Dichte ρ wird die Masse pro Volumeneinheit definiert (kg/m^3) und als Partikeldichte N die Anzahl der Partikel pro Einheitsvolumen (m^{-3}). Strahlstärke (Intensität) I_λ wird der Quotient der von einer Strahlungsquelle bei einer Wellenlänge in eine Richtung ausgehenden Strahlungsleistung und dem durchgestrahlten Raumwinkel genannt ($W \times srad^{-1}$). Als Strahldichte L_λ wird die Energie einer festen Wellenlänge λ definiert, die von einer Oberfläche abgestrahlt wird, pro projizierte Flächeneinheit und Raumwinkel ($W \times m^{-2} \times srad^{-2}$), siehe auch [ISH78], [SPA78], [DIN82].

In diesem Beitrag berücksichtigen wir nur die Energie, die innerhalb des sichtbaren Spektrums liegt. Innerhalb des Volumens nimmt die Energie eines Strahlbündels aufgrund von Absorption und Streuung ständig ab, als Funktion der zurückgelegten Strecke des Materials und der Materialdichte. Absorption wird die Umwandlung von Strahlungsenergie in eine andere, unsichtbare Form, z.B. Wärme, genannt. Streuung nennt man die Umlenkung eines Teils des Lichtes von seiner ursprünglichen Bahn: das gestreute Licht ist zwar immer noch sichtbar, breitet sich aber in eine andere Richtung aus und wird daher nicht mehr zu der Energie des Strahlbündels gezählt. Die beiden Phänomene zusammen werden Volumendämpfung genannt und werden durch das Gesetz von Bougner beschrieben:

$$I_\lambda(x) = I_\lambda(0) \times e^{-\int_{\dot{x}=0}^{\dot{x}=x} \kappa_\lambda(\dot{x}) \times d\dot{x}} \tag{1}$$

Gleichung (1) bestimmt die Intensität des Lichtes an der Stelle x innerhalb des Materials als Funktion von κ_λ und x. κ_λ ist eine Materialkonstante und wird Dämpfungskoeffizient (oder Extinktionskoeffizient) genannt. Er hat Dimension m^{-1} und hängt von der Temperatur, vom Druck, der Zusammensetzung des Materials und der Wellenlänge des einfallenden Lichtes ab. Der Dämpfungskoeffizient wird als die Summe des Absorptionskoeffizienten α_λ und des Streukoeffizienten σ_λ ausgedrückt.

$$\kappa_\lambda = \alpha_\lambda + \sigma_\lambda$$

Der Quotient σ_λ durch κ_λ wird Albedo (oder seltener Reflektanz) w_λ genannt. Albedo kann Werte im Bereich 0-1 annehmen und charakterisiert die Reflexionseigenschaften des Materials.

Die obigen linearen oder volumetrischen Koeffizienten können als Maßkoeffizienten ausgedrückt werden, wenn man sie durch die Dichte ρ dividiert:

$$\frac{\kappa_\lambda}{\rho} = \kappa_{\lambda,m} = \alpha_{\lambda,m} + \sigma_{\lambda,m} = \frac{\alpha_\lambda}{\rho} + \frac{\sigma_\lambda}{\rho}$$

Das Integral $\tau(x) = \int_{\dot{x}=0}^{\dot{x}=x} \kappa_\lambda(\dot{x}) \times d\dot{x}$ in Gleichung (1) wird auch optische Tiefe $\tau(x)$ des Punkts x genannt. Gleichung (1) kann dann folgendermaßen formuliert werden:

$$I_\lambda(x) = I_\lambda(0) \times e^{-\tau(x)} \tag{2}$$

3 Das Beleuchtungsmodell

3.1 Benutzte Approximationen

Da die Physik der Lichtausbreitung in inhomogenen Medien recht komplex ist, haben wir für die Zwecke dieses Beitrags die folgende Approximationen und Annahmen gemacht:

- Wir berücksichtigen nur Absorption und Streuung, da diese beide Phänomene das Aussehen von Volumenobjekten im wesentlichen bestimmen. Absorbierte Energie wird als "verschwunden" angenommen; Re-emission in einer anderen sichtbaren Wellenlänge wird ausgeschlossen. Dadurch kann die Berechnung für jede Wellenlänge unabhängig von den anderen durchgeführt werden. Fluoreszenz, Dünnschichteffekte etc. werden nicht berücksichtigt.
- Wir benutzen eine Approximation erster Ordnung, d.h., Lichtstreuung wird einmal pro Bündel berücksichtigt und Mehrfachreflexionen des gestreuten Lichtes vernachlässigt. Das gestreute Licht als Ergebnis von Mehrfachreflexionen innerhalb des Volumens wirkt als "sekundäre" Lichtquelle; dies wird nicht explizit gerechnet, sondern nur global durch einen konstanten ambienten Term angenähert. Dadurch werden Volumenobjekte nur direkt von den Lichtquellen beleuchtet. Die obige Annahme ist erlaubt, wenn man dünne, schwach reflektierende (niedriges Albedo) Materialien bzw. Volumina behandelt (siehe auch [ISH78], [RUS87]). In diesem Punkt folgen wir auch dem Blinn'schen Ansatz. Eine vollständige Lösung, die Einfach- und Mehrfachreflexionen berücksichtigt, wurde bereits für Ray-Tracing [KAJ84] und Radiosity [RUS87] präsentiert.

– Das Licht, das von den Lichtquellen bzw. dem Hintergrund kommt, wird als kohärent angesehen. Seine Intensität wird innerhalb des Volumens zwar gedämpft, aber das übrigbleibende Licht ist immer noch kohärent. Das ist besonders wichtig für die Hintergrundintensität (siehe auch letzten Term der Gleichung (6)). Das Hintergrundlicht I_b wird im Volumen gedämpft aber *beleuchtet das Volumen nicht*: hier wird die Wolke als ein semi-transparentes Objekt behandelt. Die Intensität, die der Beobachter von jeder Richtung registriert, setzt sich zusammen aus der inkohärenten Streuung entlang der Blickstrecke innerhalb des Volumens und aus der kohärenten Hintergrundintensität, beide Anteile werden adäquat gedämpft.

3.2 Gleichungen für die Einfachreflektion

Die Geometrie der Lichtausbreitung innerhalb des Volumens wird in Abb. 1 gezeigt. Die Lichtintensität I_1 jeder Lichtquelle an einer Stelle $\ddot{x}$ wird wie folgend definiert:

$$I_{1,i} = I_{l,i} \times e^{-\int_{\ddot{x}=x}^{\ddot{x}=x_3} \kappa_{\lambda,m} \times \rho(\ddot{x}) \times d\ddot{x}} \tag{3}$$

wobei $I_{l,i}$ die Intensität der i-ten Lichtquelle ist. Der Anteil von $I_{l,i}$, der entlang des Weges $d\ddot{x}$ reflektiert wird, und das Auge erreicht, ist:

$$dI_{2,i} = I_{1,i} \times \sigma_{\lambda,m} \times \rho(\ddot{x}) \times \Phi(\psi) \times e^{-\int_{\ddot{x}=x}^{\ddot{x}=x_0} \kappa_{\lambda,m} \times \rho(\ddot{x}) \times d\ddot{x}} \cdot \times d\ddot{x} \tag{4}$$

wobei $d\ddot{x}$ ein infinitesimaler Weg auf der Strecke $\overline{x_0 x_1}$, $\rho(\ddot{x})$ die Dichte an der Stelle $\ddot{x}$ und $\Phi(\psi)$ die sog. Phasenfunktion ist, siehe auch Kapitel 3.3. Die totale Intensität I_v, die den Beobachter erreicht, ergibt sich als das Integral über alle $dI_{2,i}$ und über alle Lichtquellen plus den gedämpften Anteil der Hintergrundintensität:

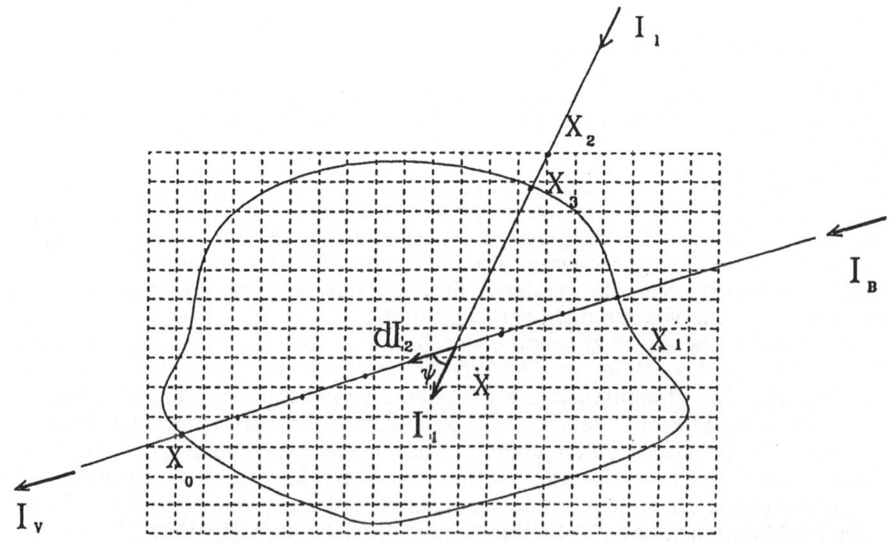

Abb. 1: Geometrie der Lichtausbreitung innerhalb eines Volumenobjekts

$$I_v = \sum_{i=1}^{L} \int_{x=x_0}^{x=x_1} dI_{2,i} + I_b \times e^{-\int_{x=x_0}^{\bar{x}=x_1} \kappa_{\lambda,m} \times \rho(\bar{x}) \times d\bar{x}} \tag{5}$$

wobei L die Anzahl aller Lichtquellen, die den Punkt $\ddot{x}$ beleuchten, ist. Durch Kombination der Gleichungen (3), (4) und (5) kann die Gesamtgleichung wie folgt aufgestellt werden:

$$I_v = \sum_{i=1}^{L} \int_{\ddot{x}=x_0}^{\ddot{x}=x_1} I_{l,i} \times e^{-\int_{x=x}^{\tilde{x}=x_3} \kappa_{\lambda,m} \times \rho(\tilde{x}) \times d\tilde{x}} \times \sigma_{\lambda,m} \times \rho(\ddot{x}) \times \Phi(\psi) \tag{6}$$

$$\times e^{-\int_{x=x}^{\dot{x}=x_0} \kappa_{\lambda,m} \times \rho(\ddot{x}) \times d\dot{x}} \times d\ddot{x} + I_b \times e^{-\int_{x=x_0}^{\bar{x}=x_1} \kappa_{\lambda,m} \times \rho(\bar{x}) \times d\bar{x}}$$

Dieses Integral kann für stochastische Dichteverteilungen $\rho(x)$ nicht analytisch gelöst werden. Eine numerische Auswertung ist sehr zeitintensiv und deshalb oft ungeeignet für die Computergraphik. Durch bestimmte Annahmen können Approximationen von (6) analytisch gelöst werden. Blinn und Max/Willis haben zwei solche vorgeschlagen, weitere werden im folgenden vorgeschlagen.

3.2.1 Paralleles Licht, Einfachreflexion, "dünnes" Medium

Als "dünn" wird ein Volumen bezeichnet, bei dem die optische Tiefe τ zur Lichtquelle hin als gering angesehen werden kann, im Vergleich zu der optischen Tiefe entlang der Blickrichtung (Abb. 2a). In diesem Fall kann die Dämpfung des von den Lichtquellen kommenden Lichtes innerhalb des Volumens vernachläßigt werden: Jeder Volumenpunkt wird mit der gleichen Intensität I_l beleuchtet. Dies stellt eine zulässige Approximation für Volumina niedriger Dichte, kleiner Dämpfung und kleiner Dicke im Vergleich zur Länge dar, wie z.B. unbewölkte oder leicht dunstige Atmosphäre.

Wenn die Strecke x in eine Anzahl von i, nicht unbedingt gleich langen, Substrecken dividiert werden kann, jede Substrecke mit einer konstanten, aber individuellen Dichte ρ_i, dann kann (6) in einer vereinfachten Form ausgedrückt werden:

$$I_v = I_{l,i} \times w_{\lambda,m} \times \Phi(\psi) \times (1 - e^{-\kappa_{\lambda,m} \times l\tau}) + I_b \times e^{-\kappa_{\lambda,m} \times l\tau} \tag{7}$$

wobei $w_{\lambda,m}$ das Albedo ist. Die optische Tiefe $l\tau$ wird durch die folgende Summe angegeben:

$$l\tau = \sum \rho_i \times l_i \tag{8}$$

In den Fällen konstanter Dichte wird (8) durch $\rho \times \overline{x_1 x_2}$ ersetzt. In jedem Fall wird die Auswertung der Exponentialfunktion, die die meiste Zeit in Anspruch nimmt, ein einziges Mal pro Blickstrahl vorgenommen. Ansonsten muß nur die Summe (8) berechnet werden, d.h. eine mit der jeweiligen Länge gewichtete Summe der traversierten Voxeldichten, was nur eine Traversierung aller Voxels zwischen Anfangspunkt und Endpunkt der Strecke bedeutet. Diese Traversierung kann z.B. durch Bresenham oder DDA-Algorithmus recht schnell durchgeführt werden. Wenn man gleich große Voxels und eine relativ hohe Texturauflösung (z.B > 32^3) voraussetzt, können die Längen der Strecken in den einzelnen Voxeln als approximativ gleich groß angesehen werden. In diesem Fall vereinfacht sich die gewichtete Summe (8) zu einer normalen Summe.

3.2.2 *Paralleles Licht, rechteckiges Volumen, konstante Dichte*

Dieser Fall kommt häufig vor, wenn z.B. ein Zimmer durch das durch eine Öffnung/Fenster kommende Tageslicht beleuchtet wird (siehe Abb. 2b). Hier wird die allgemeine Lösung gegeben, die die Dämpfung der Lichtquellen berücksichtigt. Sie gilt nur für konstante Dichte (siehe auch [MAX86]).

$$I_v = \frac{I_{l,i} \times w_{\lambda,m} \times \Phi(\psi) \times e^{-\frac{\kappa_{\lambda,m} \times \rho \times y}{\sin(\psi_2)}}}{1 - \frac{\sin(\psi_1)}{\sin(\psi_2)}} \times (1 - e^{-\kappa_{\lambda,m} \times \rho \times x \times (1 - \frac{\sin(\psi_1)}{\sin(\psi_2)})}) \tag{9}$$

$$+ I_b \times e^{\kappa_{\lambda,m} \times \rho \times \overline{x_1 x_2}}$$

oder anders ausgedrückt

$$I_v = \frac{I_{l,i} \times w_{\lambda,m} \times \Phi(\psi) \times e^{-\frac{\kappa_{\lambda,m} \times \rho \times \tan(\psi_1) \times l}{\sin(\psi_2)}}}{1 - \frac{\sin(\psi_1)}{\sin(\psi_2)}} \times (1 - e^{-\frac{\kappa_{\lambda,m} \times \rho \times l}{\cos(\psi_1)} \times (1 - \frac{\sin(\psi_1)}{\sin(\psi_2)})})$$

$$+ I_b \times e^{-\kappa_{\lambda,m} \times \rho \times \frac{l}{\cos(\psi_2)}}$$

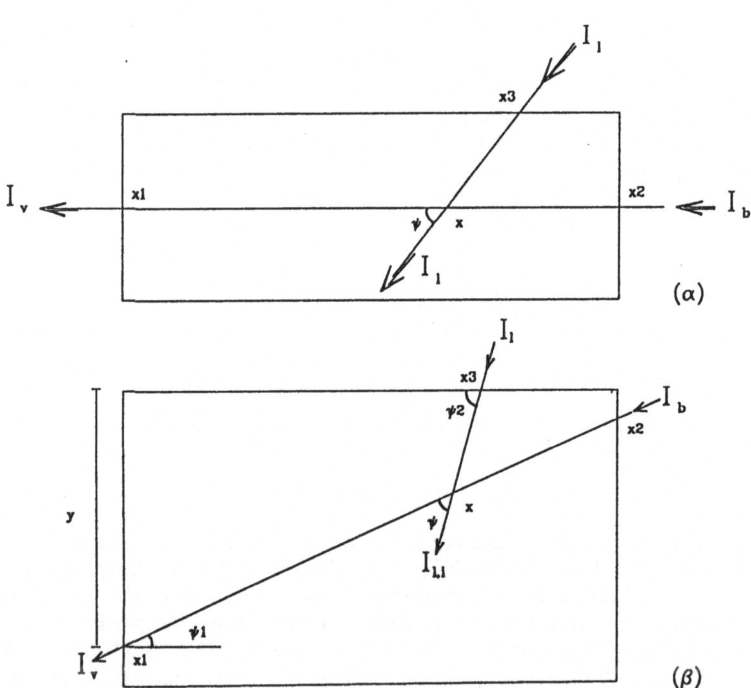

Abb. 2: Spezielle Beleuchtungsgeometrien

3.3 Streuung und Phasenfunktionen

Die räumliche Verteilung und die Farbe des entlang einer Strecke dx gestreuten und vom Beobachter registrierten Lichtes wird durch die Streufunktion angegeben. Vereinfachend drücken wir die Streufunktion als Produkt eines wellenlängenabhängigen Koeffizienten c_λ und einer geometrieabhängigen Phasenfunktion $\Phi(\psi)$ aus. Der erste Term wird als die "Farbe" des Volumens angesehen und als RGB-Tripel oder als Vektor über alle relevanten Wellenlängen ausgedrückt. Die Farbe hängt vom Material und von der durchschnittlichen Größe der Streukeime ab. Für Partikel mit kleiner Ausmessung im Vergleich zu der Wellenlänge gilt die Beziehung von Raleigh:

$$c_\lambda = c_d \times \lambda^{-4} \tag{10}$$

$$\Phi(\psi) = 1 + \cos^2(\psi)$$

mit c_d als Materialkonstante. Mit wachsenden Abmessungen werden die Beziehungen komplizierter. Als Kompromiß schlägt Angstrom [ANG29] vor, c_λ für atmosphärische Partikel wie folgt auszudrücken:

$$c_\lambda = c_d \times \lambda^{-f} \tag{11}$$

wobei f von der Partikelgröße und c_d von der Partikelanzahl abhängt.

Der Wert der Phasenfunktion $\Phi(\psi)$ hängt nur vom Winkel ψ zwischen Blickstrahl und Lichtquelle ab (siehe Abb. 1). Blinn faßt einige wichtige Phasenfunktionen zusammen, andere können in Fachbüchern, z.B. [SIE81], gefunden werden. Darüber hinaus schlagen wir zwei weitere Funktionen vor, die für die Computergraphik günstig erscheinen: eine Gauss'sche Verteilung und eine heuristische Cosinus-Verteilung.

Die Gauss'sche Verteilung kann für Partikel, deren Größe wesentlich größer als die Wellenlänge ist, benutzt werden (z.B. Staub). Das gestreute Licht wird hauptsächlich in die Vorwärtsrichtung fokussiert (siehe dazu [ISH78]):

$$\Phi(\psi) = \frac{\gamma}{\pi} \times e^{-\gamma \times \psi^2} \tag{12}$$

wobei γ die "Breite" der Streuung angibt. Die heuristische Funktion, die in Anlehnung zu dem Phong'schen Reflexionsfaktor eingeführt wurde, ist:

$$\Phi(\psi) = 1 + |\cos^n(\psi)| \tag{13}$$

wobei n wiederum die "Streubreite" bestimmt (siehe Abb. 3). Zu beachten ist, daß n=0 der isotropen und n=2 der Raleigh'schen Streuung entspricht.

4 Modellierungs- und Renderingmethoden

4.1 Modellierung von Volumendichten

Die Modellierung von Volumendichten wurde in der Vergangenheit durch drei Methoden praktiziert: durch experimentelle bzw. gemessene Daten, durch analytische Funktionen und durch stochastische Algorithmen wie Partikelsysteme und Fraktale. Nishita et.al. haben u.a. auch experimentelle Daten vorgeschlagen, Blinn, Willis und Max deterministische, analytische (lineare) Funktionen. Rushmeier/Torrance und Kajia/Herzen haben eine 3D-Version des stochastischen 1/f fraktalen FFT-Algorithmus benutzt, der von Voss vorgeschlagen wurde, um ihre diskreten Dichtefelder zu modellieren.

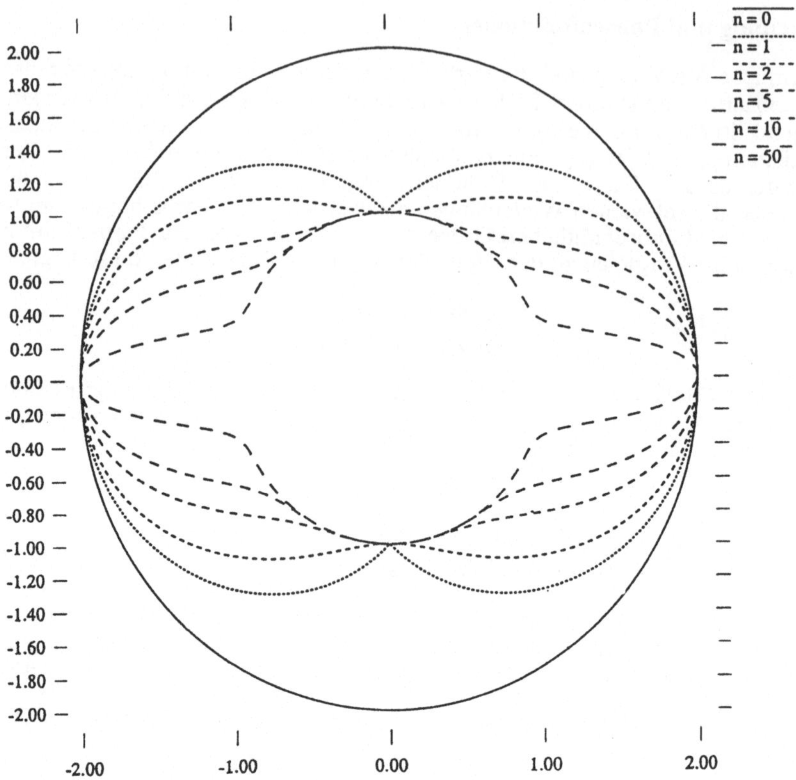

Abb. 3: Die Form von Gleichung (13) für n=0, 1, 2, 5, 10 und 50

Da bekannterweise Fraktale eine sehr gute Modelliermethode für die natürlichen Objekte, die wir visualisieren wollen, darstellen, haben wir ebenfalls einen fraktalen Algorithmus zur Datengenerierung benutzt (natürlich können mit den entwickelten Visualisierungsmethoden genausogut experimentelle oder gemessene Daten wie auch analytische Funtionen visualisiert werden). Eine leicht modifizierte 3D-Version des "diamont/square" Mittelpunktalgorithmus [PEI88] generiert eine dreidimensionale Dichtematrix. Wir haben festgestellt, daß 256 verschiedene Werte für die Modellierung genügen, so daß nur 1 byte pro Element gespeichert werden muß. Alle in diesem Beitrag benutzten Texturen wurden mit diesem fraktalen Algorithmus erzeugt.

Die Umrandungsgeometrie des Volumens wird über eine geschlossene polygonale Fläche definiert (z.B. Würfel, Ellipsoid etc., siehe auch [GAR85]). Das Dichtefeld wird der Geometrie als "Volumentextur" ('solid texture') zugeordnet [PER85], [PEA85]; so gesehen werden die Volumina aus der Textur "gemeisselt". Die aktuelle Dichte an einer Stelle wird als das Produkt der skalaren Objektdichte und des Texturwertes an der Stelle berechnet. Dadurch kann man die mittlere Objektdichte variieren, ohne die gesamte Textur neu zu berechnen. Durch eine Skalierung der Texturwerte von dem Objektmittelpunkt zum Rand hin und durch die Bestimmung einer oberen und einer unteren Schranke kann ein unerwünschter "Würfeleffekt" der Textur reduziert werden.

4.2. Der Algorithmus

In den meisten der bekannten Methoden wurde das Integral (6) analytisch berechnet. Dies ist nur dann möglich, wenn die Dichteverteilung $\rho(x)$ analytisch angegeben wird, z.B. als konstante Dichte oder lineare Dichtefunktion. Falls die Dichtefunktion durch ein diskretes Voxelfeld gegeben wird, kann Gleichung (6) innerhalb jedes Voxels evaluiert und die Teilergebnisse akkumuliert werden. Diese Methode wird von den Ray-Tracern vorgezogen. Leider werden ziemlich aufwendige Schnittroutinen mit den Voxelseiten gebraucht sowie viele Auswertungen von exponentielen Funktionen , so daß das ganze Verfahren viel Rechenzeit braucht.

Als erste Approximation für die Auswertung von Voxelfeldern kann bei "dünnen" Feldern Gleichung (7) benutzt werden. Der Vorteil der Methode besteht darin, daß die ganze Auswertung durch eine exponentielle Funktion pro Strahl geschieht. So gesehen stellt Gleichung (7) einen Spezialfall dar, wenn die Dämpfung der Lichtquellen vernachlässigt werden kann. Hierbei ist zu bemerken, daß nur die (gewichtete) Summe der traversierten Voxel und nicht ihre Verteilung entlang der Sehstrecke von Interesse ist.

Der andere Spezialfall wird durch Gleichung (9) dargestellt. Hier wird auch die Lichtquellendämpfung im Volumen exakt kalkuliert; leider muß man von einer konstanten Dichte ausgehen. Um kompliziertere Fälle zu behandeln, wollen wir die beiden Spezialfälle miteinander kombinieren. Dafür wird der gesamte Blickstrahl in eine Anzahl von Teilstrecken unterteilt. Entlang jeder Teilstrecke werden *alle* Parameter von (6), d.h. I_1, ψ bzw. $\sin(\psi)$ und $\Phi(\psi)$, als konstant angesehen. Alle drei Parameter können für den Mittelpunkt der Strecke, für Anfangs- und Endpunkt oder durch deren Interpolation errechnet werden. Eine optische Tiefe $\bar{\tau}$ wird zwischen dem Mittelpunkt der Strecke und der Lichtquelle errechnet, so daß die Lichtdämpfung und folglich I_1 anhand von $\bar{\tau}$ berechnet werden können. Für die Strecke selbst wird ebenfalls eine akkumulierte Dichte errechnet. Das erfordert die Traversierung und Akkumulierung der Werte aller Voxel der Textur zwischen Anfangs- und Endpunkt (Gleichung 8). Die Traversierung der Dichten entlang der Strecke, sowie zur Lichtquelle hin, erfolgt mit Hilfe eines DDA-Algorithmus.

Mit Hilfe der akkumulierten Dichten für die Strecke und zur Lichtquelle wird zuerst die Dämpfung und die Farbe des Lichtquellenlichtes und dann die Dämpfung und die Farbe der Strecke errechnet. Dabei kann für jede Teilstrecke entweder Gleichung (7) oder Gleichung (9) benutzt werden. Die durch die DDA-Traversierung errechnete Dichte wird in Gleichung (7) als optische Tiefe und in Gleichung (9) als konstante Dichte (Mittelwert aller individuellen Dichten) eingesetzt. In jedem Fall werden für die ganze Berechnung nur zwei Exponentialfunktionen pro Teilstrecke gebraucht, was einen schnellen Ablauf garantiert. Die Anzahl der Substrecken sowie die Bestimmung von Anfangs- und Endpunkt der jeweiligen Teilstrecke kann deterministisch oder stochastisch festgelegt werden (siehe dazu Kapitel 6). Mit wachsender Anzahl von Teilstrecken konvergiert diese Stückweise-Approximation stetig zu der exakten Lösung.

Bei einer Scanline-Methode mit Tiefensortierung (z-sorting) wird als erstes geprüft, ob der Beobachter sich bereits im Volumen befindet, oder ob die Frontfläche eines Volumenobjekts vorliegt. Wenn eins von beiden zutrifft, dann wird die entsprechende Rückfläche im Puffer gesucht und die 3D-Texturkoordinaten für Rück- und Frontfläche (entsprechend Augenposition) werden berechnet. Front- und Rückfläche stellen die Grenzen der Strecke dar, entlang deren der Volumeneffekt ausgewertet wird. Als Erweiterung kann vor der Rückfläche des Volumenobjekts ein anderes im Volumen plaziertes Objekt vorliegen. In diesem Fall wird die gefundene Objektfläche als Rückfläche behandelt. Durch einen rekursiven Aufruf können Einschließungen ("Volumen-in-Volumen") ebenfalls behandelt werden.

Die Gesamtstrecke wird dann in eine Anzahl von Substrecken unterteilt, jede Substrecke wird von zwei Abtastpunkten begrenzt. Die Anzahl der Substrecken, deren Länge sowie die Verteilung der Abtastpunkte entlang der Strecke werden im Kapitel 6 sowie in [HAA90] diskutiert. Das Abtasten jeder Teilstrecke erfordert nur das Starten des DDA-Algorithmus und liefert die mittlere Dichte und die Texturkoordinaten des Endpunkts. Zu beachten ist, daß die Initialisierung vom DDA-Algorithmus einmal pro Gesamtstrecke erfolgt, unabhängig von der Anzahl der Substrecken. Die Traversierung, die in Texturkoordinaten erfolgt, endet an der Rückfläche, wo das Volumen wieder verlassen wird. Verschiedene Abtastmethoden werden ebenfalls im Kapitel 6 und in [HAA90] diskutiert.

Die Berechnung der optischen Tiefe für die Lichtdämpfung ist etwas komplizierter. Da die Interpolation in Texturkoordinaten stattfindet, ist die geometrische Information über die Volumenberandungsflächen nicht direkt verfügbar. Da es keinen Tiefen-Puffer zur Lichtquelle hin gibt, kann die Überschneidungsstelle x_3 des Strahls $\overline{xx_2}$ (siehe Abb. 1) nicht direkt berechnet werden. Um dies zu umgehen, sind mehrere Lösungen möglich: der Punkt x_2, d.h. die Überschneidung des Strahls zur Lichtquelle hin mit dem Umrandungsparallelepiped, wird an der Stelle der tatsächlichen Austrittstelle Stelle x_3 benutzt. Bei normierten Texturkoordinaten entspricht dies dem Verlassen des [0-1]-Bereichs. Da viele Objekte der Computergraphik durch Parallelepipede modelliert bzw. approximiert werden, handelt es sich um eine häufig angewandte Methode. Anderenfalls wird der Startpunkt in Weltkoordinaten zurücktransformiert und ein Schattenfühler benutzt, um die Volumenberandung zu schneiden. Der zusätzlich benötigte Aufwand ist klein, wenn die Anzahl der Teilstrecken ebenfalls klein ist. In Kapitel 7 wird gezeigt, daß die Anzahl der Teilstrecken ca. 10%-20% der Texturauflösung beträgt, so daß das Verfahren immer noch wesentlich schneller als allgemeines Ray-Tracing ist. Die Strecke $\overline{xx_3}$ wird als ein einziges Stück behandelt.

Nach der Bestimmung aller Größen werden Farbe C_i und Transparenz T_i jeder Teilstrecke ermittelt. Die Akkumulation aller dieser Farbbeiträge C_i, gedämpft durch die jeweilige Dämpfung $T_{\overline{x_0 x_i}}$, ergibt die Gesamtfarbe und die Gesamttransparenz der Strecke. Da das Volumen von vorne nach hinten traversiert wird, liegen vorherberechnete Transparenzen bereits vor und müssen nicht neu errechnet werden. Wenn die bereits errechnete Transparenz eine "Null-Schwelle" untersteigt, kann die Auswertung abgebrochen werden; in diesem Fall gilt das Volumenobjekt als undurchsichtig.

$$C_v = \sum_{i=1}^{n}(C_i \times T_{i-1}) + I_b \times T_n \tag{14}$$

Dadurch wird das Volumen als eine semitransparente Fläche behandelt. Diese Methode kann in jedem "klassischen" Scanline-Renderer, der 3D-Texturen handhaben kann, implementiert werden.

5 Implementierung

Bis jetzt wurde gezeigt, wie man die Effekte der Absorption und Streuung in Wolken durch ein physikalisches Modell nachbilden kann. Der nächste Modellierungsschritt befaßt sich mit der Umsetzung des physikalischen Modells in ein adäquates Renderingmodell. Im speziellen wurde dies für den Renderer DESIRe [HAA89] durchgeführt, der hierfür besonders geeignet ist. In DESIRe wird das Rendering in die separaten Teile *Geometriekonvertierung*, *Texturzuordnung* (*Texturmapping*), *Texturauswertung* (*Textursampling*), Beleuchtungsauswertung, *Interpolation* usw. aufgeteilt (siehe auch nächstes Kapitel). Zu jedem Teil existieren bereits verschiedene Algorithmen, so daß sich die im weiteren aufgeführten neuen Algorithmen leicht integrieren lassen.

Der Renderer DESIRe bietet für jedes Objekt die Möglichkeit der Darstellung durch einen Scanline-Renderer wie auch durch einen Ray-Tracer. Zur Ermittlung der Ergebnisse wurde der schnellere und genauere Scanline-Renderer (mit Kanten-Anti-Aliasing) verwendet.

Dieses Kapitel beschreibt den elementaren Beleuchtungsalgorithmus als Implementierung des physikalischen Modells aus Kapitel 2. Wie bereits erwähnt wurde, wird nur einfache Streuung betrachtet. Der Strahl, der durch die Eintrittsfacette x_0 in Richtung der Austrittsfacette x_1 (siehe Abb. 1) geht, wird dabei in Abschnitte unterteilt und bearbeitet. Falls zwischen Eintritts- und Austrittsfacette eine Facette eines 'Nicht-Volumen-Objekts' liegt, so wird diese 'fremde' Facette als Strahlendpunkt benutzt. Falls die 'fremde' Facette transparent ist oder das Pixel nicht vollständig bedeckt, so wird die Volumenbearbeitung hinter dieser Facette fortgesetzt bis das Pixel bedeckt oder das Volumen verlassen wird. Mit Hilfe dieser Methode kann man Volumenobjekte und 'übliche' polygonale Objekte in der gleichen Szene und mit dem gleichen Renderer bearbeiten. Objekte, Lichtquellen und Beobachter können innerhalb und außerhalb eines Volumenobjekts plaziert werden. Auch mehrere Volumenobjekte können in einer Szene neben-, hinter- oder ineinander (Inklusion) benutzt werden.

Tabelle 1: Der Algorithmus

```
foreach pixel              /* Schleife über alle Scanlineelemente                    */
{
    attenuation = 1.0;     /* Initialisierung der Akkumulator-Variablen              */
    color = (0, 0, 0);

    evaluate object.color, σ, α, steps; /* unterteilungsunabhängigen Parameter       */

    foreach step           /* Bearbeitung eines Abschnitts                           */
    {
        determine start, end (position, txc); /* geometrische und Texturkoordinaten des Abschitts*/
        length = | end.position - start.position |;

        /* Bestimmung der unterteilungsabhängigen Parameter                          */
        evaluate ρ (start.position, end.position);

        /* Berechnung der Transparenz und Streuung im aktuellen Abschnitt            */
        transparency = exp (- ρ * α * length);
        scatter = σ/α * ρ;

        foreach light      /* Einfluß einer Lichtquelle im aktuellen Abschnitt       */
        {
            /* Berechne Lichtdämpfung und Volumenfarbe */
            determine light_position (position, txc);
            light_length = |(start.position + end.position)/2 - light.position|;
            evaluate ρl ((start.position + end.position)/2, light.position);
            light_attn = exp (- ρl * α * light_length);
            color += light.color * light_attn * attenuation * scatter * (1 - transparency);
        }

        /* Akkumulieren entlang des Strahls                                          */
        attenuation *= transparency;
    }
    color += background.color * attenuation; /* Berücksichtigung des Hintergrunds    */
}
```

Innerhalb jedes Abschnitts wird jeweils ein Mittelwert für jeden Parameter des Beleuchtungsmodells berechnet, was einer stückweise konstanten Verteilung entspricht. Demzufolge braucht auch die Auswertung des physikalischen Modells durch den Beleuchtungsalgorithmus nur einmal pro Abschnitt zu erfolgen. Da mit zunehmender Unterteilung die Abweichungen der gemittelten von der tatsächlichen Verteilung geringer werden, gilt es einen akzeptablen Kompromiß zwischen der benötigten Laufzeit und der erreichbaren Bildqualität zu finden.

Im o.g. Algorithmus (Tab. 1) berechnet der Befehl *evaluate* einen Wert für das jeweilige Beleuchtungsattribut, welches sich aus einer Kombination zwischen einem (für das Objekt) konstanten Wert und einer Textur ergeben kann. Der *determine* Befehl berechnet den Wert in Klammern für die jeweilige *Microfacette* (siehe *Geometriekonvertierung*). Die fettgedruckten Parameter und ihre Berechnung sind bei der weiteren Betrachtung besonders wichtig. In Kapitel 6 wird näher auf sie eingegangen werden.

Dieser elementare Algorithmus kann leicht um an-isotrope Phasenfunktionen, mehrere Volumenobjekte, nicht transparente Einschließungen usw. erweitert werden. Zur besseren Lesbarkeit wurden diese Erweiterungen aus diesem Algorithmus weggelassen. Weitere Effekte wie Mehrfachstreuungen, Beleuchtung von Objekten durch das Licht in der Wolke (als lokaler ambienter Term) sind Gegenstand weiterer Forschungsarbeit.

6 Samplingmethoden für Volumendaten

In diesem Kapitel werden die Renderingtechniken vorgestellt, die für das Abtasten (Sampling) von Volumendaten interessant sind. Diese Techniken sind zum Teil dem konventionellen Oberflächenrendering entnommen worden, zum Teil aber auch eigens für diese Untersuchung zugeschnitten worden. Am Ende dieses Kapitels werden wir diese Techniken unter den Aspekten Rechenaufwand und Bildqualität miteinander vergleichen. Beim Rendern von Volumendaten werden die folgenden Schritte durchlaufen:

- *Generierung der Volumendaten:* Die Daten, die beim Rendern als Dichteverteilung verwendet werden sollen, werden durch ein fraktales Syntheseprogramm in Form eines 3-dimensionalen Rasters erzeugt. Es wird in einer Datei abgelegt, so daß es zu beliebiger Zeit vom Renderer verwendet werden kann. Hierbei ist zu beachten, daß selbst 128^3 Dichtewerte bereits eine Dateigröße von 2MBytes benötigen.

- *Geometriekonvertierung:* Die als Textur erzeugte Dichteverteilung wird durch ein beliebig geformtes, polygonales Objekt umschlossen. Dies dient nur der Lokalisierbarkeit der Daten im Raum, bewirkt aber keine zusätzlichen Oberflächeneffekte. Die Geometriekonvertierung ist der erste von zwei Schritten der Renderingpipeline und dient zur Erzeugung von *Microfacetten*, stückchenweise (≤ 1 Pixel) planen Approximationen beliebiger Flächen. In ihr können alle zur späteren *Beleuchtungsauswertung* (zweiter Schritt) benötigten Daten abgelegt werden. Zwischen den beiden Schritten wird eine Verdeckungsrechnung nach dem Z-Puffer-Prinzip durchgeführt. Wird bei der *Geometriekonvertierung* kein "backface culling" vorgenommen (weglassen abgewandter Seiten), so wird für ein löcherloses Objekt zu jedem (bedeckten) Pixel eine Eintritts- und eine Austritts-*Microfacette* erzeugt werden.

- *Beleuchtungsauswertung:* Die *Beleuchtungsauswertung* führt die Beleuchtung der *Microfacetten* eines Pixels durch und berechnet den resultierenden Pixelfarbwert. Im Falle des hier verwendeten Volumenbeleuchtungsmodells wird die resultierende Dichte und Farbe zwischen der Eintritts- und der Austritts-*Microfacette* bestimmt. Nach dem gegebenen Algorithmus wird die Lichtstreuung und Dämpfung entlang des Strahls zwischen beiden *Microfacetten* akkumuliert. Dabei wird das Attribut Transparenz, dem die 3D-Textur zugeordnet wird, durch ein *Textursampling*-Verfahren ausgewertet. Die hierfür benötigten Koordinaten wurden während der *Geometriekonvertierung* durch einen *Texturmapper* erzeugt und in der *Microfacette* abgelegt.

- *Texturmapping:* In DESIRe nennt sich der Prozeß der Zuordnung von Texturkoordinaten zu einem Punkt im Raum *Texturmapping*. Zur Zeit stehen verschiedene Verfahren zur Verfügung, die Texturkoordinaten durch Referenzierung, Projektion und Interpolation (siehe Glättungsmechanismen) erzeugen können. Für diese Untersuchung wird die Rückprojektion vom 3D-Raum ins lokale 3D-System des Volumenobjekts verwendet. Falls vor der Austritts-Mikrofacette des Volumens eine "fremde" Facette vorliegt, dann muß sie in den Texturraum des Volumenobjekts gemappt werden.

- *Textursampling:* Die durch *Texturmapping* erzeugten Texturkoordinaten referenzieren einen Wert im dreidimensionalen normalisierten Texturdatenfeld (Koordinaten im Bereich [0,1]). Die im weiteren vorgestellten Sampler führen die Umsetzung der normalisierten Koordinaten in Indizes durch und werten, je nach Strategie, die Textur dementsprechend aus (siehe Abb. 4).

- *Glättungsmechanismen:* Durch *Glättungsmechanismen* wird bestimmt, wie sich ein Objekt zwischen gegebenen Werten verhalten soll. Dies wird zum einen in der *Geometriekonvertierung* zur Erzeugung von *Microfacetten* zwischen den Polygoneckpunkten verwendet, als auch während der Volumenbeleuchtungsauswertung zur Unterteilung des Strahls im Volumen selbst (siehe Abb. 1 und 4). Es können alle Teile einer *Microfacette*, außer der Lage im Raum (Interpolationsgrundlage) interpoliert werden.

- *Anzahl der Unterteilungen:* Um die Anzahl der Unterteilungen entlang eines Strahls (siehe Abb. 1) durch den Benutzer steuern zu können, wurde das Objektattribut Roughness verwendet. Es wird vom Volumenbeleuchtungsmodell für den Unterteilungsparameter (n) verwendet (siehe Abb. 4).

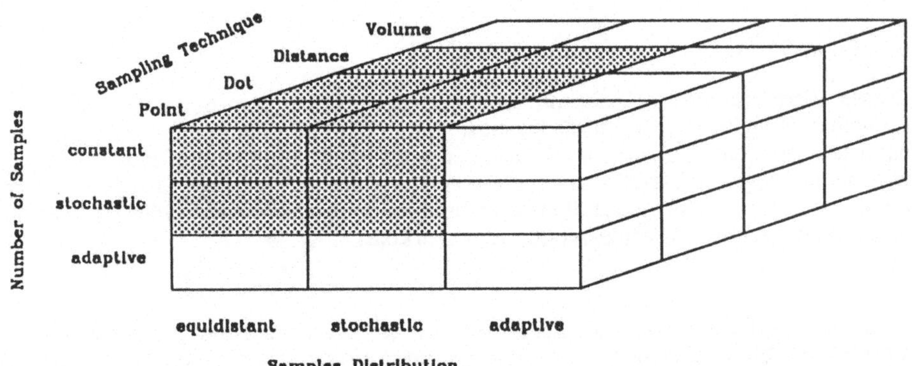

Abb. 4: Kombination der zu untersuchenden Methoden für das Rendering

54

Aus den obigen Renderingschritten wählt der Benutzer jeweils ein Verfahren aus, das beim Rendering verwendet werden wird. Der für unsere Untersuchung interessante Methodenbereich läßt sich wie folgt darstellen (siehe Abb. 4).

Der erste Parameter, von dem wir uns nennenswerte Beeinflussungsmöglichkeiten versprechen, ist das *Textur Sampling*. Bereits in DESIRe vorhanden waren *Point Sampling* (Rundung einer Texturkoordinate zum nächsten Rasterindex) und *Dot Sampling* (Mittelung zwischen den Rasterindizes, die die Texturkoordinate umgeben). Beide fassen eine Texturkoordinate als infinitesimal kleinen Punkt (0-dimensional) auf. Als 1-dimensionale Erweiterung wurde daher *Distance Sampling* implementiert, das Texturwerte entlang eines Strahls zwischen zwei Texturkoordinaten akkumuliert. Als 3-dimensionale Erweiterung wird *Volume Sampling* diskutiert.

Als zweiter Parameter ist sicherlich die Anzahl der Unterteilungen des Strahls durch das Volumen (siehe Abb. 1) von Bedeutung. Im Sinne schneller Berechnung sind niedrige Unterteilungsraten wünschenswert. Für jedes *Textursampling*-Verfahren ist daher die jeweils mögliche Untergrenze zu finden, ohne daß die Fehler der einzelnen Verfahren deutlich sichtbar werden. Neben der im weiteren verwendeten *konstanten* Unterteilungszahl sind eine *stochastisch* Variation und eine der Dichteverteilung *angepaßte* Variation um die vom Benutzer vorgegebene Anzahl sinnvoll. Die Unterteilungsrate ist für die Dichteberechnung besonders bei *Point Sampling* und *Dot Sampling* wichtig, da hier nicht notwendigerweise die ganze Textur abgetastet wird. Bei den anderen Samplern wird unabhängig von der Unterteilungsrate und der Strategie, der Raum entlang des Strahls lückenlos abgetastet. Durch die Unterteilungsrate steuert man dabei im wesentlichen die Genauigkeit der errechneten Dichte sowie den Auswertungsaufwand.

Der dritte Parameter unserer Untersuchung ist die *Verteilung der Abschnitte* entlang des Strahls. Sie ist durch das *Glättungsverfahren* steuerbar. Zur Auswahl stehen *äquidistante, stochastisch* variierende (Monte-Carlo) und *adaptive* Verteilungen.

Jeder der drei Parameter ist unabhängig vom anderen wählbar, so daß unser Untersuchungsbereich einen 3-dimensionaler Raum bildet. Bei unserer Untersuchung werden wir für die ersten drei Sampler Laufzeitverhalten und Testbilder vergleichen. Die anderen zwei Parameter werden in Abhängigkeit des Samplers variiert, je nachdem welche spezifischen Eigenschaften der Sampler zeigt. In den folgenden Unterkapiteln werden diese Kombinationen näher erläutert. Interessant hierbei ist, daß viele der Kombinationen nicht für das Auswerten von Volumentexturen spezifisch sind, was sich als sehr hilfreich bei der Auslegung der Kombinationen erwies. Nicht näher analysiert wurde das zeitvariante Verhalten der Parameter (animierte Textur).

6.1 Point Sampling

Dieses *Textursampling*-Verfahren zeichnet sich durch den einfachen und daher schnellen Zugriff auf Texturdaten aus. Eine Texturkoordinate *txc* wird auf den nächsten Index im Texturraster *texture* gerundet. Der somit referenzierte Wert *value* wird zurückgegeben. In 2D-Anwendungen liefert dieses Verfahren akzeptable Ergebnisse, wenn ungefähr jedes Texturelement einmal referenziert wird. Andernfalls machen sich schnell Aliasing-Artefakte bemerkbar.

$$value = texture[\text{round}(txc_u)][\text{round}(txc_v)][\text{round}(txc_w)]$$

Dieses Verfahren erscheint interessant, da es den schnellstmöglichen Zugriff auf Texturdaten bietet. Bei der Beleuchtung werden immer zwei Texturkoordinaten pro Abschnitt berechnet (Anfangs- und Endkoordinate), von denen allerdings nur die eine bei *Point Sampling* verwendet wird. Dies stellt kaum eine Einschränkung dar, da die zweite Koordinate des aktuellen Abschnitts die erste des nachfolgenden Abschnitts sein wird. Aus unserer Erfahrung mit 2D-Texturen erwarten wir gute Resultate bei niederfrequenten Texturen und Abtastraten, die sich in der Größenordung der halben bis ein Viertel der Texturauflösung bewegen. Durch die fraktale Synthese bei der Texturgenerierung (siehe Kapitel 4.1) enthält das Frequenzspektrum relativ wenige, hochfrequente Anteile, so daß die getesteten Volumenobjekte als relativ niederfrequent angesehen werden können. Bei hohen Abtastraten erwarten wir kaum Unterschiede zwischen den Verteilungsverfahren der Abschnitte (3. Parameter). Unsere Testumgebung wird daher sein:

- *äquidistante* und *stochastische* Verteilung der Abschitte,
- Abtastraten mit 1/2, 1/4 und viel kleiner als die Texturauflösung sowie
- unterschiedliche Texturauflösungen.

6.2 Dot Sampling

Dieses Verfahren ist eine Weiterentwicklung des *Point Sampling*, in der der gewichtete Mittelwert der angrenzenden Texturdaten gebildet wird. Die Entfernung d zwischen der Texturkoordinate *txc* und dem nächsten Index (u, v, w) der Textur *texture* dient zur Interpolation zwischen den benachbarten (bei 3D-Texturen: acht) Texturwerten. Durch diese Glättung in dem Texturraum wird die Frequenzbandbreite der Textur deutlich reduziert und führt zu deutlichen Qualitätsverbesserungen bei Abtastraten $\geq$ 1/4 der Texturauflösung. Bei 2D-Texturen wird ca. 10% mehr Rechenzeit für *Dot sampling* im Vergleich zu *Point Sampling* benötigt.

$$value = \sum_{i,j,k} d_{u_i} * d_{v_j} * d_{w_k} * texture[u_i][v_j][w_k]$$

wobei i, j, k die nächst kleineren und größeren Texturindizes zu *txc* sind,

$d_{u_i}, d_{v_j}, d_{w_k}$ ist der Abstand zwischen *txc* und dem jeweiligen Rasterindex mit

$| 1.0 - (txc_{u,v,w} - (u_i, v_j, w_k) |$.

Dabei gilt: $\sum d_{u_i} * d_{v_j} * d_{w_k} = 1.0$.

In unserem Vergleich dient dieses Verfahren dazu, herauszufinden, ob durch die Qualität des *Textursampling* durch Glättung bei gleichzeitiger Reduktion, die Abtastrate verbessert werden kann. In unseren Beispielen werden wir daher mit einer (vergleichsweise) niedrigen Abtastrate arbeiten, da mit *Dot Sampling* mehr Texturwerte als mit *Point Sampling* verwendet werden. Unsere Testumgebung wird daher sein:

- *äquidistante* und *stochastische* Verteilung der Abschitte,
- Abtastraten mit 1/4, 1/10 und viel kleiner als die Texturauflösung sowie
- unterschiedliche Texturauflösungen.

6.3 Distance Sampling

Dieses Verfahren wurde entwickelt, um Textur entlang eines Strahls schnell akkumulieren zu können [SAK90]. Es wird der gewichtete Mittelwert der entlang des Strahls durch *txc_{start}* und *txc_{end}* traversierten Texturelemente der Textur *texture* gebildet. In unserer Implementierung wurde ein 3D-DDA-Algorithmus zur Generierung der vom Strahl getroffenen Indizes (u, v, w) verwendet. Im Gegensatz zum Bresenham-Algorithmus werden mehr Punkte generiert, was zu einer zusätzlichen Glättung führen dürfte (siehe *Dot Sampling*).

$$value = \frac{1}{\sum\limits_{txc_{start}}^{txc_{end}} c_{u,v,w}} * \sum\limits_{txc_{start}}^{txc_{end}} c_{u,v,w} * texture[u][v][w]$$

mit $c_{u,v,w}$ Länge des Strahls im Rasterelement $texture[u][v][w]$.

Durch *Distance Sampling* werden alle Texturelemente entlang des Strahls berücksichtigt, unabhängig von der gewählten Unterteilungsrate, die daher für dieses Abtastverfahren bedeutungslos ist. Hieraus ergibt sich die Möglichkeit, mit deutlich weniger Strahlunterteilungen arbeiten zu können, was zu verringertem Aufwand im Beleuchtungsmodell führen dürfte. Im Gegensatz zu den beiden bisher vorgestellten Verfahren dürften nicht *äquidistante* Verteilungen der Strahlabschnitte hier mehr Bedeutung zukommen. Unsere Testumgebung wird daher sein:

- *äquidistante* und *stochastische* Verteilung der Abschitte,
- Abtastraten deutlich geringer kleiner als die Texturauflösung,
- unterschiedliche Texturauflösungen.

6.4 Volume Sampling

Durch diesen Ansatz soll die Textur innerhalb eines Pyramidenstumpfs zwischen Anfangs- und End-*Microfacette* bestimmt werden. Dies stellt eine Erweiterung der Flächenabtastverfahren [WIL83], [CRO84] um die dritte Dimension dar. Hierfür werden allerdings auch acht statt vier Texturkoordinaten pro Strahlpyramide benötigt. Analog zum 2D-Fall können Würfelapproximationen des Pyramidenstumpfs auch hier zur Beschleunigung eingesetzt werden. Ohne diese Zusätze ist dieser Ansatz sicher indiskutabel, da die Anzahl der umschlossenen Texturelemente umgekehrt proportional zum Anteil des Objekts am Gesamtbild ist.

$$value = \sum_{d_u} \sum_{d_v} \sum_{d_w} texture[u+ d_u][v+ d_v][w+ d_w]$$

Da dieser Ansatz nicht nur ein neues *Textursampling*-Verfahren ist, sondern auch erhöhte administrative Anforderungen an die *Microfacetten*-Verwaltung stellt, die zur Zeit noch nicht implementiert sind, konnten wir diesen Ansatz nicht praktisch austesten. Basierend auf bisherigen Erfahrungen mit Flächenabtastverfahren [HAA87] erwarten wir deutlich verringertes Aliasing (starke Überabtastung) und ein akzeptables Laufzeitverhalten bei vorverarbeiteten Texturen. Da aber der zusätzliche Aufwand zur Beschaffung und Verwaltung der *Microfacetten* nicht abgeschätzt werden kann, läßt sich diese Verfahren leider nicht mit den anderen vergleichen. Anzumerken ist jedoch noch der eventuell vergößerte Platzbedarf für die vorverarbeiteten Texturen (z.B. bei *SummedArea*-ähnlicher Vorverarbeitung) [CRO84].

6.5 Vergleich der Samplingmethoden

In den vorangegangenen Kapiteln wurden drei Parametervariationsstrategien vorgeschlagen. Mit DESIRe, unserem Renderer, wurden diese Fälle analysiert, was zu drei Ergebnisbildern führte, die im folgenden präsentiert werden. Auf Abb. 7 und 8 variieren zwischen den Spalten die unterschiedlichen Abtastraten. Die beiden Reihen zeigen das Ergebnis von Sampling für äquidistante (deterministische) Streuung der Samplingpunkte (oben) und stochastische Streuung (unten). Für alle Ansichten des Bildes wurde das "einfache" Modell (Gleichung 7) und isotrope Streuung benutzt, die Texturauflösung beträgt 64^3 Voxel. Auf Abb. 9 wird der Einfluß der Unterteilung der Strecke visualisiert. Die Texturauflösung beträgt 64^3 (obere Reihe) und 128^3 Voxel (untere Reihe). Es wurde "Distance Sampling" und das "komplette" Modell benutzt. Die Anzahl der Unterteilungen ist 1, 6 und 13 für die obere Reihe und 1, 13 und 26 für die untere. Jede der sechs Ansichten wurde mit ca. 300^2 Pixeln berechnet (ca. 1000 * 770 Pixel pro Bild). Des weiteren werden die für jede Ansicht verbrauchten Renderingzeiten tabellarisch sowie graphisch zusammengefaßt. Alle Berechnung wurden auf einer SUN 4 durchgeführt, die Zeiten repräsentieren die verbrauchte CPU-Zeit in Sekunden (ohne System und Wartezeiten).

Die Anwendbarkeit der vorgestellten Methode wird an vollständigen Szenen getestet. Alle Szenen wurden bei 512 x 512 Pixel gerendert und bei einer Texturauflösung von 128^3. Für Abb. 12 bis 15 wurde die isotrope Phasenfunktion und "einfaches" Modell angewandt. Abbildung 10 zeigt ein von oben beleuchtetes, homogenes Volumen ohne (links) und mit (rechts) der Lichtquellendämpfung. Abbildung 11 zeigt das gleiche Motiv mit der 3D-Textur und 128 Schritte. Dies entspricht der "vollständigen" (= Ray-Tracing) Lösung; dieses Bild kann mit den Abb. 7, 8 und 9 verglichen werden. Abbildungen 12 und 13 zeigen den Innenraum eines Zimmers mit Dunst und Abb. 14 eine Bergspitze in einem dünnen Wolkenband. Abbildung 15 zeigt Bilder aus einer Animation, die den Effekt der Bewegung des Beobachters und von Fremdobjekten in einem Volumen zeigen.

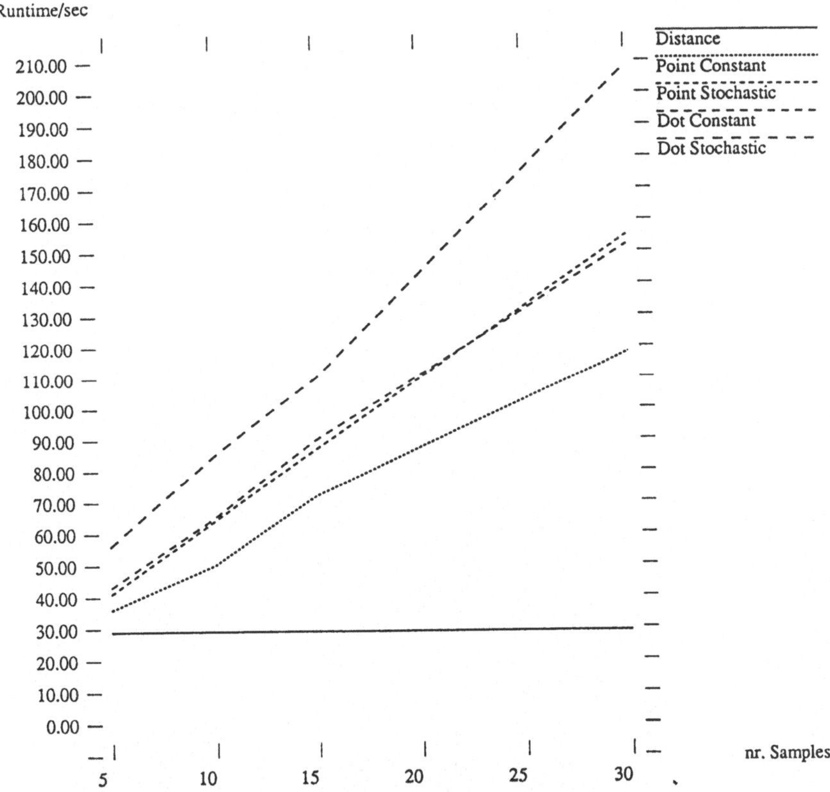

Abb. 5: Graphische Darstellung der Rechenzeiten für verschiedene Samplingverfahren und "einfaches" Modell (Tabelle 2)

Tabelle 2: Renderingzeiten (in SUN-4 CPU Sekunden)
für verschiedene Samplingverfahren und "einfaches" Modell

nr. points	Abtastrate							
	Konstant				Stochastisch			
	5	10	15	30	5	10	15	30
Point	36	50	72	118	41	64	87	155
Dot	43	65	90	152	56	85	110	208

Tabelle 3: Renderingzeiten (in SUN-4 CPU Sekunden)
für "komplettes" Modell und "Distance-Sampling"

resolution	32^3	64^3	128^3
single_scatter	24	29	48
1	37	48	81
10%	65	158	545
20%	110	318	1035
100%	508	1450	4925

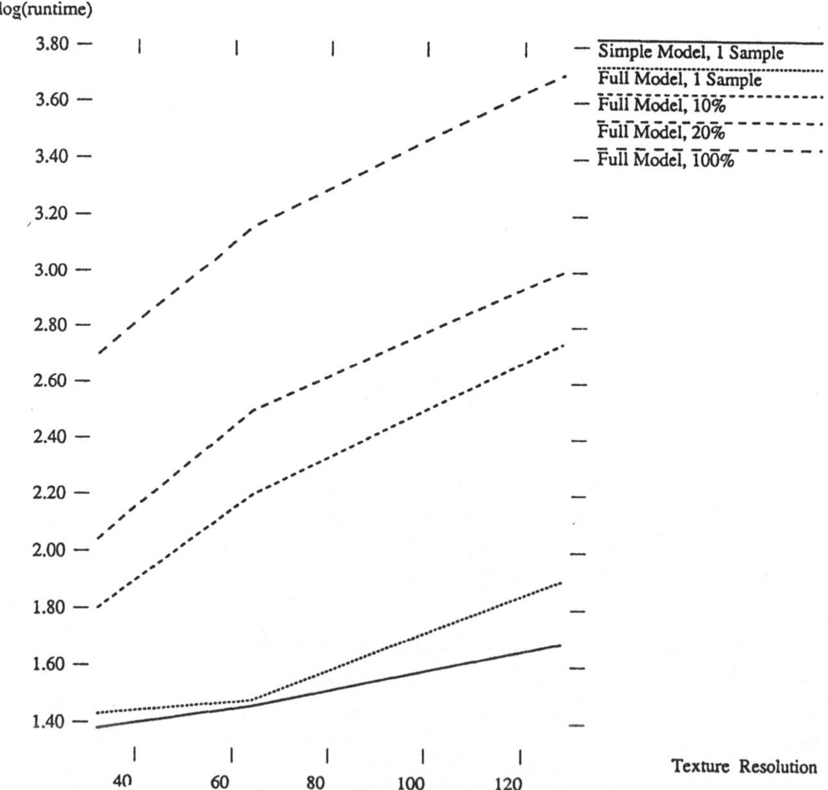

Abb. 6: Graphische Darstellung der Rechenzeiten
für "Distance Sampling" und "komplettes" Modell (Tabelle 3)

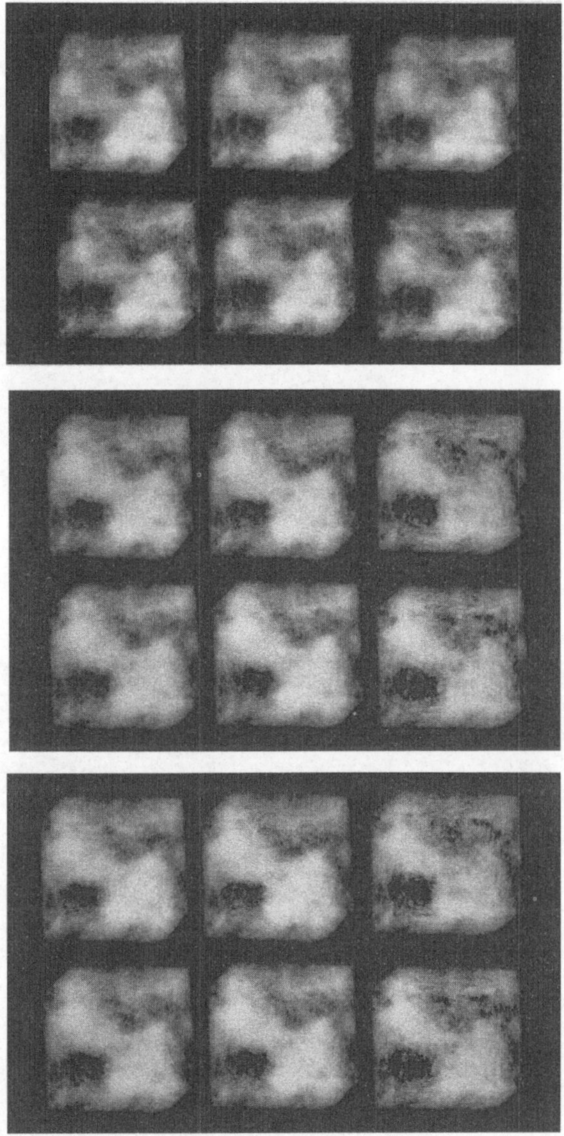

Abb. 7: Ergebnisse bei Abtastraten von 5, 10 und 15 Punkten für *Point Sampling* und *Constant Distributions* (oben) sowie *Stochastic Distributions* (unten)

Abb. 8: Ergebnisse bei Abtastraten von 5, 10 und 15 Punkten für *Dot Sampling* und *Constant Distributions* (oben) sowie *Stochastic Distributions* (unten)

Abb. 9: Ergebnisse des "kompletten" Modells und "Distance sampling" bei Texturauflösung von 64^3 (oben) und 128^3 (unten) Voxels. Die Abtastrate beträgt jeweils 1, 10% und 20% der jeweiligen Texturauflösung.

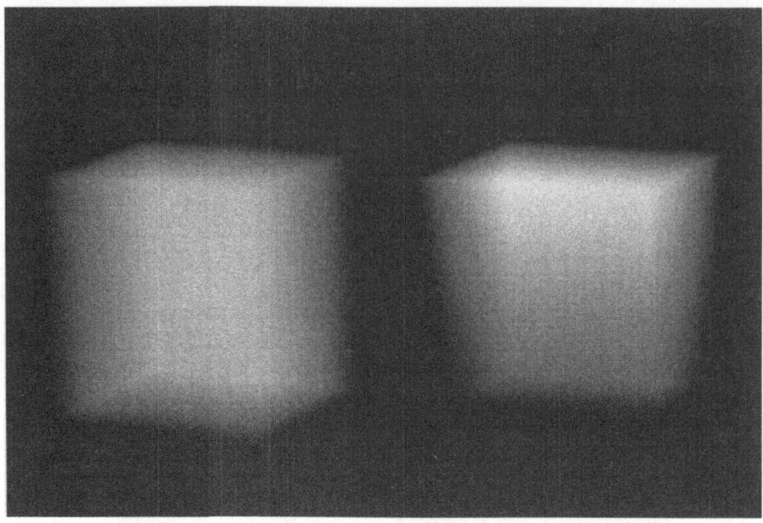

Abb. 10: Homogene Volumina ohne (links) und mit (rechts) Lichtquellendämpfung

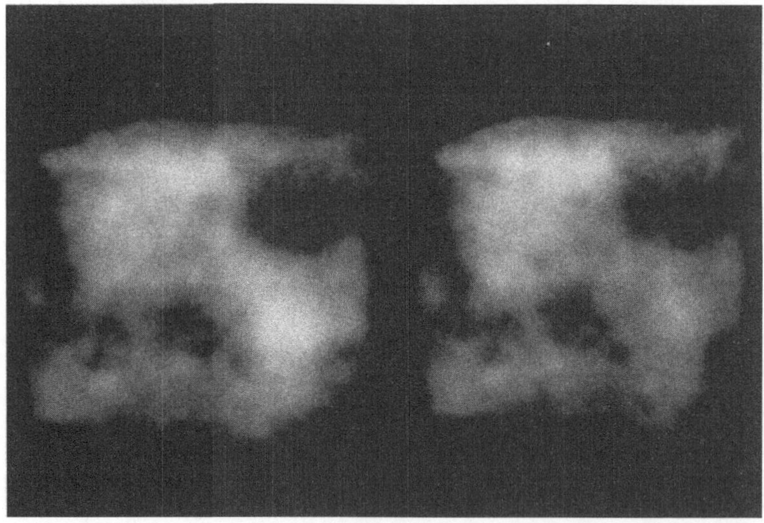

Abb. 11: Texturierte Volumina ohne (links) und mit (rechts) Lichtquellendämpfung. Die Texturauflösung beträgt 128^3 Voxels. Das linke Bild wurde mit Distance Sampling, "einfaches" Modell und 1 Sektion gemacht, das rechte mit Distance Sampling, "volles" Modell und 128 Sektionen.

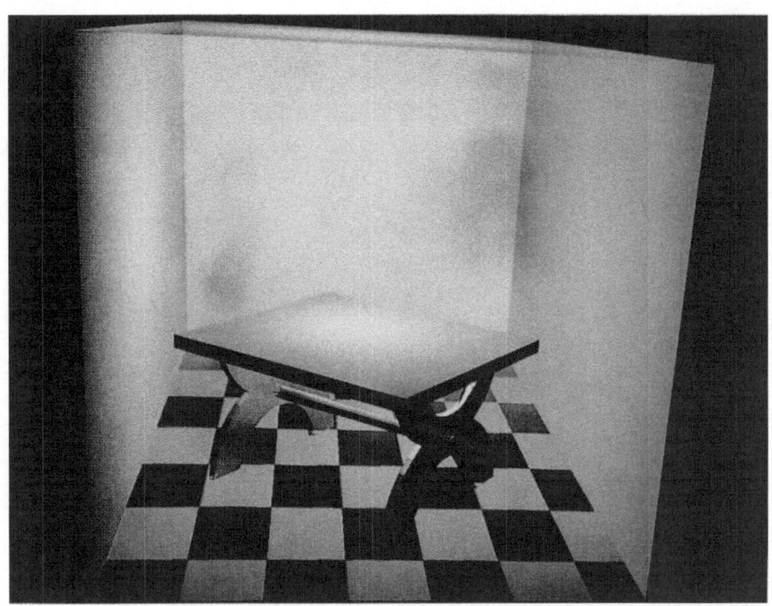

Abb. 12: Das Innere eines Zimmers mit Dunst (Ansicht von vorne)

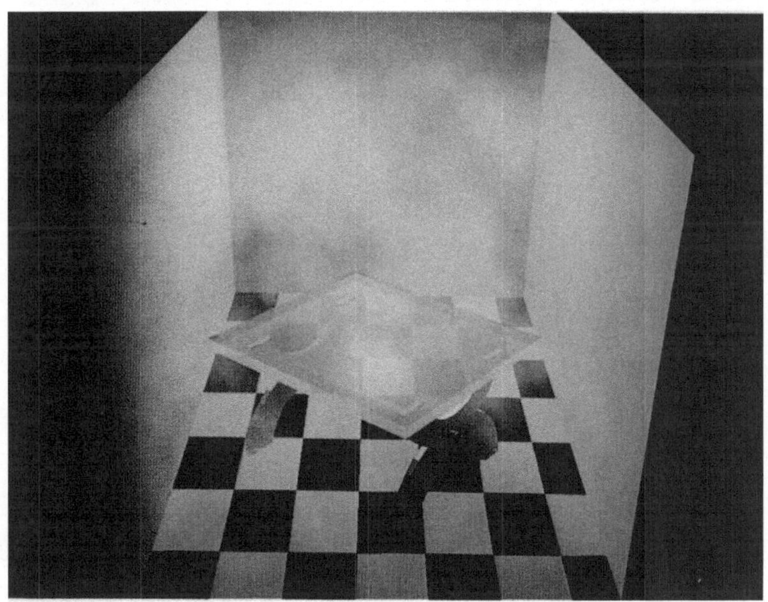

Abb. 13: Das Innere eines Zimmers mit Dunst (Ansicht von oben)

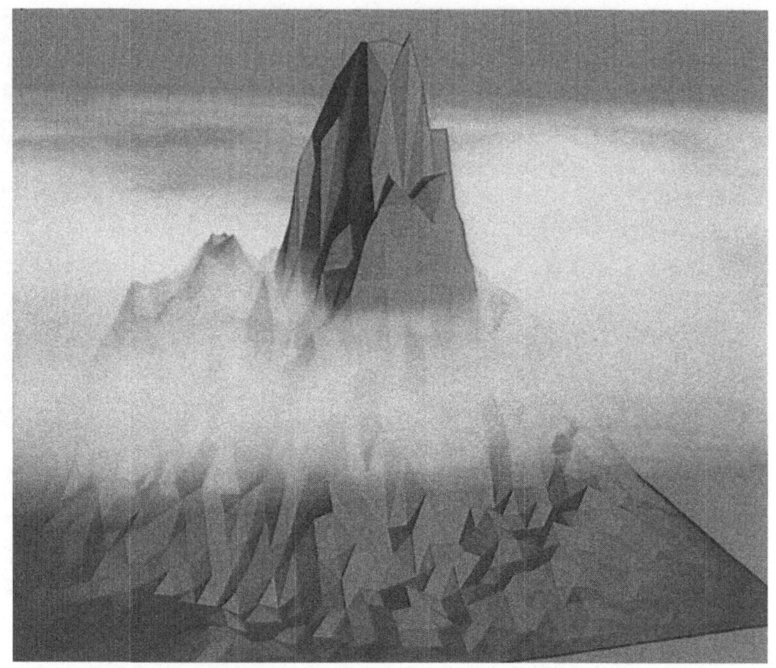

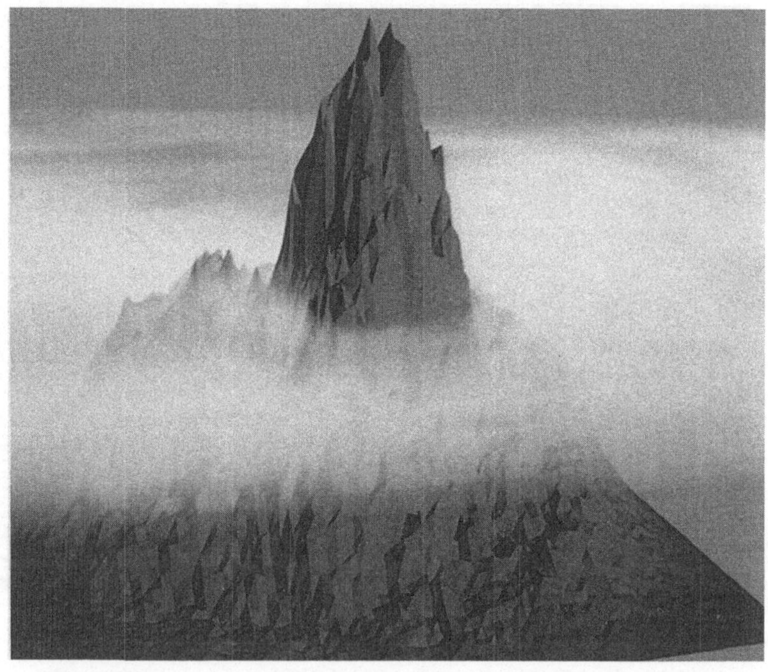

Abb. 14a,b: Bergspitzen durch ein dünnes Wolkenband

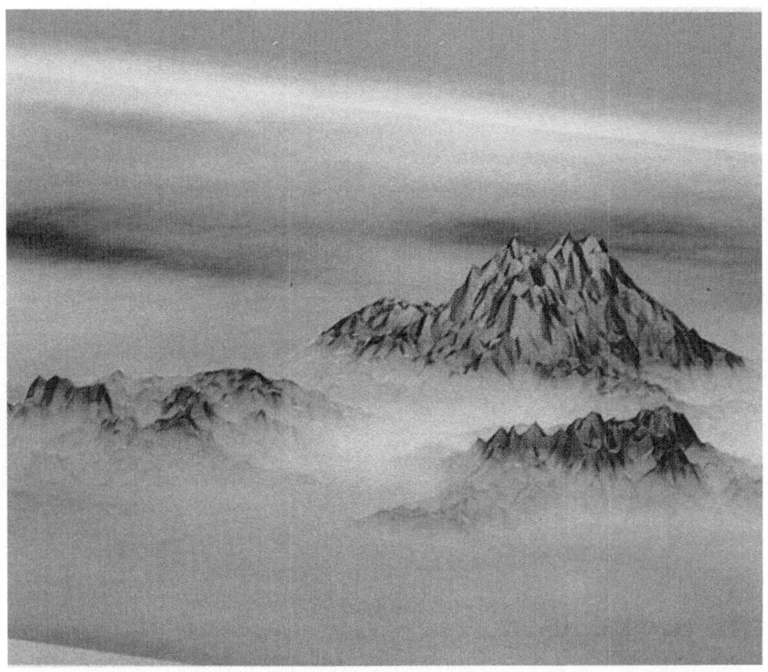

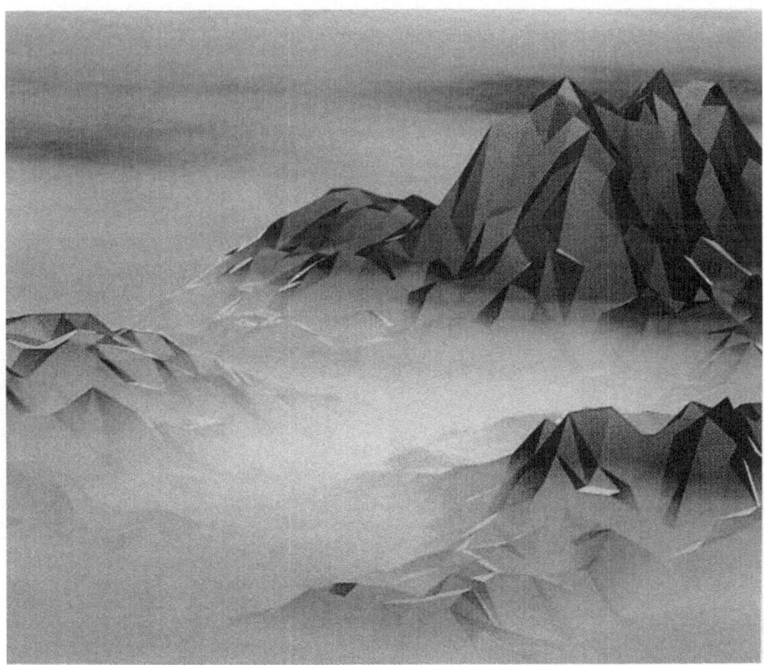

Abb. 14c,d: Bergspitzen durch ein dünnes Wolkenband

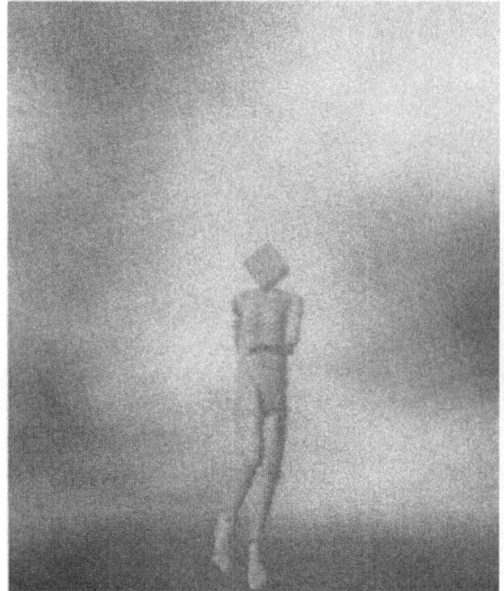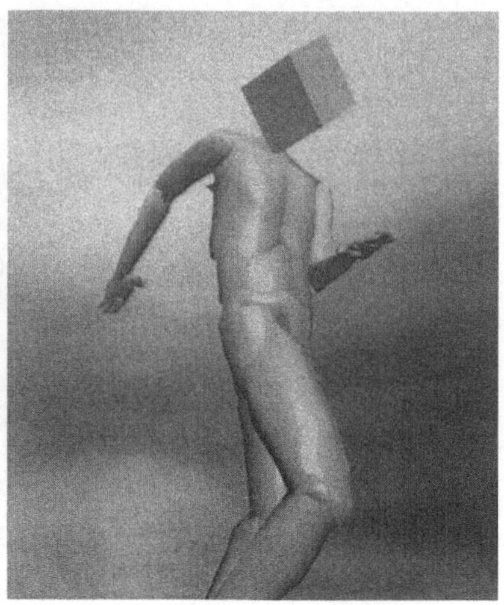

Abb. 15a,b: Bilder einer Animation, die die
Bewegung von Objekten und der Kamera
in Volumenobjekten demonstriert.

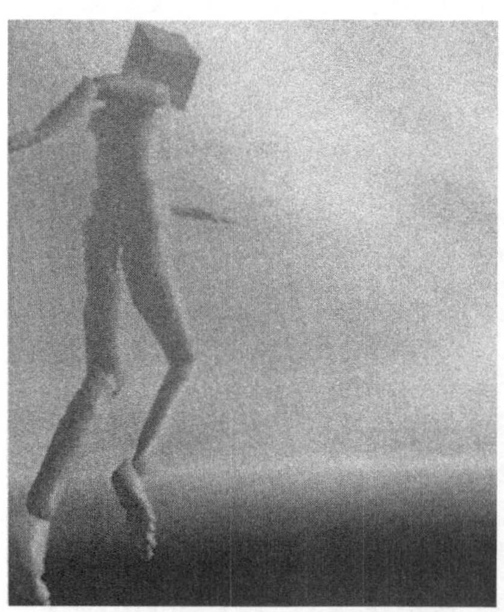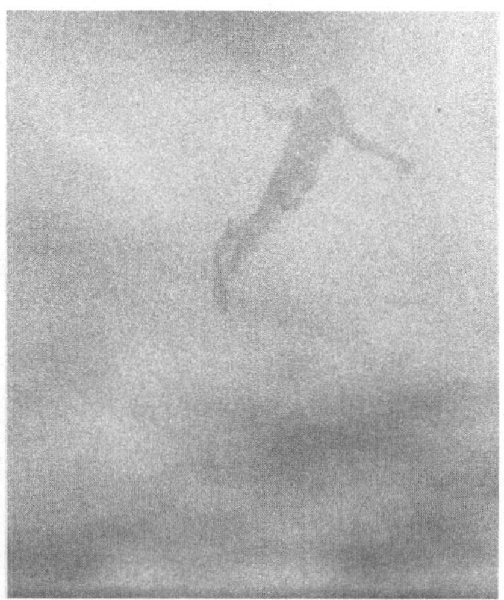

Abb. 15c,d: Bilder einer Animation, die die
Bewegung von Objekten und der Kamera
in Volumenobjekten demonstriert.

7 Auswertung und Ausblick

Wie die obigen Ergebnisse zeigen, lassen sich Volumendaten durch alle vorgeschlagenen Verfahren realitätsnah darstellen, jedoch unterscheiden sich die Verfahren sowohl bezüglich des Aufwands als auch bezüglich der gelieferten Bildqualität. *Point Sampling* hat erwartungsgemäß die schlechtesten Ergebnisse geliefert. Obwohl es den schnellsten Zugriff auf die Texturdaten liefert, führt die höhere Unterteilungsrate einerseits und die wiederholte Auswertung des Beleuchtungsmodells andererseits auch beim "einfachen" Modell zu erheblichen Zeitaufwand. Die Bildqualität wird erst bei Raten von ca. 50% akzeptabel. Offensichtlich dominiert in diesem Fall der Berechnungsaufwand im Beleuchtungsmodell und der Interpolation. Wie zu erwarten war, zeigen die Bilder mit *Point Sampling* deutliche Aliasingeffekte und eignen sich somit höchstens zum Previewing. Der Einsatz von *stochastischen* Verteilungsverfahren konnte hier auch nicht zur Verbesserung der Bildqualität beitragen. Eine Verbesserung ist nur durch Erhöhung der Abtastrate möglich.

Die Bilder, die mit *Distance Sampling* gemacht wurden, entsprachen unseren Erwartungen in bezug auf geringes Aliasing und genauere Approximation des tatsächlichen Texturwertes in allen getesteten Ansichten sowie bei den vollständigen Szenen und mit beiden Beleuchtungsmodellen. Aufgrund des schnellen DDA-Verfahrens und der genaueren Texturabtastung liefert Distance Sampling immer die schnellsten und besten Bilder. Allerdings wenn die Dämpfung zur Lichtquelle ebenfalls berücksichtigt wird, erhöht sich der Aufwand dementsprechend.

Unerwartet gute Ergebnisse liefert auch das *Dot Sampling*-Verfahren. Obwohl es ein Abkömmling des *Point Sampling* ist, konnte es bei gleichen Unterteilungsraten Bilder mit geringerem Aliasing im Vergleich zum Point Sampling produzieren. Bei Renderern, die nur Point Sampling unterstützen, kann dadurch die Bildqualität verbessert werden. Allerdings ist sowohl der Zeitaufwand, als auch die Bildqualität im Vergleich zu Distance Sampling deutlich schlechter. Für die schlechten Laufzeiten gelten die gleiche Gründe wie für Point Sampling. Auch eine stochastische Streuung der Abtastwerte konnte die Bildqualität nicht erhöhen.

Die interessantesten Ergebnisse haben wir bei der Wahl der Anzahl der Unterteilungen festgestellt. Wie man an Abb. 9 feststellen kann, reicht eine recht niedrige Anzahl von Unterteilungen aus um gute Bilder zu erzeugen. Eigentlich sind die Unterschiede zwischen Abb. 9 mit einer Unterteilung und Abb. 11 mit 128 Unterteilungen manchmal (d.h. bei bestimmten Geometrien und Lichtquellepositionen) so klein, daß sie nur am hochauflösenden Monitor oder in eine Bewegtfilmanimation sichtbar sind. Die Ursache dafür liegt darin, daß die dem Beobachter nahe liegenden Sektionen die weiter weg liegenden verdecken; somit wird die Farbe "gefiltert" und eine Abweichung von der korrekten Beleuchtung verdeckt. Die Transparenz des Volumens, die für die Visibilität des Hintergrunds wichtig ist, wird immer korrekt berechnet unabhängig von der Anzahl der Unterteilungen. In jedem Fall scheint eine Unterteilungsrate von ca. 10% der Texturauflösung für alle praktischen Zwecke ausreichend zu sein, was eine signifikante Rechenzeitersparnis bedeutet.

Resultierend aus diesen Analysen dürfte das Volume-Sampling-Verfahren, das die Vorteile von *Distance Sampling* und *Dot Sampling* vereinigt, die optimale Lösung sowohl für die Laufzeit als auch für die Bildqualität darstellen. Wir wollen in der nächsten Zeit dieses Verfahren untersuchen. In diesem Falle, wie auch schon bei *Distance Sampling*, dürfte eine recht niedrige Abtastrate ($n \leq 10\%$) ausreichend für gute Bildqualität sein.

Ein Problem bei der Modellierung und Darstellung der Textur, das bis jetzt noch nicht zufriedenstellend gelöst ist, ist die Speichermenge, die man für Volumendaten benötigt, da sie mit dem Exponenten drei relativ zur Auflösung steigt. Des weiteren sind die Effekte bei Mehrfachstreuung bei Materialien mit hohem Albedo noch untersuchenswert. In solchen Materialien tritt der Effekt auf, daß die Sekundärreflexionen nicht durch einen konstanten ambienten Term approximierbar sind. Es bleibt zu untersuchen inwieweit Radiosity-Methoden oder ein dichte- und lageabhängiger ambienter Term verwendet werden kann.

Bereits in Vorbereitung ist ein Anschluß an eine (Textur-)Datenbank, mit deren Hilfe andere verbesserte Texturdarstellungsarten unterstützt werden können, z.B. dichteabhängige Unterteilungsraten. Im Zuge der Weiterentwicklung des Renderers werden auch Punkt-Lichtquellen, Strahler und flächig ausgedehntes Licht in Zukunft mit berücksichtigt werden können. Darüber hinaus wollen wir animierte Voluminas (z.B. aufsteigender Rauch) modellieren und visualisieren.

Anerkennungen

Für ihre Unterstützung und Hilfsbereitschaft sprechen die Autoren hiermit Professor J.L. Encarnação und seinen Mitarbeitern ihre Dankbarkeit aus. Ein besonderer Dank gilt dabei H. Joseph für das aufmerksame Lesen des Manuskripts und die vielen sowohl fachlichen als auch sprachlichen Korrekturen und Anregungen. Diese Forschungsarbeit wurde im Rahmen des "Textur-Editor"-Projekts durchgeführt, das von der "Deutschen Forschunggemeinschaft" (DFG) unter ENC 123/10-1 gefördert wird.

8 Literaturverzeichnis

[ANG29]   A. Angstrom: On the Atmospheric Transmission of Sun Radiation and on Dust in the Air, Geographische Annaler, vol. 11, pp. 156-166, 1929

[BLI82]   J.F. Blinn: Light Reflection Functions for Simulation of Clouds and Dusty Surfaces, ACM Computer Graphics, SIGGRAPH'82, Vol. 16, No. 3, pp. 21-29, 1982

[CRO84]   F. Crow: Summed-Area Tables for Texture Mapping, Computer Graphics, SIGGRAPH'84, Vol. 18, No. 3, pp. 207 - 211, 1984

[DIN82]   DIN-Norm 5031: Strahlungsphysik im optischen Bereich und Lichttechnik, Deutsches Institut für Normung, November 1982

[GAR85]   G.Y. Gardner: Visual Simulation of Clouds, ACM Computer Graphics, SIGGRAPH'85, 19, 3, pp. 297-303, 1985

[HAA87]   S. Haas: Echtzeitorientierte Bildgenerierung auf der Basis gespeicherter Bilder, Studienarbeit an der TH Darmstadt, FG GRIS, 1987

[HAA89]   S. Haas: Entwicklung eines Rahmensystems für Renderer, Diplomarbeit an der TH Darmstadt, FG GRIS, 1989

[HAA90]   S. Haas, G. Sakas: Methods for Efficient Sampling of Arbitrary Distributed Volume Densities, proc. Eurographics Workshop on Photosimulation, Realism and Physics in Computer Graphics, Rennes, France, 1990

[INA89]   M. Inakage: An Illumination Model for Atmospheric Environments, R.A. Earnshow, B. Wyvill (Eds) New Advances in Computer Graphics, proc. of Computer Graphics International, Springer-Verlag, pp. 533-547, 1989

[ISH78]   A. Ishimaru: Wave Propagation and Scattering in Random Media, Vol. 1 (Single Scattering and Transport Theory) & Vol. 2 (Multiple Scattering), Academic Press, pp. 49, pp. 149, 1978

[KAJ84]   J.T. Kajiya, B. von Herzen: Ray Tracing Volume Densities, ACM Computer Graphics, SIGGRAPH'84, Vol. 18, No. 3, pp. 165-174, July 1985

[MAX86]   N.L. Max: Atmospheric Illumination and Shadows, ACM Computer Graphics, SIGGRAPH '86, Vol. 20, No. 4, pp. 117-124, August 1986

[NIS87]   T. Nishita, Y. Miyawaki, E. Nakamae: A Shading Model for Atmospheric Scattering Considering Luminous Intensity Distribution of Light Sources, ACM Computer Graphics, SIGGRAPH'87, Vol. 21, No. 4, pp. 303-310, July 1987

[PEA85]   D.R. Peachy: Solid Texturing of Complex Surfaces, ACM Computer Graphics, SIGGRAPH'85, Vol. 19, No. 3, pp. 279-286, 1985

[PEI88]   H.O. Peitgen, D. Saupe: The Science of Fractal Images, Springer-Verlag, 1988

[PER85]   K. Perlin: An Image Synthesizer, ACM Computer Graphics, SIGGRAPH'85, Vol. 19, No. 3, pp. 287-296, 1985

[RUS87]   H. Rushmeier, K. Torrance: The Zonal Method for Calculating Light Intensities in the Presence of a Participating Medium, ACM Computer Graphics, SIGGRAPH '87, Vol. 21, No. 4, pp. 293-302, July 1987

[SAK90]   G. Sakas: Fast Rendering of Arbitrary Distributed Volume Densities, proc. of EUROGRAPHICS '90 Conference, Swiss, 1990

[SIE81]   R. Siegel, J. Howell: Thermal Radiation Heat Transfer, 2. Edition, pp. 1-163 and 412-447, McGraw-Hill, New York, 1981

[SPA78]   E.M. Sparrow, R.D. Cess: Radiation Heat Transfer, McGraw-Hill, New York, pp. 8, 1978

[WIL83]   L. Williams: Pyramidal Parametrics, ACM Computer Graphics, SIGGRAPH'83, Vol. 17, No. 3, pp. 1-11, July 1983

[WIL87]   P. Wills: Visual Simulation of Atmospheric Haze, Computer Graphics Forum, No. 6, pp. 35-42, 1987

Rationale Bézier-Volumina

Dieter Lasser
Fachbereich Informatik
Uni-Kaiserslautern

Peter Kirchgeßner
Fachbereich Mathematik
TH-Darmstadt

Die vom CAGD bekannten Techniken für rationale Freiform Bézier-Kurven und -Flächen werden auf rationale trivariate Darstellungen erweitert. Rationale Bézier-Volumina gestatten die Beschreibung von Freiform-Volumina als auch die exakte Darstellung von 3D-Primitiven, wie Kugel, Kegel, Torus, etc. Techniken zur Visualisierung rationaler Bézier-Volumina werden angesprochen.

1. Einleitung

Die graphische Darstellung großer Datenmengen erlangt eine immer größere Bedeutung innerhalb der EDV. Während sich das Interesse in der Vergangenheit jedoch hauptsächlich auf die Kurven- und Flächenbeschreibung beschränkte, gewinnen in jüngster Zeit auch höherdimensionale Objekte wie Volumina, d. h. Körper und Hyperflächen des $\mathbb{R}^d$ (d>3) immer mehr an Bedeutung; etwa bei der Beschreibung skalarer oder vektorwertiger physikalisch bedeutungsvoller Felder (Temperatur, Druck, E.-Feld, etc.), bei der Beschreibung der räumlich-zeitlichen Bewegung bzw. Veränderung einer Fläche, bei der Beschreibung inhomogener Materialien - etwa in Geologie oder Medzin - oder auch innerhalb des Designprozesses von geschlossenen Flächen oder Körpern (für weitere Details und Beispiele s. z.B. /ALF-89/, /CAS-85/, /DUV-89/, /FARO-85/, /SED-85,86/ und die dort angegebene weiterführende Literatur).

Körper haben eine Struktur, die durch eine Hierarchie festgelegt werden kann. Entsprechend der Struktur eines Körpers kann auch seine Definition auf verschiedenen Stufen der Hierarchie vorgenommen werden, so daß man z. B. vom **Linienmodell**, vom **Flächenmodell** und vom **Volumenmodell** spricht. Die meisten heutigen Systeme arbeiten mit flächenorientierten oder körperorientierten Darstellungen, da das Leistungsspektrum der linienorientierten Systeme meist nicht sehr groß ist /MOR-85/. Der gegenwärtige Trend ist, immer mehr verschiedene Modelle in einem System zu vereinen, da jedes Modell Vorzüge als auch Nachteile besitzt. Ein zukünftiges Geometrie-System wird deshalb neben einer hauptsächlich verwendeten, einer dominanten Darstellung mehrere verschiedene andere Körperdarstellungen zur Verfügung stellen und eine Menge ausführbarer Prozeduren. Zu beachten ist hierbei natürlich, daß man nicht immer ohne Verlust von einer Darstellung in die andere wechseln (konvertieren) kann.

Mögliche Kandidaten für Körperdarstellungen sind die **Boundary Representation (B-Rep)**, eine flächenorientierte Darstellung, und die **Constructive Solid Geometry (CSG-Rep)**, eine volumenorientierte Darstellung (s. z. B. /CAS-85/). Eine weitere, mögliche Körperdarstellung ist durch **Freiform Volumina** gegeben, die in dieser Arbeit behandelt werden sollen.

Meistens ist man ja nur an der Oberfläche eines Körpers interessiert und nicht am Inneren und falls doch, dann nimmt man das Innere oft als homogen an, so daß man in der Regel mit der Boundary oder der CSG-Darstellung sehr gut zurecht kommt. Nachteil dieser beiden Darstellungen ist aber, daß ihr Freiform Charakter nicht all zu groß ist, und daß sie interne Homogenität des Körpers voraussetzen bzw. annehmen. Hierdurch ergeben sich die Anwendungsbereiche von Freiform Volumina, durch die nicht nur die Oberfläche, sondern auch das Innere eines Körpers beschrieben wird.

Die Bezeichnung von Freiform Volumina ist nicht ganz einheitlich in der Literatur, man findet die unterschiedlichsten Namensgebungen, jenachdem aus welcher resp. in welche Richtung die Untersuchungen und Anwendungen kamen resp. führten.

Eine mögliche Definition eines Freiform Volumens, s. Gl. (3), ergibt sich als direkte Verallgemeinerung der Definition einer Freiform Fläche, s. Gl. (2), die ihrerseits wieder als direkte Verallgemeinerung der Definition einer Freiform Kurve, s. Gl. (1), folgt:

Kurve

$$X(u) = \sum_{i=0}^{l} c_i\, u^i, \qquad u \in [0,1] \tag{1}$$

Tensorprodukt Fläche

$$X(u,v) = \sum_{i=0}^{l} \sum_{j=0}^{m} c_{ij}\, u^i v^j, \qquad u, v \in [0,1] \tag{2}$$

Tensorprodukt Volumina

$$X(u,v,w) = \sum_{i=0}^{l} \sum_{j=0}^{m} \sum_{k=0}^{n} c_{ijk}\, u^i v^j w^k, \qquad u, v, w \in [0,1] \tag{3}$$

Im Parameterraum, dem Definitionsgebiet, geht man dabei vom Einheitsintervall zum Einheitsquadrat und dann zum Einheitswürfel über. Die Verallgemeinerung erfolgt also jeweils durch "Anheften" einer weiteren Dimension. Im Objektraum geschieht dies ähnlich, wobei man dann vom **Tensorprodukt** oder auch vom **Cartesischen Produkt** spricht. Die Koeffizienten können hierbei Zahlen- oder auch Vektor-Charakter besitzen.

In den durch (1) - (3) angegebenen Darstellungen wurden die sogenannten Monome als Basisfunktionen verwendet. Dies muß natürlich nicht sein. Man kann z. B. auch nach Lagrange oder Hermite-Polynomen entwickeln oder, was im Bereich des CAGD häufig geschieht, nach **Bernstein Polynomen**

$$B_k^n(w) = \binom{n}{k} w^k (1-w)^{n-k}, \qquad w \in [0,1], \tag{4}$$

vom Grad n in w und entsprechend für v und u.

Die Verwendung von Bernstein-Polynomen als Basisfunktionen führt auf zahlreiche geometrische Relationen zwischen den Koeffizienten der Definitionsgleichung und dem eigentlichen Objekt (s. z.B. /HOS-89/), die man z. B. nicht hat, falls man Monome, Lagrange oder Hermite-Polynome als Basisfunktionen verwendet. Dies mag mit ein Grund dafür gewesen sein, warum **Bézier-Darstellungen,** die Bernstein Polynome als Basisfunktionen verwenden, in den letzten Jahren zum Industriestandard innerhalb des Computer Aided Design wurden. Ein **Tensorprodukt-Bézier-Volumen** - kurz **TPB-Volumen** - vom Grad (l, m, n) in $(u, v, w)^\mathsf{T}$ ist damit definiert durch /LAS-84, 85/

$$\mathbf{X}(u, v, w) = \sum_{i=0}^{l} \sum_{j=0}^{m} \sum_{k=0}^{n} \mathbf{P}_{ijk} \; B_i^l(u) \; B_j^m(v) \; B_k^n(w).$$

Die Koeffizienten $\mathbf{P}_{ijk} \in \mathbb{R}^3$ heißen **Bézier-Punkte**. Sie bilden, in ihrer natürlichen Anordnung durch Kanten verbunden, ein räumliches polygonales Netz, das **Bézier-Gitter** (s. Abb. 1).

Da aber die durch (4) gegebenen Funktionen Polynome n-ten Grades sind, lassen sich mit der Bernstein-Basis auch nur Objekte konstruieren, die durch Polynome darstellbar sind: Unter anderem sind Kreis- und Kugelsegmente nicht erzeugbar. Eine Erweiterung, die diesen Mangel (teilweise) behebt, stellt die rationale Bézier-Darstellung dar. Sie läßt sich in einer besonderen Weise auf die nicht rationale Bézier-Darstellung zurückführen, so daß viele dafür entwickelte Algorithmen weiterhin verwendbar sind. Aber die nicht rationale Darstellung kann auch als Spezialfall der rationalen aufgefaßt werden. Somit lassen sich neben anderen auch deren Kurven, Flächen und Volumina darstellen.

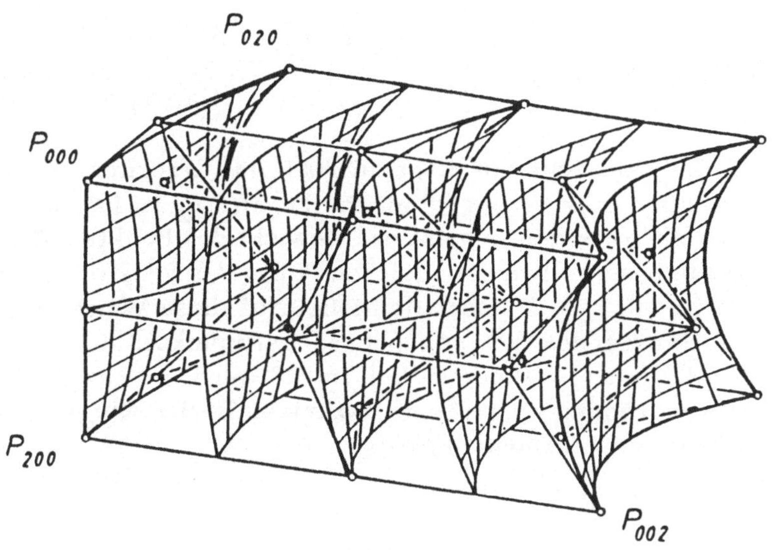

Abb. 1. triquadratisches TPB-Volumina

Diese Arbeit beschäftigt sich mit Freiform-Volumina in rationaler Bézier-Darstellung. Hatte man bei den Bézier-Flächen schon zwei verschiedene Grundtypen - Tensorprodukt und Dreiecks-Bézier-Flächen - so sind es nun, bei den Volumina, wenigstens drei, d. h. neben den bereits angesprochenen TPB-Volumina werden bei der Konstruktion strukturierter Körper noch Tetraeder- und Pentaeder-Bézier-Volumina benötigt, die innerhalb der FEM-Methode (s. z.B. /ZIE-77/, /GRI-87/, /SAB-87/) schon seit längerem bekannt sind. Diese werden wir in den Abschnitten 3, 4 und 5 betrachten. Zuvor wollen wir jedoch in Abschnitt 2 an Hand der Kurven kurz den Zusammenhang der rationalen und nicht rationalen Bézier-Darstellungen erläutern, einige grundlegende Verfahren beschreiben, sowie die in dieser Arbeit verwendete Notation einführen. In Abschnitt 6 sollen Techniken zur Visualisierung rationaler Bézier-Volumina angesprochen werden und in Abschnitt 7 schließlich Realisierungen spezieller Volumina, sogenannter 3D-Primitive, durch rationale Bézier-Volumina gegeben werden.

2. Rationale Bézier-Kurven

Durch Einführung homogener Koordinaten lassen sich Punkte im $\mathbb{R}^3$ durch Punkte im $\mathbb{R}^4$ beschreiben. Ist $\mathbb{R}^4 = \left\{ (r_1, r_2, r_3, r_4)^\top : r_i \in \mathbb{R} \right\}$, so identifiziert man den $\mathbb{R}^3$ mit der Projektion des $\mathbb{R}^4$ auf die Hyperebene $r_4 = 1$ des $\mathbb{R}^4$ gemäß der Abbildung

$$H\big((r_1, r_2, r_3, r_4)^\top\big) = \begin{cases} \dfrac{1}{r_4}\,(r_1, r_2, r_3)^\top & \text{für } r_4 \neq 0 \\[2mm] (r_1, r_2, r_3)^\top & \text{für } r_4 = 0. \end{cases}$$

Das Projektionszentrum liegt hierbei im Ursprung. Umgekehrt kann jeder Punkt $(r_1, r_2, r_3)^\top \in \mathbb{R}^3$ als Punkt $\omega(r_1, r_2, r_3, 1)^\top$ des $\mathbb{R}^4$, mit $\omega \neq 0$, beschrieben werden. ω heißt das **Gewicht** des Punktes. $\mathbf{R} \in \mathbb{R}^4$ und $\omega\mathbf{R} \in \mathbb{R}^4$, $\omega \neq 0$, beschreiben den gleichen Punkt des $\mathbb{R}^3$. $H((r_1, r_2, r_3, r_4)^\top)$ steigt für $r_4 \to 0$, $r_4 \neq 0$, über alle Maße. Auf diese Weise lassen sich unendliche Punkte des $\mathbb{R}^3$, sogenannte **Fernpunkte**, durch endliche Punkte des $\mathbb{R}^4$ mit $r_4 = 0$ darstellen. Im $\mathbb{R}^3$ werden diese durch Richtungsvektoren repräsentiert. Eine **rationale Bézier-Kurve** $\mathbf{X}(u)$ vom Grad l in u ist nun definiert durch

$$\mathbf{X}(u) = H(\mathbf{R}(u))$$

$$\text{mit} \quad \mathbf{R}(u) = \sum_{i=0}^{l} \mathbf{R}_i\, B_i^l(u), \qquad u \in [0,1]. \tag{5}$$

$\mathbf{R}(u)$ heißt **homogene Form** von $\mathbf{X}(u)$. Durch diese Definition läßt sich also eine rationale Bézier-Kurve des $\mathbb{R}^3$ durch eine nicht rationale Bézier-Kurve des $\mathbb{R}^4$ beschreiben.

Wir bemerken, daß nicht rationale Bézier-Kurven affin invarinat sind, rationale Bézier-Kurven jedoch sogar projektiv invariant und in der Lage sind alle Kegelschnitte zu erzeugen.

Mit den Bezeichnungen $\mathbf{P}_i = (x_i, y_i, z_i)^\top \in \mathbb{R}^3$, $\omega_i \in \mathbb{R}$ und der Voraussetzung $\sum_{i=0}^{l} \omega_i\, B_i^l(u) \neq 0$ für alle $u \in [0,1]$ gilt

$$\mathbf{X}(u) = \frac{\sum_{i=0}^{l} \omega_i\, \mathbf{P}_i\, B_i^l(u)}{\sum_{i=0}^{l} \omega_i\, B_i^l(u)} \tag{6}$$

Wie im nicht rationalen Fall nennen wir die $\mathbf{P}_i \in \mathbb{R}^3$ **Bézier-Punkte**, sie bilden durch Kanten verbunden das **Bézier-Polygon**. Jedem Bézier-Punkt $\mathbf{P}_i$ ist ein **Gewicht** ω_i zugeordnet. Dadurch sind dann auch die $\mathbf{R}_i = (\omega_i \mathbf{P}_i, \omega_i)^\top \in \mathbb{R}^4$ festgelegt. Da $\mathbf{R}_i$ den gleichen Punkt des $\mathbb{R}^3$ repräsentiert wie $\mathbf{P}_i$, nennen wir $\mathbf{R}_i$ ebenfalls Bézier-Punkt. Die Voraussetzung von (6) ist erfüllt, wenn gilt

$$\omega_0 > 0, \quad \omega_i \geq 0 \text{ für } 0 < i < l, \quad \omega_l > 0,$$

was wir im folgenden immer annehmen wollen. Die Einschränkungen

$\omega_0 > 0$, $\omega_1 > 0$ sind sinnvoll, da für u = 0 bzw. u = 1 **X**(u) die Bézier-Punkte **P**$_0$ bzw. **P**$_1$ annimmt und Fernpunkte als Kurvenpunkte **X**(0) bzw. **X**(1) nicht zugelassen werden. Da **R**(u) und ω**R**(u), $\omega \neq 0$, die gleiche rationale Bézier-Kurve beschreiben, ist es möglich, das Gewicht eines Bézier-Punktes, der kein Fernpunkt ist, frei zu wählen. Somit kann o. B. d. A. $\omega_0 = 1$ gewählt werden. Betrachtet man nur die Gestalt der Kurve, kann durch eine spezielle Umparametrisierung zusätzlich auch $\omega_1 = 1$ erreicht werden.

Für $\omega_i = 1$, alle i, definiert (6) eine nicht rationale Bézier-Kurve, da sich die Bernstein-Polynome per Definition für alle u $\in$ [0,1] zu Eins summieren.

Als Folge der oben angesprochenen Relation lassen sich viele Algorithmen wie auch Relationen zwischen Bézier-Polygon und rationaler Bézier-Kurve von dem zu Grunde liegenden nicht rationalen Bézier Kurvenschema ableiten. So ergibt sich z. B. daß das Polygon einen ungefähren Eindruck vom Verlauf der Kurve gibt, deren Anfangs- und Endpunkte mit den Bézier-Punkten **P**$_0$ und **P**$_1$ zusammenfallen. Von besonderer Bedeutung ist die **convex hull property**. Sie besagt, daß die rationale Bézier-Kurve vollständig innerhalb der konvexen Hülle der Bézier-Punkte liegt.

Ein Kurvenpunkt **X**(u$_0$), mit u$_0$ $\in$ [0,1], kann durch fortgesetzte lineare Interpolation über die **de Casteljau'sche Rekursionsformel**

$$\mathbf{R}_\alpha^\beta(u_0) = (1 - u_0)\,\mathbf{R}_\alpha^{\beta-1}(u_0) + u_0\,\mathbf{R}_{\alpha+1}^\beta(u_0) \tag{7}$$

mit $\mathbf{R}_\alpha^\alpha = \mathbf{R}_\alpha$ und $\mathbf{R}(u_0) = \mathbf{R}_0^1$ berechnet werden (s. Abb. 2).

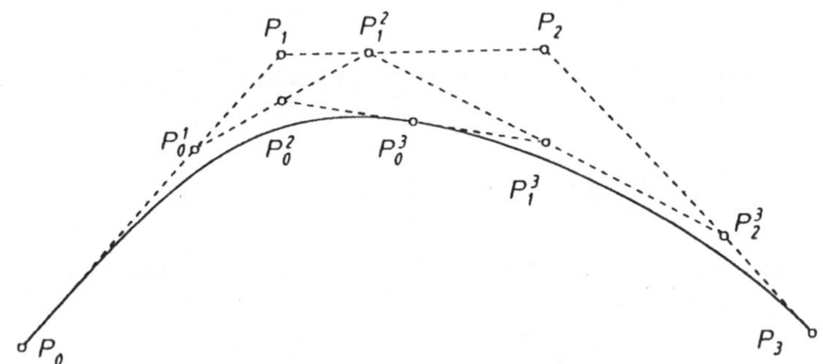

Abb. 2. Punktberechnung für N = 3 bei Gewichten $\omega_0 = \omega_2 = 1$, $\omega_1 = \omega_3 = 2$.

Für nicht rationale Bézier-Kurven hatte man mit (7) einen numerisch stabilen Algorithmus, da alle Resultate eines Rekursionsschrittes (7) in der konvexen Hülle der Punkte des vorausgehenden Rekursi-

onsschrittes liegen. Im rationalen Fall liegen somit alle Zwischenergebnisse in der konvexen Hülle der $\mathbf{R}_i$, jedoch nicht notwendigerweise auch in der konvexen Hülle der $\mathbf{P}_i$. Speziell bei großen Gewichten ω_i kann dies, d. h. Ausführung der Abbildung H auf das Resultat
$\mathbf{R}_0^l$, zu einem Verlust an Rechengenauigkeit führen. Besser ist es daher, vom numerischen Standpunkt, H bereits auf die einzelnen Zwischenergebnisse anzuwenden, was möglich ist, sofern von zwei aufeinanderfolgenden Bézier-Punkten $\mathbf{P}_i$ und $\mathbf{P}_{i+1}$ höchstens einer ein Fernpunkt ist. (7) geht dann über in

$$\mathbf{P}_\alpha^\beta(u_0) = (1 - u_0)\,\frac{\omega_\alpha^{\beta-1}(u_0)}{\omega_\alpha^\beta(u_0)}\,\mathbf{P}_\alpha^{\beta-1}(u_0) + u_0\,\frac{\omega_{\alpha+1}^\beta(u_0)}{\omega_\alpha^\beta(u_0)}\,\mathbf{P}_{\alpha+1}^\beta(u_0)$$

mit $\hspace{11cm}$ (8)

$$\omega_\alpha^\beta(u_0) = (1 - u_0)\,\omega_\alpha^{\beta-1}(u_0) + u_0\,\omega_{\alpha+1}^\beta(u_0).$$

$\mathbf{X}(u_0)$ unterteilt die rationale Bézier-Kurve in zwei Segmente $\mathbf{X}^1(u)$
und $\mathbf{X}^2(u)$, die wieder als rationale Bézier-Kurven gleichen Grades
dargestellt werden können. Ihre Bézier-Punkte $\mathbf{R}_0^i$ und $\mathbf{R}_i^l$ (i = 0, $\cdots$, l)
ergeben sich mit der de Casteljau Rekursion bei der Berechnung von
$\mathbf{X}(u_0)$ (vgl. mit Abb. 2). Durch die Umparametrisierung $\bar{u} = \dfrac{u}{u_0}$ mit
$u \in [0, u_0]$ resp. $\bar{u} = \dfrac{u - u_0}{1 - u_0}$ mit $u \in [u_0, 1]$ können die beiden Teilsegmente auf das Einheitsintervall $[0,1]$ bezogen werden. Wird der
Unterteilungsprozeß mehrfach wiederholt, so ergibt sich eine Folge
von Bézier-Polygonen, die der Kurve immer näher kommen. Für diese
Polygonsequenz gilt die wichtige

Approximationseigenschaft: liegen die u_0 dicht in $[0,1]$, so konvergiert
die Folge der Polygone gegen die Kurve.

Eine Kurve (5) vom Grad l läßt sich auch als Kurve vom Grad l+1 darstellen,

$$\mathbf{R}(u) = \sum_{i=0}^{l+1} \bar{\mathbf{R}}_i\, B_i^{l+1}(u), \qquad u \in [0,1].$$

Dabei gilt für die Bézier-Punkte $\bar{\mathbf{R}}_i$ der Darstellung vom Grad l+1

$$\bar{\mathbf{R}}_i = \frac{i}{l+1}\,\mathbf{R}_{i-1} + \left(1 - \frac{i}{l+1}\right)\mathbf{R}_i.$$

Sofern von zwei aufeinanderfolgenden Bézier-Punkten höchstens einer
ein Fernpunkt ist, erhält man hieraus

$$\bar{\mathbf{P}}_i = \frac{i\,\omega_{i-1}\,\mathbf{P}_{i-1} + (l+1-i)\,\omega_i\,\mathbf{P}_i}{i\,\omega_{i-1} + (l+1-i)\,\omega_i}.$$

D.h. $\overline{P}_i$ teilt die Strecke $P_{i-1}P_i$ im Verhältnis $(l+1-i)\,\omega_i : i\,\omega_{i-1}$ (s. Abb. 3).

Durch mehrmaliges Anwenden der **Graderhöhung** läßt sich jeder Grad größer l erreichen, und im Grenzübergang konvergiert die Folge der Bézier-Polygone, die durch Graderhöhung auseinander hervorgehen, gegen die durch sie definierte Kurve.

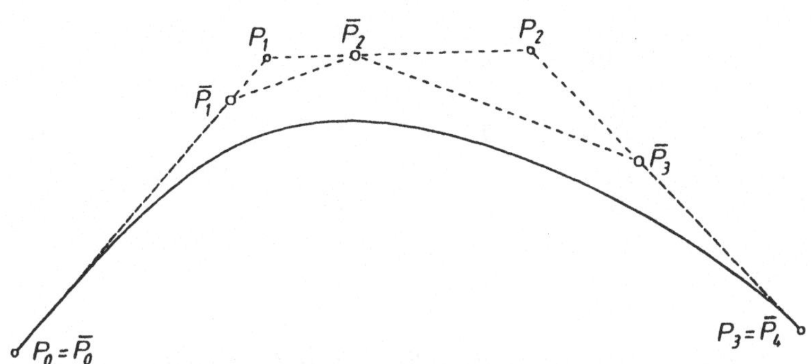

Abb. 3. Graderhöhung $N=3 \to \overline{N}=4$ bei Gewichten $\omega_0 = \omega_2 = 1,\ \omega_1 = \omega_3 = 2$.

Wird nun Graderhöhung mit Umparametrisierung gekoppelt, zeigt sich, daß die phänomenologisch gleiche rationale Bézier-Kurve durch verschiedene Bézier-Polygone beschrieben werden kann. Formal unterscheiden sich diese Kurven durch verschiedene Parametrisierungen, d.h. durch verschiedenen Parameterdurchlauf /FAR-89/, (s. auch /HOS-89/).

Mit rationalen Bézier-Kurven zweiten Grades lassen sich neben Freiform-Kurven auch Kegelschnitte beschreiben /HOS-89/. Eine von den gängigen Darstellungen etwas abweichende Beschreibung der Kegelschnitte durch rationale Bézier-Kurven, die sich auf Volumina verallgemeinern läßt, gibt der folgende

Satz 1: Sei $P = (x, y, z)^T \in \mathbb{R}^3$, $\omega \in \mathbb{R}$, $\omega > 0$ und $R = (\omega P, \omega)^T$ die homogene Darstellung von P. Die rationale Bezier-Kurve vom Grad 2, in homogener Form

$$R(u) = \sum_{i=0}^{2} M_i R\, B_i^2(u) \tag{9}$$

mit $\quad M_0 = I_4,$

$$M_1 = \begin{pmatrix} \cos\frac{\alpha}{2} & -\sin\frac{\alpha}{2} & 0 & 0 \\[2mm] \sin\frac{\alpha}{2} & \cos\frac{\alpha}{2} & 0 & 0 \\[2mm] 0 & 0 & \cos\frac{\alpha}{2} & 0 \\[2mm] 0 & 0 & 0 & \cos\frac{\alpha}{2} \end{pmatrix},$$

$$M_2 = \begin{pmatrix} \cos\alpha & -\sin\alpha & 0 & 0 \\[2mm] \sin\alpha & \cos\alpha & 0 & 0 \\[2mm] 0 & 0 & 1 & 0 \\[2mm] 0 & 0 & 0 & 1 \end{pmatrix},$$

beschreibt eine Drehung des Punktes P um die z-Achse um den Winkel α mit $|\alpha| \leq 180°$ (s. Abb. 4) /KIR-89/.

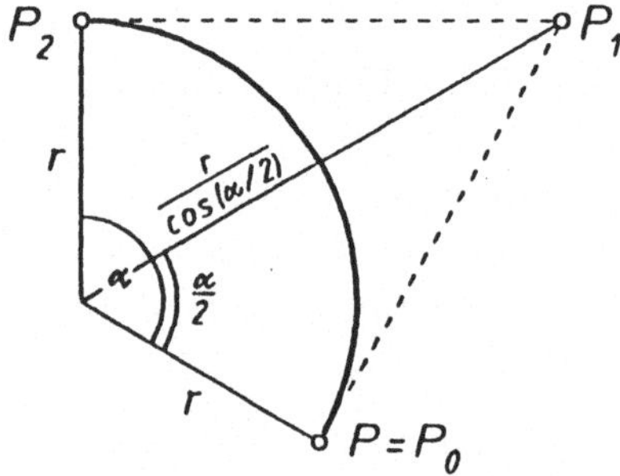

Abb. 4. Kreisbogen als quadratische rationale Bézier-Kurve vom Grad 2. Die Gewichte der Bézier-Punkte sind $\omega_0 = \omega$, $\omega_1 = \omega \cos\frac{\alpha}{2}$, $\omega_2 = \omega$.

Zum Beweis zeigt man, daß die Kurve $X(u) = H(R(u))$ für $u = 0$ bzw. $u = 1$ den gewünschten Anfangs- bzw. Endpunkt annimmt, daß $z(u) = \text{konst.}$, sowie $x(u)^2 + y(u)^2 = r(u)^2 = \text{konst.}$ gilt.

Bemerkung: Der Bézier-Punkt $M_1 R$ ist für $|\alpha| = 180°$ ein Fernpunkt.

Für Drehungen um x- resp. y-Achse ergeben sich analoge Darstellungen. Da die Geometrie der Kurve durch die Matrizen M_0, M_1 und M_2 (und dem Anfangspunkt P) bestimmt ist, lassen sich durch Änderung dieser Matrizen andere Kurvenarten erzeugen. So erhält man bei geeigneter Wahl von s in

$$\mathbf{R}_s(u) = \mathbf{M}_0\mathbf{R}\,B_0^2(u) + s\,\mathbf{M}_1\mathbf{R}\,B_1^2(u) + \mathbf{M}_2\mathbf{R}\,B_2^2(u) \qquad (10)$$

einen Ellipsen-, Parabel- oder Hyperbelbogen: Für $s = (\cos\frac{\alpha}{2})^{-1}$ ergibt sich ein **Parabelbogen**, da dann $\mathbf{R}_s(u)$ eine nicht rationale, quadratische Bézier-Kurve ist (die Gewichte der Bézier-Punkte sind identisch), für $s > (\cos\frac{\alpha}{2})^{-1}$ ist $\mathbf{R}_s(u)$ ein **Hyperbelbogen**, für $s < (\cos\frac{\alpha}{2})^{-1}$ ein **Ellipsenbogen**, für $s = 1$ ein **Kreisbogen** (s. Abb. 5).

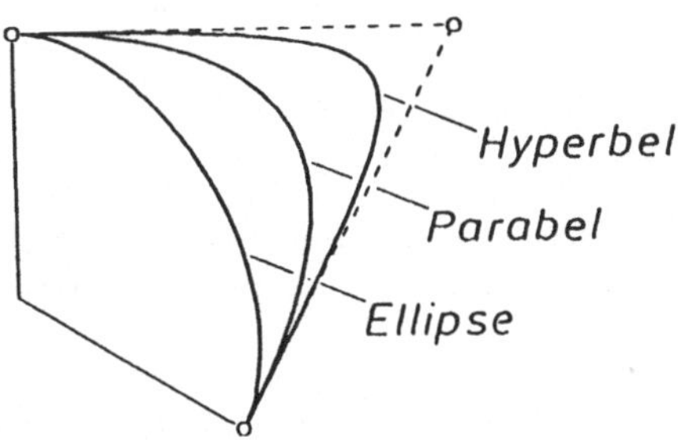

Abb. 5. rationale Bézier-Kurven zu verschiedenen Werten von s.
Ellipse: $s = \frac{1}{3}(\cos\frac{\alpha}{2})^{-1}$, Parabel: $s = (\cos\frac{\alpha}{2})^{-1}$, Hyperbel: $s = 3(\cos\frac{\alpha}{2})^{-1}$

3. Rationale TPB-Volumina

Ein **rationales Tensorprodukt Bézier-Volumen** - kurz **rationales TPB-Volumen** - vom Grad (l, m, n) in $(u, v, w)^\mathsf{T}$ ist definiert durch /KIR-89/

$$\mathbf{X}(\mathbf{u}) = H(\mathbf{R}(\mathbf{u})) \qquad (11)$$

mit

$$\mathbf{R}(\mathbf{u}) = \sum_{i=0}^{l}\ \sum_{j=0}^{m}\ \sum_{k=0}^{n}\ \mathbf{R}_{ijk}\ B_i^l(u)\ B_j^m(v)\ B_k^n(w)$$

$\mathbf{u} = (u, v, w)^\mathsf{T}$. Die $\mathbf{P}_{ijk} = H(\mathbf{R}_{ijk}) \in \mathbb{R}^3$ heißen **Bézier-Punkte**. Sie bilden, in der durch die Reihenfolge ihrer Indizes gegebenen Anordnung durch Kanten verbunden, das **Bézier-Gitter** (s. Abb. 6).

$\mathbf{R}_{ijk} = (\omega_{ijk}\mathbf{P}_{ijk}, \omega_{ijk})^\mathsf{T} \in \mathbb{R}^4$ repräsentiert den gleichen Punkt des $\mathbb{R}^3$ wie $\mathbf{P}_{ijk}$ und heißt daher ebenfalls Bézier-Punkt. $\omega_{ijk} \in \mathbb{R}$ heißt **Gewicht** von $\mathbf{P}_{ijk}$.

Entsprechend zur Vorgabe für rationale Bézier-Kurven sei wieder Nicht-Negativität aller Gewichte ω_{ijk} vorausgesetzt, sowie daß alle 8 Eck-Bézier-Punkte des Bézier-Gitters keine Fernpunkte seien.

Als Folge der Tensorprodukt-Definition lassen sich viele Relationen zwischen Bézier-Gitter und rationalem TPB-Volumensegment von

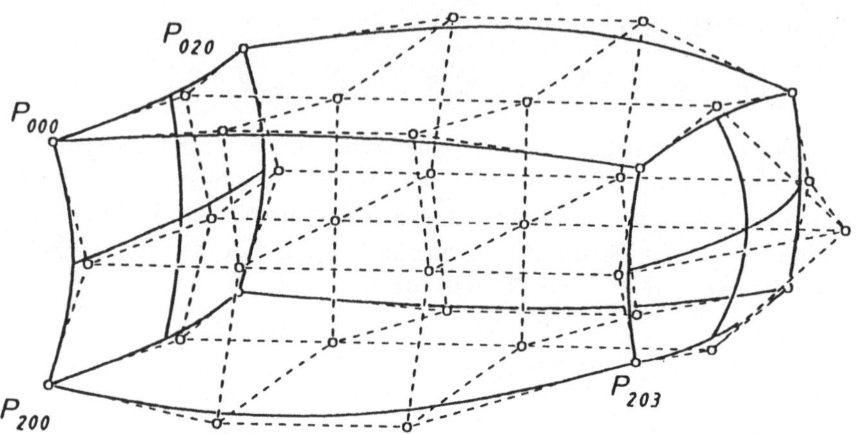

Abb. 6. rationales TPB-Volumen vom Grad (2,2,3); gezeichnet sind die Randkurven und das Bézier-Gitter

dem zu Grunde liegenden Bézier-Kurvenschema ableiten (s. /BÖH-84/, /HOS-89/), resp. kommutieren Konstruktionen in u, in v und in w, wie z. B. die Graderhöhungs- oder die de Casteljau'sche Konstruktion und davon abgeleitete Konstruktionen wie etwa die Segmentierung. So ergibt sich z. B.

- **convex hull property**: Alle Punkte des durch (11) beschriebenen räumlichen Bereiches liegen innerhalb der konvexen Hülle der Bézier Punkte.

- **Parameterflächen**: Die Parameterflächen u = konst. sind rationale TPB-Flächen vom Grad (m, n) und entsprechend die v = konst. resp. w = konst. Parameterflächen.

- **Parameterlinien**: Die Parameterlinien u, v = konst. sind rationale Bézier-Kurven vom Grad n und entsprechend die u, w = konst. und die v, w = konst. Parameterlinien.

- **Randflächen**: Die Randflächen eines rationalen TPB-Volumens sind rationale TPB-Flächen. Ihre Bézier-Netze sind durch die *Randnetze* des Bézier-Gitters gegeben.

- **Randkurven**: Die Randkurven eines rationalen TPB-Volumens sind rationale Bézier-Kurven. Ihre Bézier-Polygone sind durch die Kantenpolygone des Bézier-Gitters gegeben.

- **Eckpunkte**: Die Eckpunkte eines rationalen TPB-Volumens fallen mit den *Eckpunkten* des Bézier-Gitters zusammen.

- **Punktberechnung**: Ein Volumenpunkt $X(u_0)$, $u_0 = (u_0, v_0, w_0)^T$, kann durch fortgesetzte lineare Interpolation, also z. B. für die u-

Richtung durch

$$R^{\beta\delta\xi}_{\alpha\gamma\varepsilon}(u_0) = (1 - u_0)\, R^{\beta-1\,\delta\xi}_{\alpha\gamma\varepsilon}(u_0) + u_0\, R^{\beta\delta\xi}_{\alpha+1\,\gamma\varepsilon}(u_0) \cdot \tag{12}$$

und entsprechend für v und w, mit

$$R^{\alpha\gamma\varepsilon}_{\alpha\gamma\varepsilon} = R_{\alpha\gamma\varepsilon} \quad \text{und} \quad R(u_0) = R^{l\,m\,n}_{0\,0\,0},$$

ermittelt werden. Definition (11) sichert hierbei die Kommutativität von de Casteljau Schritten für verschiedene Parameterrichtungen. Für numerisch stabileres Rechnen empfiehlt sich eine zu (8) entsprechende Modifikation des Algorithmus.

- **Segmentierung**: Ein rationales TPB-Volumen vom Grad (l, m, n) läßt sich durch Anwendung des de Casteljau Algorithmus für $u = u_0$ auf alle Zeilen j, k = konst. des Bézier-Gitters längs der Parameterfläche $u = u_0$ in zwei in u-Richtung C^l-stetig aneinander anschließende TPB-Volumina gleichen Grades zerlegen.

Die Bézier-Punkte R^{ijk}_{0jk} und R^{ljk}_{ijk} der beiden Teilsegmente sind dem de Casteljau Schema entnehmbar. Durch $\bar{u} = \frac{u}{u_0}$ mit $u \in [0, u_0]$ resp. durch $\bar{u} = \frac{u-u_0}{1-u_0}$ mit $u \in [u_0, 1]$ können die beiden Teilsegmente auf das Einheitsintervall $[0,1]$ bezogen werden; entsprechendes gilt für eine Zerlegung in v-resp. in w-Richtung. Definition (11) garantiert hierbei wieder die Kommutativität der Zerlegungsschritte in verschiedene Parameterrichtungen. Bei geeigneter wiederholter Unterteilung konvergiert die Folge der Bézier-Gitter gegen das Bézier-Volumen.

- **Graderhöhung**: Für die Bézier-Punkte $\bar{R}_{ijk}$ der Darstellung

$$\bar{R}(u) = \sum_{i=0}^{l+1} \sum_{j=0}^{m} \sum_{k=0}^{n} \bar{R}_{ijk}\, B^{l+1}_i(u)\, B^m_j(v)\, B^n_k(w)$$

vom Grad $(l+1, m, n)$ eines rationalen TPB-Volumens vom Grad (l, m, n) gemäß (11) gilt

$$\bar{R}_{ijk} = \frac{i}{l+1}\, R_{i-1\,jk} + \left(1 - \frac{i}{l+1}\right) R_{ijk}$$

und entsprechend für eine Graderhöhung in v und w.

Durch mehrmaliges Anwenden der Graderhöhungsvorschrift kann jeder beliebige Grad größer (l, m, n) erreicht werden, und im Grenzübergang $l, m, n \longrightarrow \infty$ konvergiert die Folge der Bézier-Gitter, die durch Graderhöhung auseinander hervorgehen, gegen das durch sie definierte rationale Bézier-Volumen.

4. Rationale TB-Volumina

Ein **rationales Tetraeder-Bezier-Volumen** - kurz **rationales TB-Volumen** - vom Grad n ist definiert durch /KIR-89/

$$X(u) = H(R(u)) \qquad (13)$$

mit

$$R(u) = \sum_{|l|=n} R_l \, B_l^n(u)$$

wobei $\sum_{|l|=n}$ die Bedeutung hat, daß über alle $l = (i, j, k, l)$, die die Bedingung $|l| = i + j + k + l = n$ und $i, j, k, l \geq 0$ erfüllen, zu summieren ist.

$$B_l^n(u) = \frac{n!}{i! \, j! \, k! \, l!} \, u^i \, v^j \, w^k \, t^l$$

heißen **verallgemeinerte Bernstein-Polynome**, wobei $u = (u, v, w, t)^T$ mit $|u| = u + v + w + t = 1$ und $u, v, w, t \geq 0$ **baryzentrische Koordinaten** des $\mathbb{R}^3$, definiert bzgl. des Standardtetraeders des Parameterraumes, bezeichne /MÖB-27/, /FAR-86/. Die $P_l = H(R_l) \in \mathbb{R}^3$ heißen **Bézier-Punkte** und bilden in der durch die Reihenfolge ihrer Indizes gegebenen Anordnung durch Kanten verbunden das **Bézier-Gitter** (s. Abb. 7).

$R_l = (\omega_l P_l, \omega_l)^T \in \mathbb{R}^4$ repräsentiert den gleichen Punkt des $\mathbb{R}^3$ wie P_l und heißt daher ebenfalls Bézier-Punkt. $\omega_l \in \mathbb{R}$ heißt **Gewicht** von P_l.

Es sei wieder Nicht-Negativität aller Gewichte ω_l vorausgesetzt, sowie daß alle 4 Eck-Bézier-Punkte des Bézier-Gitters keine Fernpunkte seien.

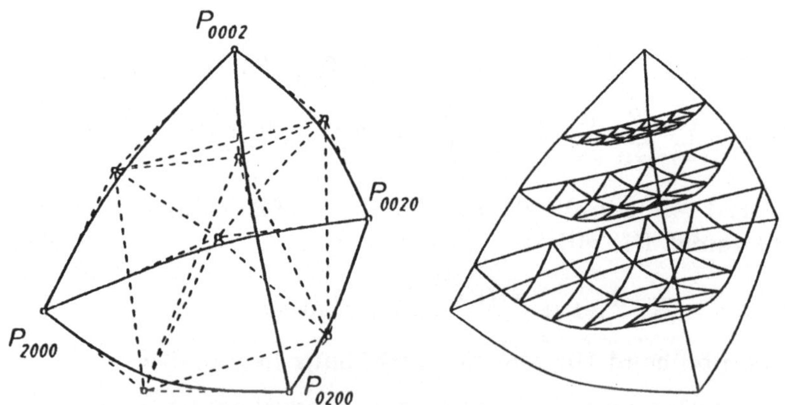

Abb. 7. rationales TB-Volumen vom Grad 2; links sind die Randkurven und das Bézier-Gitter gezeichnet, rechts die Randkurven und die Parameterflächen t = 0.1, 0.4, 0.7.

Zwischen Bézier-Gitter und rationalem TB-Volumen bestehen Relationen, die denen zwischen Bézier-Netz und zugehöriger rationaler

Dreiecks-Bézier-Fläche entsprechen, resp. denen zwischen Bézier-Gitter und nicht rationalem TB-Volumen /LAS-87/. D. h. wie in Abschnitt 3 für rationale TPB-Volumina aufgelistet, sind auch jetzt wieder gegeben: Convex hull property, Parameterflächen und -linien, Randflächen und -kurven, sowie Eckpunkt-Eigenschaft, sowie:

- **Punktberechnung**: Ein Volumenpunkt $X(u_0)$ kann durch fortgesetzte lineare Interpolation (de Casteljau Konstruktion), also durch*

$$R_i^{\alpha+1} = u_0 \, R_{i+e_1}^{\alpha} + v_0 \, R_{i+e_2}^{\alpha} + w_0 \, R_{i+e_3}^{\alpha} + t_0 \, R_{i+e_4}^{\alpha}$$

mit $R_i^0 = R_i$ und $X(u_0) = R_0^n$, ermittelt werden.

Eine numerisch stabilere Punktberechnung folgt aus einer zu (8) analogen Modifikation des Algorithmus.

- **Segmentierung**: Ein rationales TB-Volumen vom Grad n kann durch Kombination mehrerer de Casteljau Algorithmen in beliebige, als rationale TB-Volumina vom Grad n darstellbare Teilsegmente zerlegt werden:

Sind u_k, $k \le 3$, voneinander verschiedene Punkte des Parameterraumtetraeders und bezeichnet $a = (a_0, a_1, a_2, a_3)$ und $\alpha = |a| = a_0 + a_1 + a_2 + a_3$, so lauten die de Casteljau Rekursionsformeln zur Durchführung der Zerlegung*

$$j = 0, \ldots, k: \quad R_i^{a+e_j} = u_j \, R_{i+e_1}^{a} + v_j \, R_{i+e_2}^{a} + w_j \, R_{i+e_3}^{a} + t_j \, R_{i+e_4}^{a}$$

mit $|i| = n - \alpha - 1$ und $R_i^0 = R_i$. Die Bézier-Punkte der Teilsegmente sind den untereinander kommutierenden Konstruktionen entnehmbar und jedes Teilsegment kann mittels einer linearen Transformation $u \to \bar{u}$ wieder auf den Standardtetraeder bezogen werden. So hat z.B. das Teilsegment $\bar{X}(\bar{u})$ von $X(u)$ mit $u_0 = (1,0,0,0)^T$, $u_1 = (0,1,0,0)^T$, u_2, u_3 beliebig, die Bézier-Punkte R_{ij00}^{a} mit $a = (0,0,a_2,a_3)$, $i+j+a_2+a_3 = n$ und die Parametertransformation ist gegeben durch

$$u = \begin{pmatrix} 1 & 0 & u_2 & u_3 \\ 0 & 1 & u_2 & u_3 \\ 0 & 0 & u_2 & u_3 \\ 0 & 0 & u_2 & u_3 \end{pmatrix} \cdot \bar{u}$$

- **Graderhöhung**: Die Bézier-Punkte $\bar{R}_i$ der Darstellung vom Grad $n+1$ eines rationalen TB-Volumina vom Grad n berechnen sich durch*

$$\bar{R}_i = \frac{i}{n+1} R_{i-e_1} + \frac{j}{n+1} R_{i-e_2} + \frac{k}{n+1} R_{i-e_3} + \frac{l}{n+1} R_{i-e_4}$$

Durch mehrmaliges Anwenden der Graderhöhungsvorschriften kann jeder beliebige Grad größer n erzeugt werden.

---

* Es bezeichne $e_1 = (1,0,0,0)$, $e_2 = (0,1,0,0)$, etc.

5. Rationale PB-Volumina

Ein **rationales Pentaeder-Bézier-Volumen** - kurz **rationales PB-Volumen** - vom Grad (m,n) ist definiert durch /KIR-89/

$$X(u,t) = H(R(u,t))$$

mit

$$R(u,t) = \sum_{|l|=m} \sum_{l=0}^{n} R_{l,l}\, B_l^m(u)\, B_l^n(t) \qquad (14)$$

wobei $\sum_{|l|=m}$ die Bedeutung hat, daß über alle $l = (i, j, k)$, die die Bedingungen $|l| = i + j + k = m$ und $i, j, k \geq 0$ erfüllen, zu summieren ist.

$$B_l^m(u) = \frac{m!}{i!\, j!\, k!}\, u^i\, v^j\, w^k$$

bezeichnet **verallgemeinerte Bernstein-Polynome**, $u = (u, v, w)^T$ mit $|u| = u + v + w = 1$ und $u, v, w \geq 0$ **baryzentrische Koordinaten** des $\mathbb{R}^2$, $B_l^n(t)$ die **gewöhnlichen Bernstein-Polynome** gemäß (4).

Sowohl die $P_{l,l} = H(R_{l,l})$ als auch die $R_{l,l} = (\omega_{l,l} P_{l,l},\, \omega_{l,l})^T$ werden wieder als **Bézier-Punkte** bezeichnet, das durch die $P_{l,l}$ gebildete räumliche polygonale Netz als **Bézier-Gitter**, die $\omega_{l,l}$ als **Gewichte**.

Weiter sei wieder Nicht-Negativität aller Gewichte vorausgesetzt, sowie daß alle 6 Eck-Bézier-Punkte des Bézier-Gitters keine Fernpunkte seien.

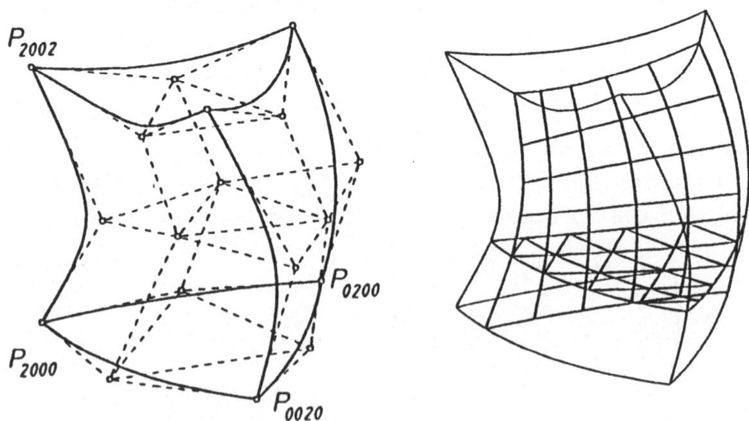

Abb. 8. rationales PB-Volumen vom Grad (2,2); links sind die Randkurven und das Bézier-Gitter gezeichnet, rechts die Randkurven und Parameterflächen $t = t_0$, $w = w_0$.

Entsprechend zu Abschnitt 3 und 4 sind wieder gegeben convex hull property, Parameterflächen und -linien, Randflächen und -kurven, sowie Eckpunkt-Eigenschaft, ferner:

■ **Punktberechnung**: Ein Volumenpunkt $X(u_0, t_0)$ berechnet sich durch untereinander kommutierende fortgesetzte lineare Interpolation in u und in t (de Casteljau Konstruktionen), also durch *

$$R_{i,\alpha}^{\gamma,\beta} = (1 - t_0)\, R_{i,\alpha}^{\gamma,\beta-1} + t_0\, R_{i,\alpha+1}^{\gamma,\beta}$$

$$R_{i,\alpha}^{\gamma+1,\beta} = u_0\, R_{i+e_1,\alpha}^{\gamma,\beta} + v_0\, R_{i+e_2,\alpha}^{\gamma,\beta} + w_0\, R_{i+e_3,\alpha}^{\gamma,\beta}$$

mit

$$R_{i,i}^{0,i} = R_{i,i} \quad \text{und} \quad X(u_0, t_0) = R_{0,0}^{m,n}.$$

Das in den vorhergehenden Abschnitten bzgl. der numerischen Stabilität gesagte, gilt hier analog.

■ **Segmentierung**: Eine Unterteilung bzgl. des t-Parameters kann mit Hilfe des auf den Parameter t bezogenen de Casteljau Algorithmus (vgl. mit Abschnitt 3) geschehen, eine Segmentierung bzgl. u mit Hilfe von auf u bezogene de Casteljau Algorithmen (vgl. mit Abschnitt 4, s.a. /LAS-87/). (14) impliziert die Kommutativität beider Algorithmen.

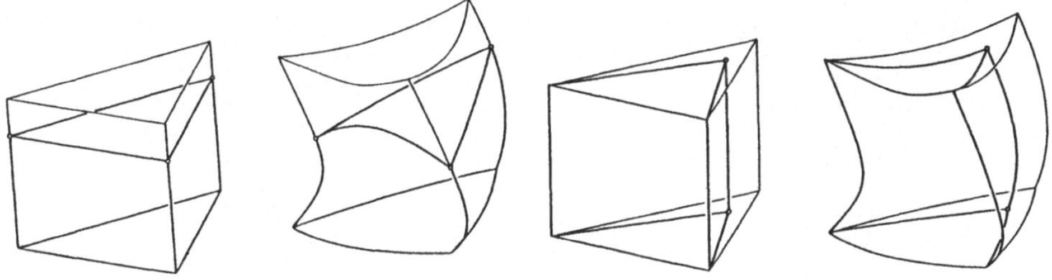

Abb. 9. Segmentierung bzgl. t (links) und bzgl. u (rechts)

■ **Graderhöhung**: Für rationale PB-Volumina kann als Folge der Definition (14) unabhängig voneinander eine Graderhöhung in t und in u durchgeführt werden:

Die Bézier-Punkte $\overline{R}_{i,i}$ der Darstellung vom Grad $(m, n+1)$ eines rationalen PB-Volumina vom Grad (m, n) berechnen sich durch

$$\overline{R}_{i,i} = \frac{i}{n+1}\, R_{i,i-1} + \left(1 - \frac{i}{n+1}\right) R_{i,i}.$$

Die Bézier-Punkte $\overline{R}_{i,i}$ der Darstellung vom Grad $(m+1, n)$ eines rationalen PB-Volumina vom Grad (m, n) berechnen sich durch *

$$\overline{R}_{i,i} = \frac{i}{m+1}\, R_{i-e_1,i} + \frac{j}{m+1}\, R_{i-e_2,i} + \frac{k}{m+1}\, R_{i-e_3,i}$$

---

* Es bezeichne $e_1 = (1,0,0)$, $e_2 = (0,1,0)$, $e_3 = (0,0,1)$.

6. Visualisierung rationaler Bézier-Volumina

(Rationale) Volumina lassen sich durch graphische Wiedergabe einiger Parameterflächen visualisieren, wie dies z. B. in den Abbildungen 6 - 8 geschehen ist. Eine alternative Darstellungsmöglichkeit bildet die Erzeugung von Schnitten, also z. B. von Längsschnitten und von Querschnitten (s. Abb. 12 und 13).

Die dem Algorithmus zu Grunde liegende Idee kann am Beispiel der Erzeugung eines Querschnittes erläutert werden (s. Abb. 11):

Von den in Richtung der Längsachse variierenden Parameterflächen des Volumens wird eine frei wählbare Anzahl auf eine mögliche Durchdringung mit der Ebene überprüft und gegebenenfalls die Durchdringung ermittelt. Zusätzlich werden dann noch die Randflächen des Volumens auf Schnitt mit der Ebene überprüft.

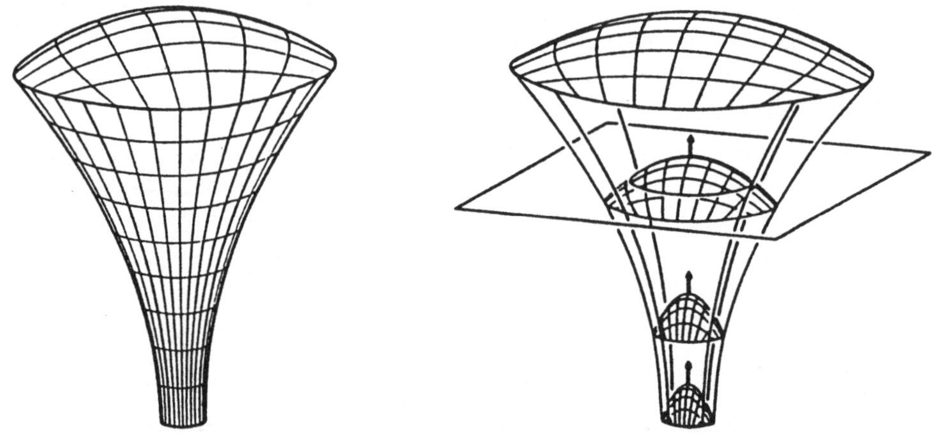

Abb. 10. triquadratisches TPB-Volumen   Abb. 11. Idee des Algorithmus

Den Kern des Algorithmus bildet somit eine *Subroutine* zur Berechnung des Schnittes einer beliebig gekrümmten Fläche in Parameterdarstellung mit einer Ebene, die in das Hauptprogramm einzubinden ist. Da die Vorgehensweise auch die gleiche bleiben kann, falls das Volumen mit Ebenen parallel zur Längsachse, mit Ebenen in beliebiger Stellung zur Längsachse oder gar mit beliebig gekrümmten Flächen geschnitten werden soll, können mit dem Algorithmus auch derartige Schnitte erzeugt werden, sofern ein geeigneter Schnittalgorithmus zur Ermittlung der Durchdringung zweier rationaler Flächen in Parameterdarstellung zur Verfügung steht. Als Anwendung nichtebener Schnitte von Volumina sei z. B. die Erzeugung von Bohrlöchern, von Nuten oder auch das Verschneiden zweier Freiform-Volumina genannt.

Da sowohl die Randflächen als auch die Parameterflächen eines rationalen Bézier-Volumens rationale Bézier-Flächen sind, kann die Subroutine zur Berechnung der Durchdringung zweier beliebig gekrümmter Flächen in Parameterdarstellung aus einem Schnittalgorithmus bestehen, der speziell für Flächen in rationaler Bézier-Darstellung geschrieben wird.

Für polynomiale Darstellungen wurde ein derartiger, auf der divide-and-conquer Strategie basierender Algorithmus beschrieben in /LAS-87/. Auf Grund der Definition rationaler Darstellungen über nicht rationale, homogene Darstellungen des $\mathbb{R}^4$ kann der in /LAS-87/ gegebene Algorithmus unmittelbar auf den rationalen Fall übertragen werden, weshalb wir hier auf eine weitere, detailliertere Beschreibung verzichten möchten.

Die Abbildungen 12 und 13 zeigen zwei Beispiele.

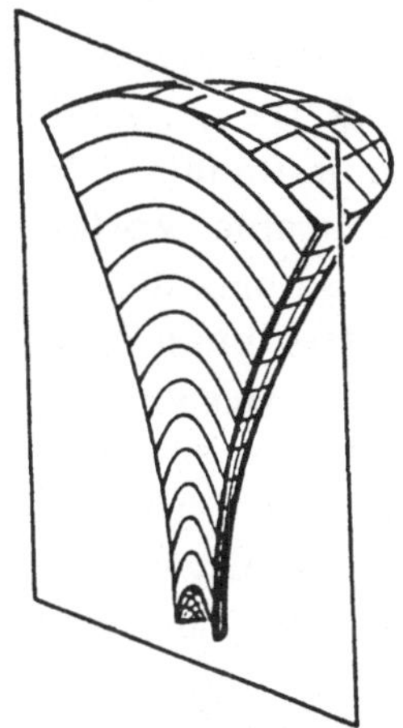

Abb. 12. Längsschnitt

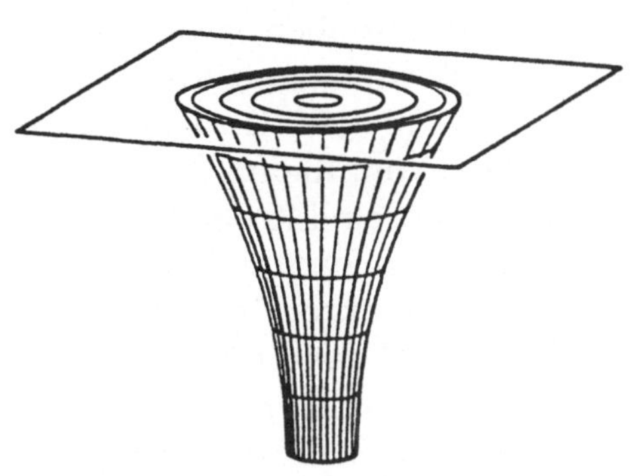

Abb. 13. Querschnitt

7. Realisierung von 3D-Primitiven

In Verallgemeinerung zu Satz 1 lassen sich mit rationalen TPB-Flächen auf einfache Weise Rotationsvolumina erzeugen /KIR-89/:

Satz 2: Sei $R(u,v)$ die homogene Form einer rationalen TPB-Fläche vom Grad (l,m) in (u,v). Das rationale TPB-Volumen $R^*(u,v,w)$ vom Grad $(l,m,2)$, in homogener Form

$$R^*(u,v,w) = \sum_{i=0}^{l} \sum_{j=0}^{m} \sum_{k=0}^{2} M_k R_{ij} \, B_i^l(u) \, B_j^m(v) \, B_k^2(w),$$

mit M_k, $k = 0, 1, 2$, aus Satz 1, beschreibt eine Drehung der rationalen TPB-Fläche $R(u,v,w)$ um die z-Achse um den Winkel α mit $|\alpha| \le 180°$.

Eine Einschränkung von Satz 2 auf rationale Bézier-Kurven führt auf Rotationsflächen in der Darstellung als rationale TPB-Flächen vom Grad $(1, 2)$.

Durch geeignete Vorgaben rat. TPB-Flächen lassen sich Rotationsvolumina wie Zylinder, Kugel, Torus etc. erzeugen (Abb. 14–16). Geht die vorgegebene Fläche für $u = u_0$, $v = v_0$ durch die Rotationsachse, so entartet das Rotationsvolumen derart, daß $\mathbf{R}^*(u_0, v_0, w) = \mathbf{R}(u_0, v_0)$ für alle $w \in [0,1]$. Dies ist sinnvoll, wenn man z. B. einen Zylinder mit Rotationsflächen als Parameterflächen durch ein rat. TPB-Volumen darstellen will. Auf diese Weise läßt sich auch eine **"Vollkugel"** als rationales TPB-Volumen vom Grad $(1, 2, 2)$ darstellen. Dazu gehen wir aus von der linearen Bézier-Kurve

$$\mathbf{R}(u) = (-1, 0, 0, 1)^\top \, B_0^1(u) + (1, 0, 0, 1)^\top \, B_1^1(u)$$

und erzeugen eine Vollkugel durch 180°-Drehung um die y-Achse mit anschließender 180°-Drehung um die x-Achse (s. Abb. 16): Wir erhalten so zunächst eine Kreisscheibe $\mathbf{R}^*$. $\mathbf{R}^*(u_0, v)$ und $\mathbf{R}^*(1 - u_0, v)$ mit $u = u_0$, $v \in [0,1]$ beschreiben jeweils einen Halbkreis mit Radius $2 \cdot |u_0 - 0.5|$. Die 180°-Drehung um die x-Achse liefert dann eine Vollkugel $\mathbf{R}^{**}$. $\mathbf{R}^{**}(u_0, v, w)$ und $\mathbf{R}^{**}(1 - u_0, v, w)$ beschreiben zusammen die Oberfläche einer Kugel vom Radius $2 \cdot |u_0 - 0.5|$. Alle Parameterlinien $\mathbf{R}^{**}(u_0, v, w_0)$, $\mathbf{R}^{**}(u_0, v_0, w)$ sind Kreisbögen, $\mathbf{R}^{**}(u, v_0, w_0)$ sind Geradenstücke. Bis auf die acht Eckpunkte des rationalen TPB-Volumens sind alle Bézier-Punkte Fernpunkte. Dabei treten vier Fernpunkte der Form $(0, 0, 0, 0)^\top$ auf. Eine Vollkugel, die durch Drehen um die y-Achse mit anschliessendem Drehen um die z-Achse konstruiert wurde, besitzt nur zwei Fernpunkte der Art $(0, 0, 0, 0)^\top$.

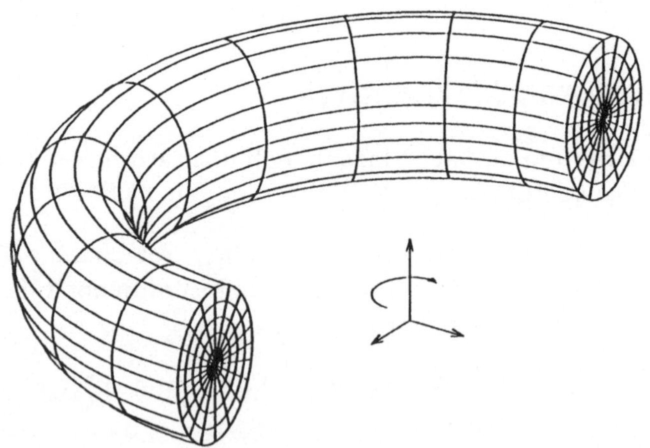

Abb. 14. Torussegment als rationales TPB-Volumen vom Grad $(1, 2, 2)$

Beim Beweis zu den Rotationsvolumina, d. h. von Satz 2, wird jede Parameterlinie $\mathbf{R}(u_0, v_0, w)$ auf die Form der rationalen Bézier-Kurve von Satz 1 zurückgeführt. Wählt man andere Matrizen $\mathbf{M}_k$, so übernehmen alle Parameterlinien $\mathbf{R}(u_0, v_0, w)$ die dadurch gegebene Geometrie. Geht man z. B. analog zu (10) vor, so sind je nach Wahl von s diese Parameterlinien entweder Ellipsen-, Parabel- oder Hyperbelbögen. Diese Geometrie überträgt sich dann natürlich auch auf Parameterflächen und Volumina. *

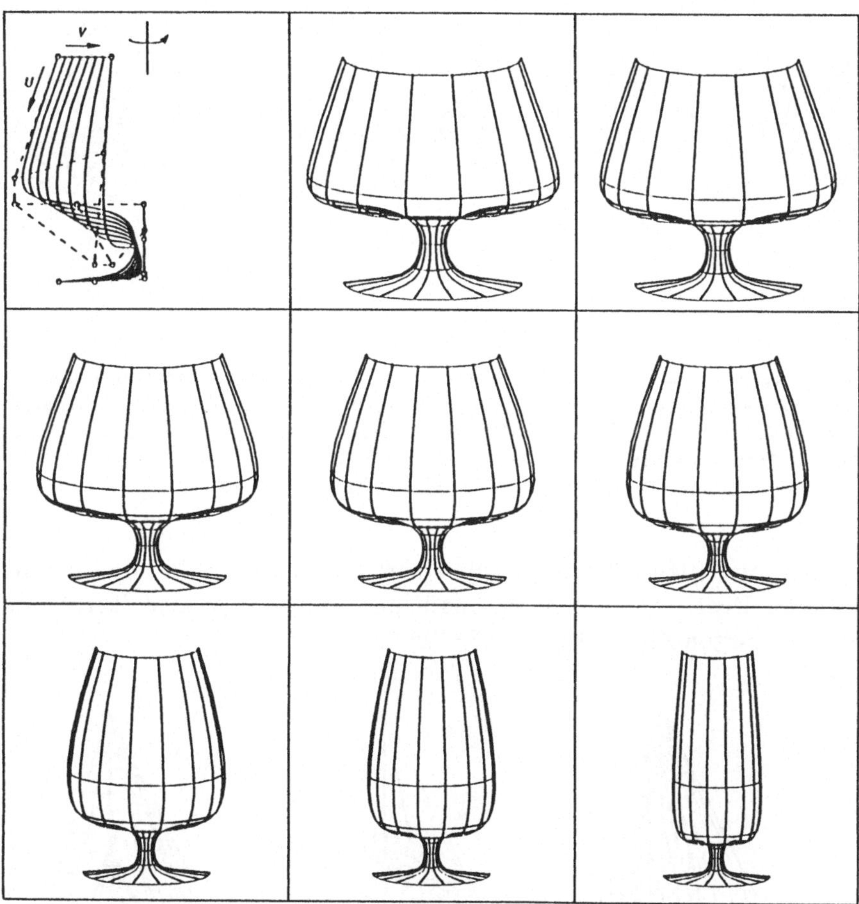

Abb. 15. rationales TPB-Volumen von Grad (7,1, 2) als Rotationsvolumen. Links oben ist die Ausgangsfläche mit den Parameterlinien $v = 0$, 1/7, 2/7, $\cdots$, 1 gezeichnet. Daran anschließend die zugehörigen u, w-Parameterflächen $v_i = i/7 = $ konst. des Rotationsvolumens.

---

* Für eine ausführliche Behandlung der Erzeugung von 3D-Primitiven durch rationale Bézier-Volumina siehe /LAS-90a/.

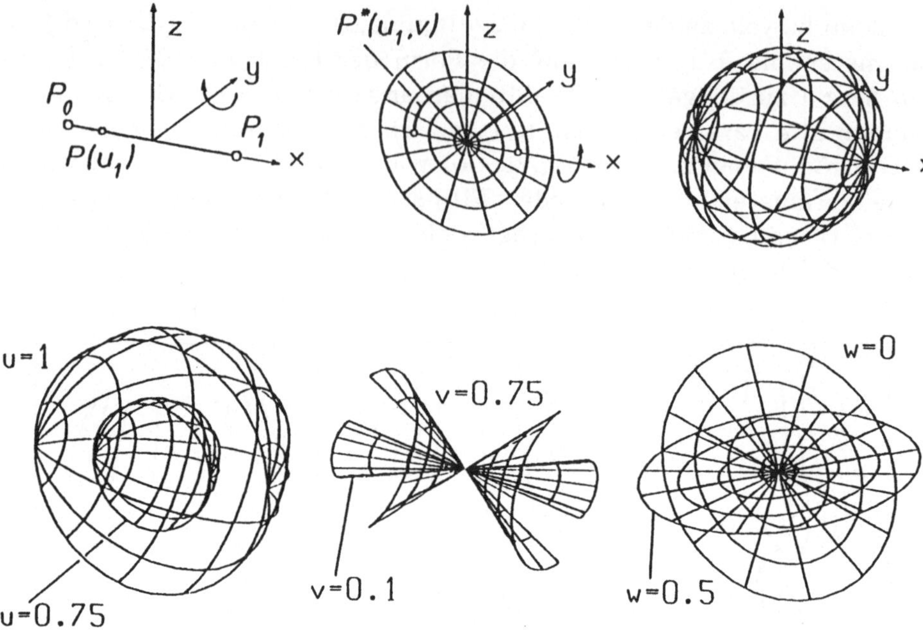

Abb. 16. Konstruktion einer Vollkugel. Oben links ist die Ausgangs-
kurve mit einem Kurvenpunkt eingezeichnet. Daneben die daraus erzeugte Kreisscheibe $\mathbf{R}^*$ und die zum Kurvenpunkt gehörende Parameterlinie. Oben rechts sind die Parameterflächen $u = 0$ und $u = 1$ der
Vollkugel $\mathbf{R}^{**}(u,v,w)$ gezeichnet.

Auch mit Hilfe rationaler PB-Volumina lassen sich, ausgehend von
rationalen Dreiecks-Bézier-Flächen, auf einfache Weise Rotationsvolumina erzeugen /KIR-89/, /LAS-90a/.

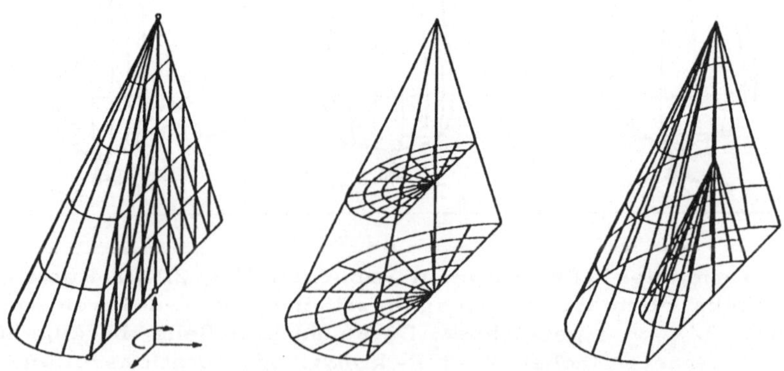

Abb. 17. Rotationskegel als rationales PB-Volumen.
Links: Halbkegel (Ausgangsfläche etwas hervorgehoben),
mitte und rechts: einige Parameterflächen

Bemerkung: Eine detailiertere Beschreibung rationaler trivariater Darstellungen nach der Bernstein-Bézier-Methode, im speziellen auch die Ableitungsberechnung und Anschlußkonstruktionen, wurde in /KIR-89/ gegeben.

Literatur

/ALF-89/   Alfeld, P.: Scattered Data Interpolation in Three or More Variables. in Lyche, T.; Schumaker, L. L. (ed.): Mathematical Methods in Computer Aided Geometric Design. Academic Press (1989) 1 - 33

/BAR-84/   Barnhill, R. E.; Stead, S. E.: Multistage trivariate surfaces. Rocky Mountain Journal of Mathematics 14 (1984) 103 - 118

/BAR-85/   Barnhill, R. E.: Surfaces in computer-aided geometric design: a survey with new results. Computer Aided Geometric Design 2 (1985) 1 - 17

/BAR-87/   Barnhill, R. E.; Makatura, G. T.; Stead, S. E.: A New Look at Higher Dimensional Surfaces through Computer Graphics. in Farin, G. (ed.): Geometric Modeling, Algorithms and New Trends. SIAM (1987) 123 - 129

/BÖH-84/   Böhm, W.; Farin, G.; Kahmann, J.: A survey of curve and surface methods in CAGD. Computer Aided Geometric Design 1 (1984) 1 - 60

/CAS-85/   Casale, M. S,; Stanton, E. L.: An overview of analytic solid modeling. IEEE Computer Graphics and Applications 5 (1985) 45 - 56

/DUV-89/   Duvenbeck, H.; Schmidt, A.: Darstellung 2- und 3-dimensionaler Strömungen. Rheinische Friedrich-Wilhelms-Univesität Bonn, Sonderforschungsbereich 256, Report No. 1 (1989)

/FAR-83/   Farin. G.: Algorithms for rational Bézier curves. Computer-aided design 2 (1983) 73 - 77

/FAR-86/   Farin, G.: Triangular Bernstein-Bézier patches. Computer Aided Geometric Design 3 (1986) 83 - 128

/FAR-87/   Farin, G.; Piper, G.; Worsey, A. J.: The octant of a sphere as a non-degenerate triangular Bézier-patch. Computer Aided Geometric Design 4 (1987) 329 - 332

/FAR-89/   Farin. G.: Rational Curves and Surfaces. in Lyche, T.;
             Schumaker, L. L. (ed.): Mathematical Methods in
             Computer Aided Geometric Design. Academic Press
             (1989) 215 - 238

/FARO-87/   Farouki, R. T.; Hinds, J. K.: A hierarchy of geometric
             forms. IEEE Computer Graphics & Applications 5 (1987)
             51 - 78

/FOL-87/   Foley, Th. A.: Interpolation and approximation of 3-D
             and 4-D scattered data. Comput. Math. Applic. 13 (1987)
             711 - 740

/GRI-87/   Grieger, I.: Graphische Datenverarbeitung. Mathemati-
             sche Methoden. Springer Hochschultext, Springer 1987

/HOS-89/   Hoschek, J.; Lasser, D.: Grundlagen der Geometrischen
             Datenverarbeitung. Teubner 1989.

/KIR-89/   Kirchgeßner, P.: Rationale Bézier-Volumina. Diplomar-
             beit Darmstadt 1989

/LAS-84/   Lasser, D.: Eine neuer Aspekt des de Casteljau Algorith-
             mus. TH-Darmstadt Preprint Nr. 853 (1984)

/LAS-85/   Lasser, D.: Bernstein-Bézier Representation of Volumes.
             Computer Aided Geometric Design 2 (1985) 145 - 150

/LAS-87/   Lasser, D.: Bernstein Bezier-Darstellung trivariater
             Splines. Diss. Darmstadt. 1987.

/LAS-89/   Lasser, D.: Bernstein-Bézier Representation of Solid Mo-
             dels. in Strasser, W.; Seidel, H.P. (ed.): Theory and Prac-
             tice of Geometric Modeling. Springer (1989) 109 - 125

/LAS-90/   Lasser, D.: Schnittalgorithmus für Freiform-Volumina.
             it Informationstechnik 2 (1990) 135 - 141

/LAS-90a/   Lasser, D.; Kirchgeßner, P.: Definition of Solid Primitives
             by Rational Bézier Volumes. in Vorbereitung

/MÖB-27/   Möbius, A. F.: Der barycentrische Calcul. (1827) in
             Möbius, A. F.: Gesammelte Werke, Band I, Wiesbaden,
             Dr. Sändig oHG (1967)

/PET-84/   Petersen, C. S.: Adaptive contouring of three-dimen-
             sional surfaces. Computer Aided Geometric Design 1
             (1984) 61 - 74

/PET-87/   Petersen, C. S.; Piper, B. R.; Worsey, A. J.: Adaptive
             Contouring of a trivariate interpolant. in Farin, G. (ed.):
             Geometric Modeling, Algorithms and New Trends. SIAM
             (1987) 385 - 395

/PIE-86/   Piegl, L.: A geometric investigation of the rational Bézier scheme in CAD. Computers in Industry 7 (1986) 401 - 410

/PIE-87/   Piegl, L.: On the use of infinite control points in CAGD. Computer Aided Geometric Design 4 (1987) 155 - 166

/RAT-88/   Rath, W.: Computergestützte Darstellung von Hyperflächen des $\mathbb{R}^4$ und deren Anwendungsmöglichkeiten im CAGD. CAD und Computergraphic 11 (1988) 111 - 117

/SAB-87/   Sabonnadiere, J. C.; Coulomb, J. L.: Finite Element Methods in CAD: Electrical and Magnetic Fields. Springer 1987

/SED-85/   Sederberg, Th. W.: Piecewise algebraic surface patches. Computer Aided Geometric Design 2 (1985) 53 - 59

/SED-86/   Sederberg, Th. W.; Parry, S. R.: Free-form deformation of solid geometric models. ACM 20 (1986) 151 - 160

/SED-87/   Sederberg, Th. W.: Algebraic geometry for surface and solid modeling. in Farin, G. (ed.): Geometric Modeling. Algorithms and New Trends. SIAM (1987) 28 - 42

/SEW-88/   Sewell, G.: Plotting Contour Surfaces of a Function of Three Variables. Algorithms 657. ACM Trans. Math. Software 14 (1988) 33 - 44

/ZIE-77/   Zienkiewicz, O. C.: The Finite Element Method. McGraw Hill 1977

Interpolation und Visualisierung von Körpern aus ebenen Schnitten

B. Geiger*, H. Müller**

*INRIA Sophia Antipolis, Valbonne, Frankreich

**Institut für Informatik, Universität Freiburg

Zusammenfassung

Gegenstand dieses Beitrags sind Verfahren zur Interpolation von Körpern aus dünnen Beschreibungen zum Zwecke der schattierten Visualisierung. Die Interpolation wird dabei mit Hilfe der Delaunay-Technik durchgeführt. Der Schwerpunkt liegt bei der Interpolation von Körpern aus Schnittfolgen, wie sie etwa in der Tomographie, der Mikroskopie, der Kartographie und der Ultraschalltechnik auftreten. Ausführlich behandelt wird die automatische Interpolation sich verzweigender Objekte aus parallel liegenden Schnitten. Ferner wird ein Verfahren zur Behandlung beliebig liegender, sich auch schneidender Schnittebenen skizziert. Ergebnis der Interpolationsalgorithmen sind Tetraedermengen, die sich zur schattierten Visualisierung, aber auch zur Weiterverarbeitung durch numerische Simulationsprogramme eignen.

1 Übersicht

Zur Visualisierung räumlicher Daten stehen heute Rechnersysteme zur Verfügung, die die praktisch verzögerungsfreie interaktive graphische Manipulation auch in schattierter Darstellung ermöglichen. Diese Graphik-Arbeitsplatzrechner, deren Leistungsfähigkeit rasant wächst, unterstützen die klassischen graphischen Darstellungsprimitive *Punkt*, *Strecke* und *Polygon* besonders effizient.

Eine völlig andere Darstellungstechnik sind die Voxelmodelle. Voxelmodelle sind dreidimensionale Rasterbilder. Solche Daten fallen in natürlicher Weise bei Tomographietechniken an, die Sequenzen parallel liegender Schnittbilder eines Körpers liefern. An der graphischen Darstellung von Voxelmodellen wird schon seit längerer Zeit gearbeitet ([HER79], [HER83], [TOT84], [VAN84], [CHE85], [FRI85], [MÜL85], [OHA85], [ALT86], [PAT86], [HÖH87], [LAN88], [HER88], [LEV88], [THE90]). Besonderes Interesse findet diese Methode aber erst in jüngerer Zeit, wohl bedingt durch die Verbesserung der bildgebenden Verfahren in der Medizin, was die Auflösung des Schnittbildmaterials, damit zusammenhängend die Belastung des Patienten und die Steigerung der zur Verfügung stehenden Rechnerleistung betrifft. Auch für nichtmedizinische Visualisierungsaufgaben findet die Voxeltechnik Anwendung ([KAU88],

[MAR88]). Ferner wird an Hardware-Lösungen gearbeitet, die die interaktive graphische Manipulation in Echtzeit auch von Voxelmodellen ermöglichen ([MEA84], [JAC85], [GOL85], [KAU88]).

Voxelmodelle beschreiben das zu visualisierende Objekt bis zu einem auflösungsbedingten Grad an Genauigkeit. Das Voxelgitter muß hinreichend fein sein, um eine realistische Darstellung zu erhalten. Bei Anwendungen, die die benötigte Datendichte nicht zur Verfügung stellen, ist eine realistisch wirkende Darstellung ohne den Einsatz von Interpolationsverfahren nicht möglich. Müssen Interpolationsverfahren eingesetzt werden, ist zumindest heute noch bei Anwendungen, die direkte interaktive graphische Manipulation erfordern, die polygonorientierte Darstellung vorzuziehen.

Wir beschäftigen uns hier mit der Visualisierung von irregulären Körpern, die durch relativ grobe Information vorgegeben sind. Die Beschreibung geschieht durch Punkte im Raum, die mit zusätzlicher Strukturinformation versehen sein können. Beispiele hierfür sind

- *Räumliche Zellzerlegung*

- *Oberflächennetz*

- *Schnittkonturen*

- *Außenvektorfeld*: An jedem Punkt ist ein Vektor angebracht. Für innere Punkte ist dieses der Nullvektor. Für Punkte auf der Oberfläche zeigt der Vektor nach außen. Er kann etwa als äußerer Normalenvektor oder als die Abtastrichtung bei der Datenerfassung interpretiert werden ([ALE87], [BOI89b]).

- *Dichte*: Dieses ist eine implizite strukturelle Information. Man betrachtet die von je zwei Punkten induzierten Tetraeder. Unter diesen werden diejenigen ausgewählt, deren Umkugel keine Punkte im Inneren enthält. Die Menge wird weiter reduziert auf diejenigen, deren Radius kleiner als eine vorgegebene Schranke ist. Damit werden Raumbereiche extrahiert, in denen die Punkte eine gewisse Mindestdichte haben.

Beabsichtigt ist in allen Fällen die schattierte Darstellung der Oberfläche des Körpers, gegebenenfalls aber auch von Teilkörpern, die durch skalare oder vektorielle Werte, die den beschreibenden Daten zugeordnet sind, etwa in Form von Isoflächen entstehen.

Die ersten beiden Beispiele sind so unmittelbar zur Visualisierung geeignet. Das dritte und das vierte Beispiel führen sinnvollerweise, das fünfte zwangsläufig auf sogenannte *Delaunay-Triangulierungen*. Delaunay-Triangulierungen von Punktmengen haben den Vorteil, daß sie eher benachbarte Punkte verbinden. Dadurch kann die Form der Triangulierung sehr genau über die Dichteverteilung der Punktmenge gesteuert werden. Ein Beispiel ist die *Alpha-Shape-Methode* [Ede87], einer Verallgemeinerung der konvexen Hülle, die eine Lösungmöglichkeit für das fünfte Problem darstellt. Die wesentliche im folgenden benötigte Information zu Delaunay-Triangulierungen ist in Kapitel 2 zusammengestellt.

Wir wollen uns hier mit dem dritten Problem beschäftigen. In Kapitel 3 wird ein Verfahren vorgestellt, das die räumliche Delaunay-Triangulierung von Punktmengen, die auf zwei parallel liegenden Ebenen gegeben sind, durch Reduktion auf den zweidimensionalen Fall löst. Dieses Verfahren wird in Kapitel 4 zur Interpolation von Körpern aus Konturen in parallelen Schnittebenen verwendet. Es zeichnet sich gegenüber vielen anderen zahlreich in der Literatur zu findenden Verfahren ([KEP75], [FUC77], [CHR78], [SHA81], [ZYD87], [GRA87], [ANJ87], [ROB87], [STI88], [FRE90]) dadurch aus, daß auch Verzweigungen automatisch in praktisch immer der beabsichtigten Form interpoliert werden. Es wurde in Zusammenarbeit mit seinem Entwickler [BOI89a] in eine leistungsfähige Implementierung, das REPROS-System (Reconstruction from Planar Cross Sections), umgesetzt.

Gegenstand von Kapitel 5 ist die Interpolation von Körpern aus Konturen in Schnittebenen, die beliebig angeordnet sein dürfen und sich auch schneiden können. Solche Daten fallen etwa im Zusammenhang mit Ultraschalluntersuchungen an, die mit einem frei beweglichen Sensor durchgeführt werden ([NAK84], [BRI85]). Methodisch wird dabei so vorgegangen, daß aus den Schnittebenen zunächst eine räumliche Zerlegung in konvexe Polyeder abgeleitet wird. Die konvexen Polyeder werden anschließend unter Berücksichtigung der Konturinformation nach Delaunay trianguliert.

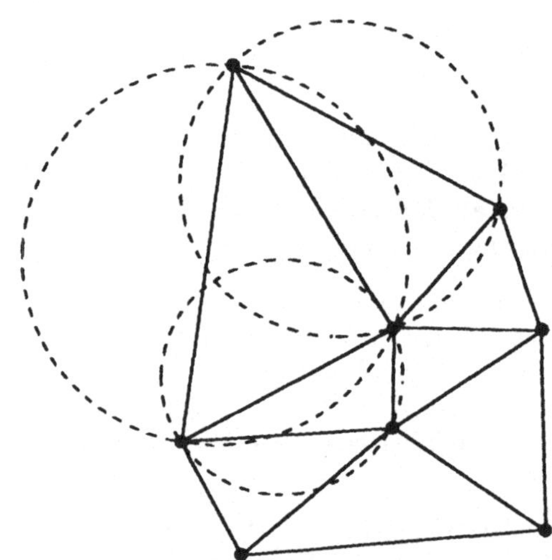

Abb. 1: *Beispiel einer Delaunay-Triangulierung*

2 Delaunay-Triangulierung

Eine *Triangulierung* ist eine Zerlegung der konvexen Hülle von n gegebenen Punkten $p_1, p_2, \ldots, p_n$ in der Ebene (im Raum) in Dreiecke (Tetraeder), die durch Einfügen sich nicht kreuzender Strecken (sich nicht kreuzender Dreiecke) zwischen gegebenen Punkten entsteht. Jede Punktmenge kann auf diese Weise trianguliert werden. Eine Teilmenge der Ebene (des Raums) genügt der *Umkreisbedingung* bezüglich n gegebener Punkte $p_1, p_2, \ldots, p_n$, falls sie einen Umkreis (eine Umkugel) besitzt, für den keiner der gegebenen Punkte im Inneren liegt. Eine *Delaunay-Kante* ist eine Kante mit zwei der n Punkte als Eckpunkte, die bezüglich der gegebenen Punkte die Umkreisbedingung erfüllt. Ein *Delaunay-Dreieck (Delaunay-Tetraeder)* ist ein Dreieck (Tetraeder) mit drei von n Punkten als Eckpunkte, das bezüglich der gegebenen Punkte die Umkreisbedingung erfüllt. Eine *Delaunay-Triangulierung* ist eine Triangulierung, die nur aus Delaunay-Dreiecken (Delaunay-Tetraedern) bezüglich der gegebenen Punkte besteht (Abb. 1).

Zu jeder endlichen Punktmenge gibt es eine Delaunay-Triangulierung. Sind keine vier der gegebenen Punkte kozyklisch (kosphärisch), dann ist die Delaunay-Triangulierung eindeutig. Unter der gleiche Bedingung gelten ferner die folgenden Aussagen. Eine ebene Triangulierung ist genau dann eine Delaunay-Triangulierung, wenn jede Kante Delaunay-Kante ist. Die Kanten der Delaunay-Triangulierung sind genau die Delaunay-Kanten der gegebenen Punktmenge. Die Dreiecke einer Delaunay-Triangulierung sind genau die Delaunay-Dreiecke der gegebenen Punktmenge.

Die Delaunay-Bedingung führt zu ausgeglichenen kompakten Polyedern. Die kompakte Form der Tetraeder ist von Vorteil bei der Weiterbearbeitung, etwa in numerischen Simulationen basierend auf der Finite-Elemente-Technik (FEM) [ZIE77], aber auch bei der Visualisierung und Bilderzeugung.

Die zweidimensionale Delaunay-Triangulierung kann durch sukzessives Hinzunehmen von Punkten durchgeführt werden [GUI85]. Angenommen, eine bereits konstruierte Triangulierung wird um einen weiteren Punkt **x** erweitert. Dazu ist zunächst das Dreieck herauszufinden, in das **x** hineinfällt. **X** wird mit den Eckpunkten des gefundenen Dreiecks verbunden, wodurch eine neue Triangulierung entsteht, vgl. Abb. 2. Es kann gezeigt werden, daß die dadurch eingeführten neuen Kanten

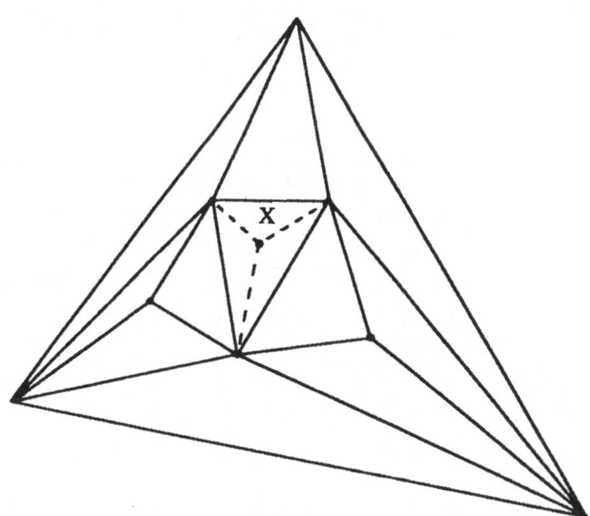

Abb. 2: *Die Hinzunahme eines neuen Punktes*

Delaunay-Kanten sind. Allerdings kann es passieren, daß Kanten des alten Dreiecks diese Eigenschaft nicht mehr haben. Diese Kanten werden durch *Umklappen* eliminiert, so wie das in Abb. 3 gezeigt wird. Die neue Kante hat die Delaunay-

96

Eigenschaft, während die dem Punkt **x** jetzt neu gegenüberliegenden Punkte die Delaunay-Eigenschaft möglicherweise verloren haben. Diese können durch erneutes Anwenden der Vertausche-Operation in Ordnung gebracht werden. Spätestens wenn alle Punkte mit **x** verbunden sind, ist eine vollständige Delaunay-Triangulierung erreicht.

Der hier beschriebene Einfügealgorithmus kann im schlechtesten Fall ein recht ungünstiges Zeitverhalten aufweisen. Dieser tritt dann ein, wenn für jeden einzufügenden Punkt jede Kante zu einem der schon vorhandenen Punkte zu testen ist. Der resultierende Zeitaufwand ist dann quadratisch zur Anzahl der zu triangulierenden Punkte. Es zeigt sich aber, daß dieser Fall praktisch nie auftritt, sondern daß üblicherweise nur sehr wenige Kanten umzuklappen sind, um die Delaunay-Bedingung wieder herzustellen.

Der Einfügealgorithmus kann in höheren Dimensionen verallgemeinert werden ([BOW81], [WAT81], [HER82]). Durch die Transformation $(x_1, \ldots, x_d) \rightarrow (x_1, \ldots, x_d, x_1^2 + \ldots + x_d^2)$, die die gegebenen d-dimensionalen Punkte in $(d+1)$-dimensionale Punkte abbildet, wird die Aufgabe eine Delaunay-Triangulierung zu konstruieren, auf die Berechnung der konvexen Hülle der transformierten Punkte reduziert. Die "unteren" Facetten des resultierenden Polytops korrespondieren eineindeutig mit den Zellen der Delaunay-Triangulierung. Dadurch wird die Vielzahl der existierenden Algorithmen zur Berechnung der konvexen Hülle einsetzbar. Ein Beispiel ist das *Beneath-Beyond*-Verfahren, das ebenfalls inkrementell arbeitet. Der Zeitaufwand für die Berechnung einer d-dimensionalen konvexen Hülle mit diesem Algorithmus ist $O(n \log n + n^{\lfloor (d+1)/2 \rfloor})$, der Speicherplatzbedarf ist $O(n^{\lfloor d/2 \rfloor})$, n die Anzahl der gegebenen Punkte. Die ebene Delaunay-Triangulierung kann also in $O(n \log n)$ Zeit und die räumliche in $O(n^2)$ Zeit berechnet werden. Details hierzu sind bei [EDE87] zu finden. [BUC88] gibt einen Divide-and-Conquer-Algorithmus für den räumlichen Fall an. Von [SAX90] wird die Parallelisierbarkeit im Zusammenhang mit einer möglichen Hardware-Implementierung untersucht.

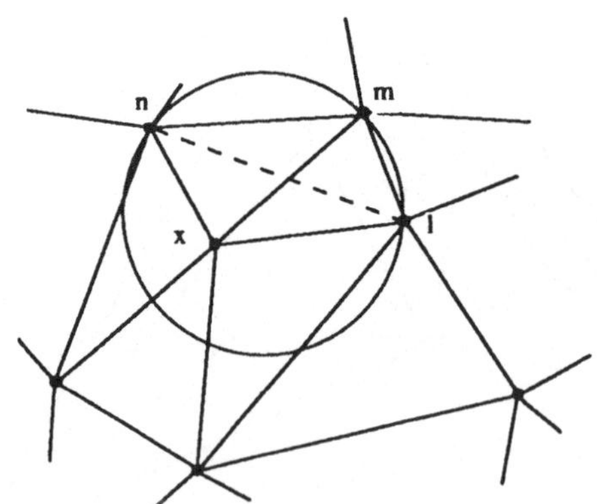

Abb. 3: *Die Vertausche-Operation von Kanten*

3 Folgen ebener Punktmengen

Eine weitere strukturelle Zusatzinformation kann darin bestehen, daß die gegebenen Punkte auf endlich vielen Ebenen angeordnet sind. Ein bedeutender Spezialfall ist die Anordnung auf parallelen Ebenen. Dieser läßt sich dadurch effizient lösen, daß die Delaunay-Triangulierung zwischen je zwei aufeinanderfolgenden Ebenen separat durchgeführt wird. Dabei ist zu bemerken, daß die Vereinigung der Triangulierungen i.a. keine Delaunay-Triangulierung der Gesamtpunktmenge ist.

Gegeben seien Punktmengen in allgemeiner Lage in zwei Ebenen E_i, $i \in \{1,2\}$. Seien DT_i die Delaunay-Triangulierungen der Ebenen E_i, $i \in \{1,2\}$, und DT die räumliche Delaunay-Triangulierung. Im folgenden wird vorausgesetzt, daß es nicht mehr als vier Punkte gibt, die auf einer gemeinsamen Kugel liegen. Mehr als vier kosphärische Punkte können durch leichtes Verschieben vermieden werden. Dieses Verschieben ist so geringfügig, daß es im endgültigen Modell nicht sichtbar ist. Dann gilt $DT \cap E_i = DT_i$, $i \in \{1,2\}$, und die Tetraeder von DT sind genau von der folgenden Form:

Typ T_i: definiert durch ein Dreieck in DT_i und dem nächsten Nachbarn seines Umkreismittelpunktes in E_i, $i \in \{1,2\}$,

Typ T_{12}: definiert durch zwei Kanten e_i in DT_i, deren projizierte Voronoikanten (s.u.) sich schneiden.

Abb. 4 zeigt diese drei Klassen von Tetraedern.

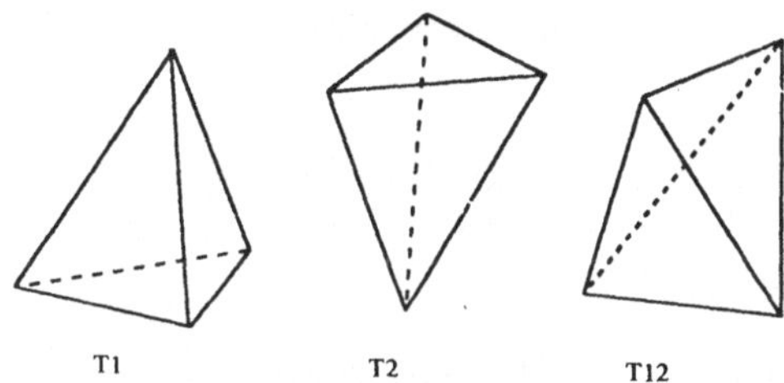

Abb. 4: *Die Tetraederklassen T_1, T_2, T_{12}*

Die dreidimensionale Triangulierung kann nun durch Verwendung dieser Eigenschaft durchgeführt werden, indem einfach alle Tetraeder dieser Typen ermittelt werden. Die Tetraeder vom Typ T_1 erhält man dadurch, daß in der zweidimensionalen Delaunay-Triangulierung der unteren Schnittfläche alle Dreiecke mit einem Eckpunkt in der Triangulierung der oberen Fläche verbunden werden, und zwar mit dem Punkt, welcher dem Umkreismittelpunkt des Dreiecks am nächsten liegt. Umgekehrt erhält man die Tetraeder vom Typ T_2, indem man jedes Dreieck der zweidimensionalen Delaunay-Triangulierung der oberen Fläche mit dem nächstgelegenen Punkt der unteren Fläche verbindet. Die Tetraeder vom Typ T_{12} sind etwas aufwendiger zu bestimmen. Sie verwenden das zu einer Delaunay-Triangulierung gehörende *Voronoi-Diagramm*. Das Voronoi-Diagramm entsteht wie die Delaunay-Triangulierung durch Verbinden von Punkten in der Ebene. Die zu verbindenden Punkte sind die Umkreismittelpunkte der Dreiecke der Delaunay-Triangulierung. Zwei Punkte werden genau dann verbunden, wenn ihre Dreiecke eine gemeinsame Kante haben. Die so entstehenden sogenannten *Voronoi-Kanten* halbieren die Dreieckskanten und stehen darauf senkrecht. Für die außenliegenden Dreieckskanten, an denen nur ein Dreieck anstößt, werden noch entsprechende ins Unendliche gehende Voronoi-Kanten eingefügt (Abb. 5).

Die Gebiete der durch das Voronoi-Diagramm bewirkten Zerlegung der Ebene haben interessante Eigenschaften. So entspricht jedem Eckpunkt der Delaunay-Triangulierung genau ein Gebiet des Voronoi-Diagramms. Das Gebiet eines Eckpunkts enthält alle Punkte der Ebene, die dichter bei ihm als bei allen anderen Eckpunkten der Delaunay-Triangulierung liegen.

Durch die einfache Beziehung zwischen Voronoi-Diagramm und Delaunay-Triangulierung ist die Bestimmung des Voronoi-Diagramms aus der zweidimensionalen Delaunay-Triangulierung einfach möglich. Um die Tetraeder vom Typ T_{12} zu bekommen, müssen die Schnittpunkte der Kanten der beiden zweidimensionalen Voronoi-Diagramme gesucht werden. Jeder dieser Schnittpunkte ergibt ein solches Tetraeder, vgl. Abb. 6. Insgesamt hat der Triangulierungsalgorithmus also folgenden Aufbau:

ALGORITHMUS $2\frac{1}{2}$D-Delaunay-Triangulierung

BEGIN
berechne die 2D-Delaunay-Triangulierung DT_1
der unteren Schnittfläche;

berechne die 2D-Delaunay-Triangulierung DT_2
der oberen Schnittfläche;

suche für jedes Dreieck t in DT_1 den nächstgelegenen
Punkt in DT_2 und verbinde t damit zu
einem Tetraeder vom Typ T_1;

suche für jedes Dreieck t in DT_2 den nächstgelegenen
Punkt in DT_1 und verbinde t damit zu
einem Tetraeder vom Typ T_2;

projiziere jede Voronoi-Kante aus DT_2 senkrecht auf DT_1
und suche alle ihre Schnittpunkte mit Voronoi-Kanten aus DT_1;

konstruiere für jeden Schnittpunkt zweier Voronoi-Kanten
ein Tetraeder vom Typ T_{12}, das von den dualen
Delaunay-Kanten der beteiligten Voronoi-Kanten induziert wird;
END

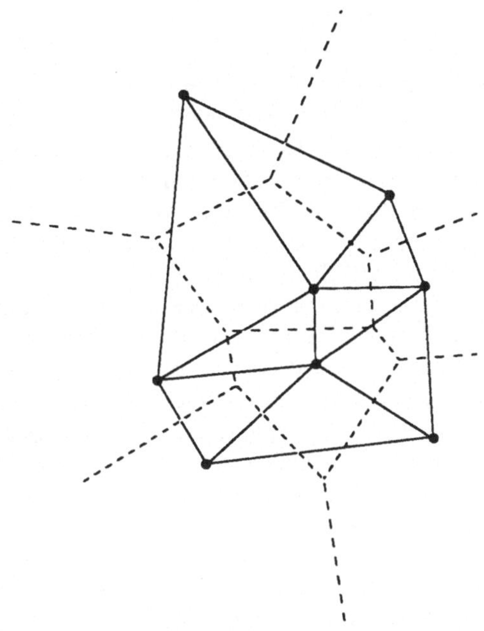

Abb. 5: *Eine Delaunay-Triangulierung und das entsprechende Voronoi-Diagramm*

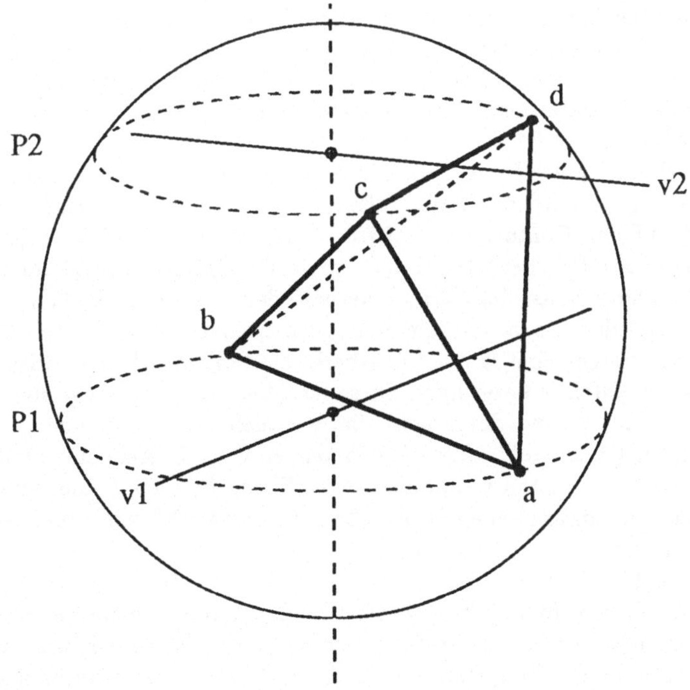

Abb. 6: *Schneidende Voronoikanten und das entsprechende T_{12}-Tetraeder*

4 Parallele ebene Konturen

Bisher wurden nur Punktmengen in parallelen Schichten betrachtet. Eine wesentliche strukturelle Vorgabe in diesem Fall ist zusätzliche Konturinformation. Dabei werden einfache geschlossene Polygonzüge vorgegeben, von denen angenommen wird, daß sie die Randkurven der Schnitte des zu interpolierenden Körpers sind. Es sind geschachtelte Polygonzüge erlaubt, die Materialseite ist aus der Orientierung ersichtlich. Abbildung 7 zeigt eine Folge solcher Konturen. Abbildung 8 zeigt eine dazugehörende Interpolation, wobei nur die Oberflächendreiecke wiedergegeben sind.

Die dreidimensionale Triangulierung wird nun wie im vorigen Kapitel für die Eckpunkte der Polygonzüge durchgeführt. Dabei kann es passieren, daß Kanten der Polygonzüge nicht Kanten der Delaunay-Triangulierung sind. Das trifft für solche Kanten zu, die keine Delaunay-Kanten sind. Diese Eigenschaft wird jedoch im folgenden benötigt. Abbildung 9 zeigt Beispiele, die diese Eigenschaft nicht haben. Diese Schwierigkeit kann durch Unterteilen solcher Kanten in hinreichend kurze Teilkanten behoben werden. Die neuen Unterteilungspunkte werden in die Delaunay-Triangulierung eingefügt, eine Operation, die beim inkrementellen Einfügealgorithmus unmittelbar durchzuführen ist. Das Dreieck, in das der nächste einzufügende Punkt fällt, kann effizient durch Einfügen längs der Polygonzüge der Konturen bestimmt werden. Die Polygonzüge werden Kante für Kante abgearbeitet und dabei nacheinander die Dreiecke bestimmt, die durch die Kante geschnitten werden. Das letzte Dreieck ist dasjenige, in das der Endpunkt der Kante fällt. Die seltene Lokalisierung des ersten Punktes jeder weiteren Kontur fällt bezüglich des Rechenzeitaufwands kaum ins Gewicht und wird heuristisch durchgeführt.

Die dreidimensionale Delaunay-Triangulierung der Punkte zweier aufeinanderfolgender Schnittflächen liefert die konvexe Hülle der gesuchten Körperscheibe. Im nun folgenden Eliminationsschritt müssen die überzähligen Tetraeder entfernt werden, vgl. Abb. 10.

Da die Punkte einer Kontur im Uhrzeigersinn geordnet sind, ist es einfach, festzustellen, ob eine Kante innerhalb, außerhalb oder auf einer Kontur liegt. Die Kante $\overline{p_i p_j}$ liegt auf der Kontur, wenn $\overline{p_i p_j} = \overline{p_i p_{i+1}}$ oder $\overline{p_i p_j} = \overline{p_i p_{i-1}}$. Sie liegt außerhalb der Kontur, wenn die Kanten $\overline{p_i p_{i-1}}$, $\overline{p_i p_j}$ und $\overline{p_i p_{i+1}}$ im Uhrzeigersinn aufeinanderfolgen. Sonst liegt $\overline{p_i p_j}$ innerhalb der Kontur (Abb. 11).

Die Menge der Tetraeder, die übrigbleiben nachdem alle Tetraeder entfernt sind, die mindestens eine Kante außerhalb der Polygone haben, wird als *einfache Delaunay-Interpolation* bezeichnet. Diese löst das Interpolationsproblem noch nicht zufriedenstellend. Grund dafür sind die eventuell noch vorhandenen nichtsoliden Verbindungen. Unter *nichtsoliden Verbindungen* versteht man eine Menge von adjazenten Tetraedern, die mit mindestens einer Ebene E_1 oder E_2 nur eine Kante oder einen Punkt gemeinsam haben (Abb. 12). Eine *solide Delaunay-Interpolation* erhält man durch Entfernen der nichtsolide verbundenen Tetraeder. Sei t ein Tetraeder vom Typ T_{12} mit den Kanten e_1 in E_1 und e_2 in E_2, t gehöre zu einer Kette von adjazenten Tetraedern vom Typ T_{12}, welche alle die Kante e_1 gemeinsam haben. Wenn die Kette an mindestens einem Ende durch ein Tetraeder vom Typ T_1 abgeschlossen ist, so ist t solide mit E_1 verbunden. Endet die Kette jedoch an beiden Enden mit einem Tetraeder des Typs T_{12}, so besitzt die ganze Kette in E_1 nur die Kante e_1, sie ist also nicht solide an E_1 befestigt und muß entfernt werden. Das gleiche gilt für die

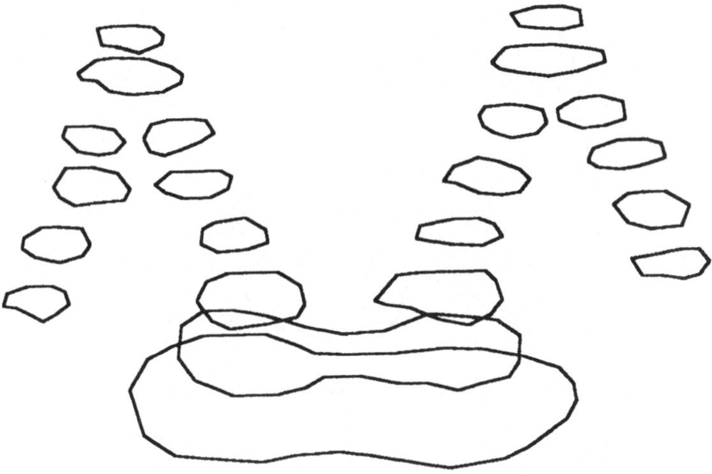

Abb. 7: *Eine Folge ebener Schnitte aus mehreren Konturen*

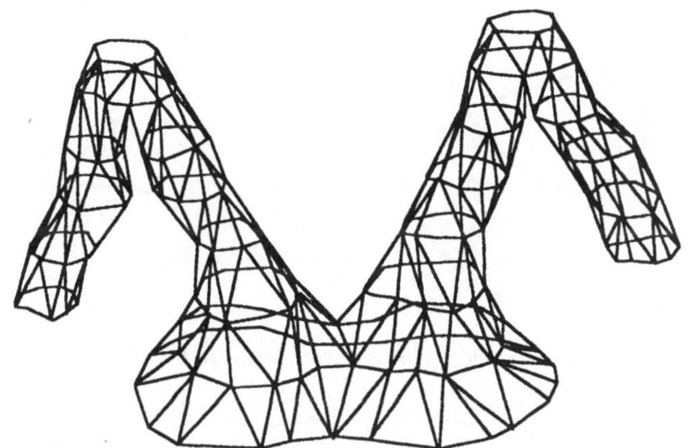

Abb. 8: *Die Interpolation zur vorigen Abbildung*

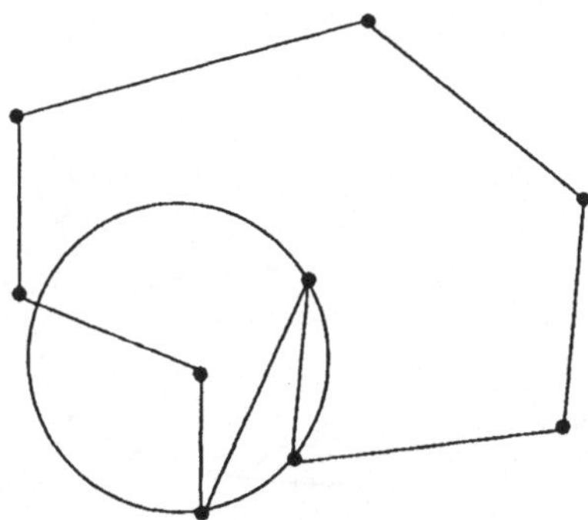

Abb. 9: *Beispiel von Kanten, die nicht Delaunay-Kanten sind*

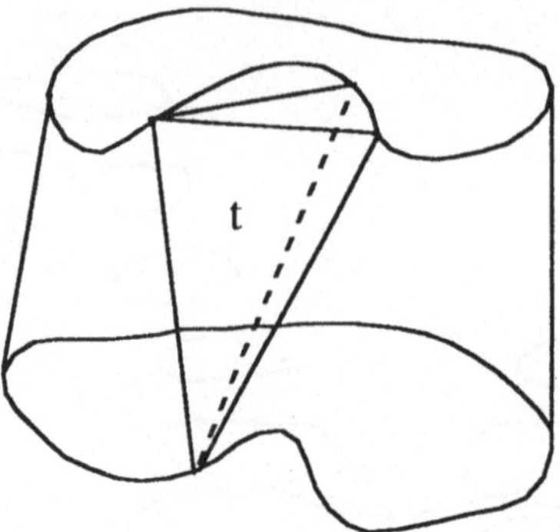

Abb. 10: *Elimination von Tetraedern mit Kanten außerhalb der Konturen*

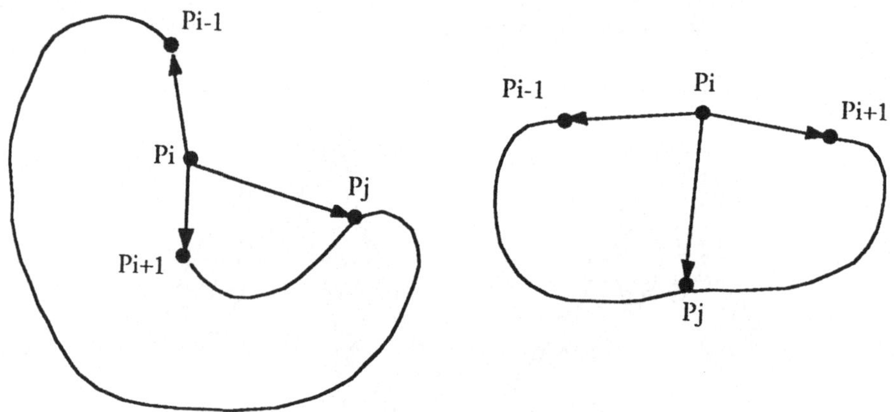

Abb. 11: *Klassifikation von Kanten bezüglich einer Kontur*

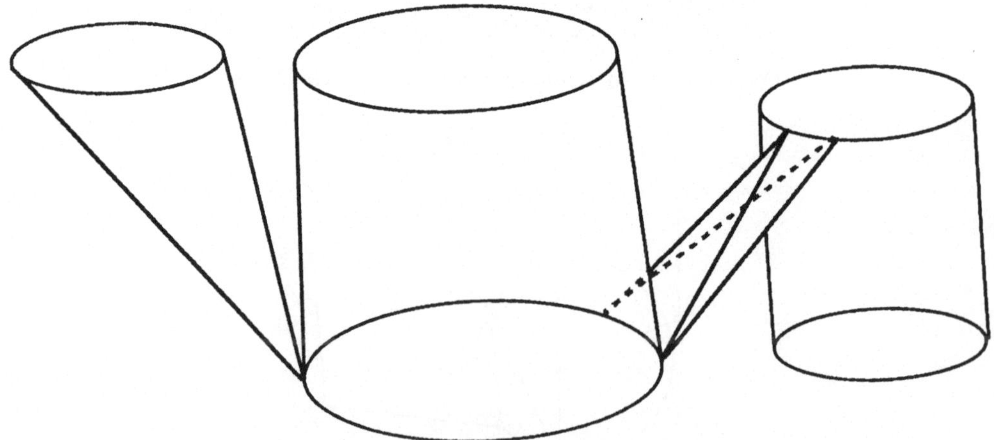

Abb. 12: *Nichtsolide Verbindungen*

Kette der adjazenten Tetraeder, welche die Kante e_2 gemeinsam haben. Endet sie nicht auf mindestens einer der beiden Seiten mit einem Tetraeder vom Typ T_2, ist ihre Verbindung mit der Ebene E_2 nicht solide und die Tetraeder müssen entfernt werden.

Nachdem alle solche eindimensionalen Verbindungen entfernt worden sind, ist es einfach, diejenigen Teilpolyeder der Triangulierung zu finden, die nur einen Punkt in E_1 oder E_2 besitzen: eine Menge adjazenter Tetraeder des Typs T_i, von denen keines zu einem nicht eliminierten Tetraeder des Typs T_{12} adjazent ist, hat in der Ebene E_j, $i \neq j$ nur einen Punkt und muß deshalb entfernt werden (Abb. 12). Zusammenfassend wird also wie folgt vorgegangen:

ALGORITHMUS Solide

BEGIN
  REPEAT
    FOR alle Tetraeder t vom Typ T_{12} **DO**
      IF t nicht solide mit E_1 und E_2 verbunden
      THEN eliminiere t
    UNTIL keine neuen Tetraeder mehr entfernt wurden;

    FOR alle Tetraeder t vom Typ T_1 (T_2) **DO**
      IF t nicht solide an E_2 (E_1) befestigt ist
      THEN eliminiere t
END

In soliden Delaunay-Interpolationen können noch Mehrfachpunkte auftreten. Ein Beispiel wird in Abb. 13 gezeigt. Eine *solide Delaunay-Interpolation ohne Mehrfachpunkte* erhält man durch Einschieben einer Zwischenebene, wie es in Abb. 14 gezeigt wird.

Eine asymptotische Aufwandsanalyse dieses Algorithmus ist bei [BOI89a] zu finden. Bei geeigneter Wahl der Datenstrukturen kann ein Zeitaufwand proportional zur Größe der Ausgabe erreicht werden.

Auf diesem Algorithmus basiert das Software-System REPROS. REPROS ist in der Programmiersprache C geschrieben. Die CPU-Zeit pro bearbeitetem Konturpunkt beträgt etwa 0.1 Sekunden auf Arbeitsplatzrechnern der Klasse Sun 3/50 mit Floating-Point-Accelerator. Bei der Implementierung von geometrischen Algorithmen dieser Art muß besonders beachtet werden, daß reelle Zahlen durch Rechner-Gleitpunktzahlen angenähert werden ([OTT87], [HOF88]). Numerische Probleme treten besonders bei der zweidimensionalen Triangulierung und bei der Schnittpunktsuche in der dreidimensionalen Triangulierung auf. Solche Schwierigkeiten können vermieden werden, wenn bei der Berechnung möglichst nur auf die Originaleingabedaten und nicht auf Zwischenergebnisse, wie etwa Schnittpunkte, zurückgegriffen wird. Dieses ist bei dem vorgestellten Algorithmus ohne großen zusätzlichen Aufwand möglich.

Abbildung 15 zeigt die Interpolation eines Hüftgelenks aus parallelen Schnitten. Der Knochenanteil ohne Knorpelschicht wurde in einem einzigen Durchgang automatisch interpoliert, ebenso die Knorpelschicht. Verwendet wurden 14 Schnitte

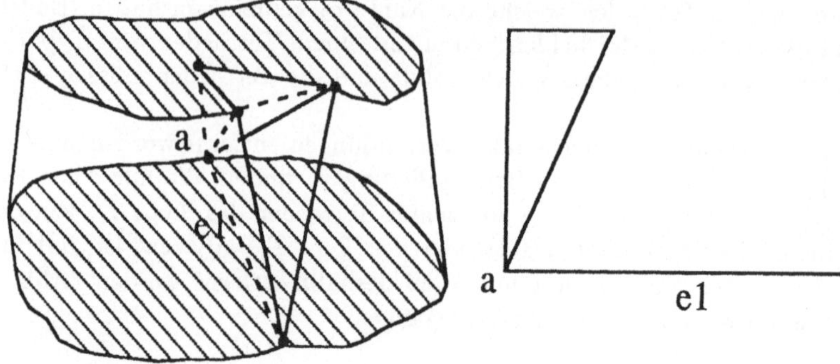

Abb. 13: *Mehrfachpunkte*

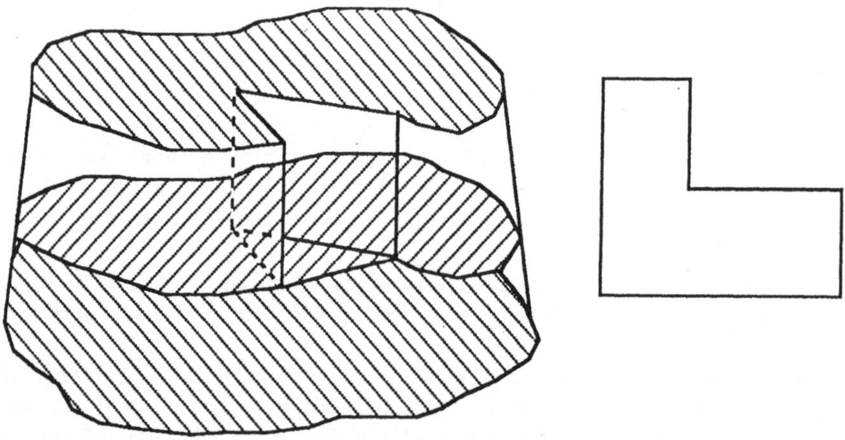

Abb. 14: *Elimination von Mehrfachpunkten durch Einschieben einer Zwischenschicht*

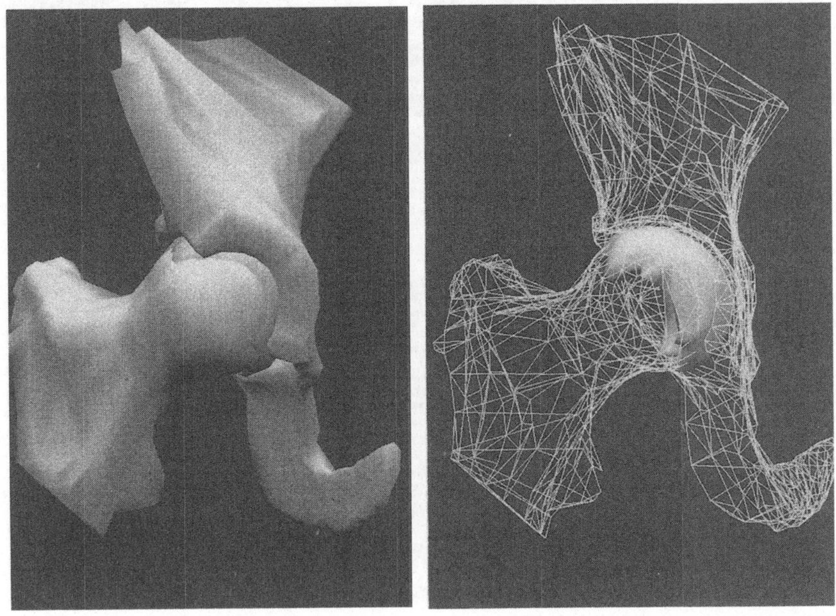

Abb. 15: *Darstellungen eines mit REPROS aus einer Schnittfolge interpolierten Hüft-gelenks*

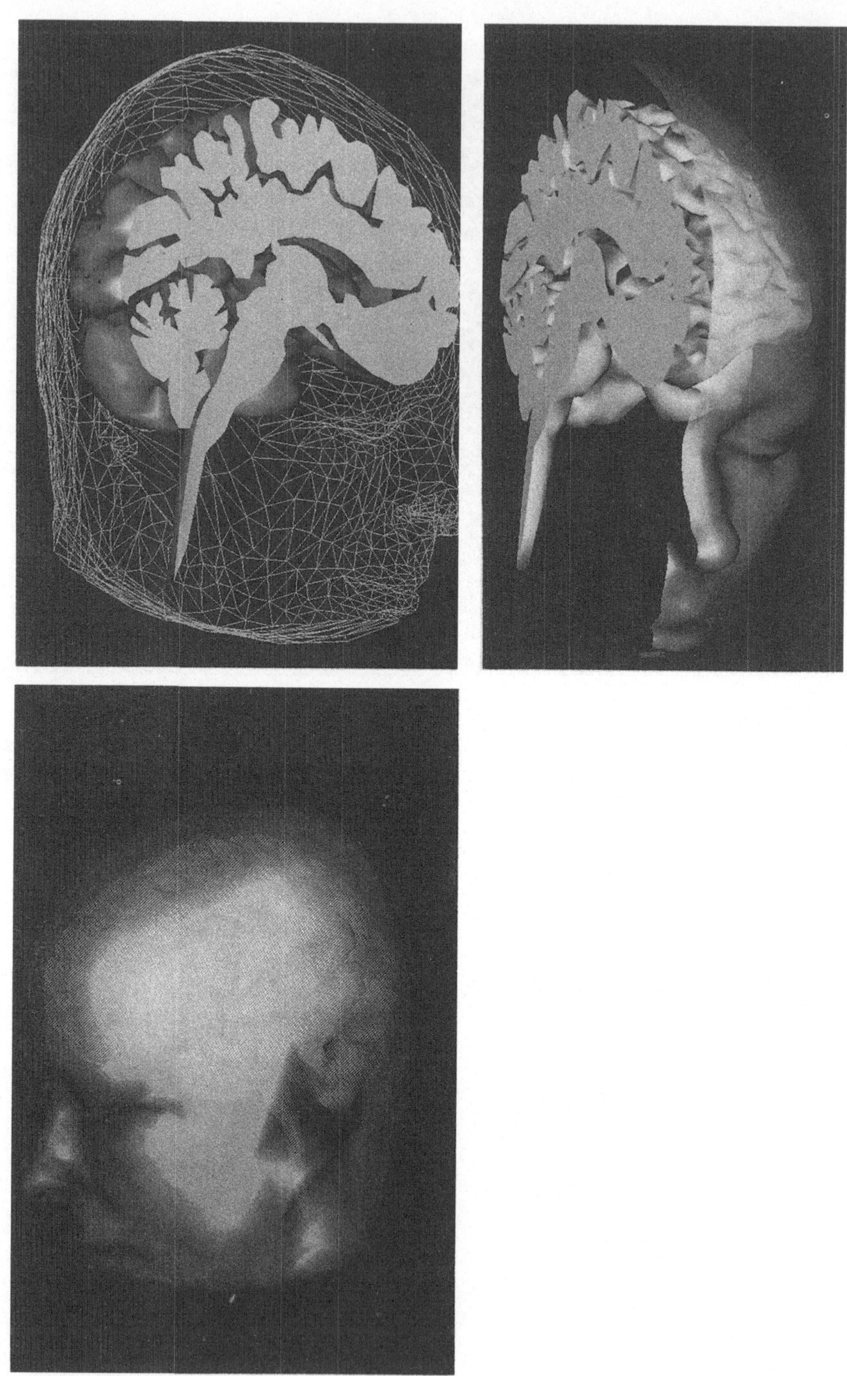

Abb. 16: Darstellungen eines mit REPROS aus einer Schnittfolge interpolierten Gehirns mit Kopfaußenhaut

mit 38 Konturen mit 1103 Punkten. Die dargestellte Außenhaut besteht aus 2362 Dreiecken. Abbildung 16 zeigt die Interpolation der Außenhaut eines Kopfes sowie des Gehirns. Auch diese beiden Teile wurden automatisch interpoliert. Für das Gehirn wurden 14 Schnitte mit 104 Konturen mit 3300 Punkten verwendet. Die dargestellte Außenhaut besteht aus 7900 Dreiecken. Die Visualisierung erfolgte mit Graphik-Arbeitsplatzrechnern, die die direkte Manipulation, z.B. die Drehungen, Farbveränderungen, Wechsel zwischen Liniendarstellung und schattierter Darstellung, in dieser Qualität am Bildschirm erlaubt.

Da durch den hier vorgestellten Algorithmus eine Volumendarstellung interpoliert wird, ist es wie bei der Voxeltechnik möglich, Schnitte durch das Modell zu legen und darzustellen. Werden die Knoten der Konturen mit Materialinformation oder Simulations- oder Meßwerten markiert, so kann diese auch zur Extraktion von Bereichen mit vorgegebenen Eigenschaften, wie Isoflächen, mittels Interpolation verwendet werden [GAL89]. In diesem Zusammmenhang kann der Einsatz von Interpolations- oder Approximationsverfahren höherer Ordnung des Computer Aided Geometric Design eine verbesserte Darstellung liefern ([WIJ86], [HOS89]). Auch fraktale Interpolation könnte gegebenenfalls nützlich sein [BAR88].

Bei der hier vorgestellten medizinischen Anwendung muß beachtet werden, daß ein Informationsverlust oder eine Informationsverfälschung durch die Ausdünnung der Daten und den Einsatz von Interpolationsverfahren relativ zum gegebenen Voxelmodell eintreten kann. Das beschränkt die Anwendung zunächst einmal auf Situationen, bei denen dieses unkritisch ist, etwa anatomische Darstellungen zu Lehrzwecken, oder in denen aus Aufwandsgründen eine Datenreduktion unumgänglich ist, etwa bei numerischen Simulationen. Auch das von [FRE90] beschriebene Abrollen der Oberfläche von Organen, etwa zur Darstellung oder Flächenmessung, ist eine Anwendung. Theoretisch kann die gesamte Voxelinformation bei Übernahme aller Voxel in die Interpolation übernommen werden, was allerdings aufgrund des dabei anfallenden Rechenzeit- und Speicherbedarf nicht sinnvoll ist. Immerhin kann aber in Bereichen speziellen Interesses lokal mit dieser Genauigkeit aufgelöst werden.

5 Nichtparallele Schnitte

Die Verarbeitung von Schnitten in mehreren nicht unbedingt zueinander parallelen Ebenen, die sich auch schneiden dürfen, geschieht in zwei Schritten. Zunächst wird eine Zerlegung des Raums in konvexe Polyederzellen durchgeführt. Danach werden die Polyeder nach Delaunay trianguliert. Die einzelnen Schnitte können mehrere Konturen und auch Konturen mit Löchern aufweisen.

Von Edelsbrunner [EDE87] wird ein Algorithmus zum Aufbau der durch m Ebenen induzierten konvexen Zerlegung des Raums angegeben, der in optimaler Zeit $O(m^3)$ arbeitet. Die Zerlegung wird inkrementell konstruiert, indem die Ebenen nacheinander in die bisher vorhandene Zerlegung eingefügt werden. Für unsere Anwendung wird der Aufwand üblicherweise dadurch reduziert, daß die Zerlegung nur in dem Raumbereich zu berechnen ist, in dem der zu interpolierende Körper liegt. Die konstruierten Zellen lassen sich in drei Typen einteilen:

- *Materialzellen*, deren Randpolygone alle ganz im Inneren von Konturen der entsprechenden Schnittebenen liegen,
- *Leerzellen*, deren Randpolygone alle ganz im Äußeren von Konturen der entsprechenden Schnittebenen liegen,
- *Randzellen*, die Randpolygone haben, die sowohl innere als auch äußere Anteile haben.

Ist die Oberfläche des zu interpolierenden Körpers zusammenhängend, brauchen beim Einfügen von Ebenen bereits konstruierte Materialzellen und Leerzellen nicht weiter geteilt werden. Das reduziert die Anzahl der Polyederzellen weiter.

In der zweiten Phase des Verfahrens werden die Polyederzellen nach Delaunay trianguliert. Dazu kann einer der inkrementellen Algorithmen für den dreidimensionalen Fall verwendet werden. Für die Delaunay-Triangulierung von n Punkten in der Ebene, die alle auf dem Rand eines konvexen Polygons liegen, ist bekannt, daß die Triangulierung schneller, nämlich in $O(n)$ Zeit, als in der allgemeinen Situation berechnet werden können [AGG87]. Im dreidimensionalen ist eine asymptotische Beschleunigung nicht möglich, da die Ausgabe im schlechtesten Fall eine Größe von $O(n^2)$ hat. Dieses gilt auch für den parallelen Fall in Kapitel 3, man denke sich je $n/2$ Punkte auf zwei windschiefen Geraden im Raum angeordnet.

Eine alternative Strategie könnte auch hier sein, aus zweidimensionalen Triangulierungen die dreidimensionale herzuleiten, indem zunächst jedes Randpolygon zweidimensional nach Delaunay trianguliert. Eine ähnlich einfache Konstruktion der räumlichen Tetraeder aus diesen Triangulierungen wie bei den parallel liegenden Schnitten ist bisher nicht bekannt.

6   Literatur

[AGG87]   A. Aggarwal, L.J. Guibas, J. Saxe, P.W. Shor: A linear time algorithm for computing the Voronoi diagram of a convex polygon, Proceedings ACM Symp. on Computational Geometry (1987) 39-45

[ANJ87]   K. Anjyo, T. Ochi, Y. Usami, Y. Kawashima: A practical method of constructing surfaces in three-dimensional digitized space, The Visual Computer 3 (1987) 4-12

[ALT86]   N.R. Altman, D.H. Altman, S. A. Wolfe, G. Morrison: Three-dimensional CT reformation in children, AJR 146 (1986) 1261-1267

[ALE87]   P.D. Alevizos, J.D. Boissonnat, M. Yvinec: An optimal $O(n \log n)$ algorithm for contour reconstruction from rays, Proceedings ACM Symp. on Computational Geometry (1987) 162-170

[BAR88]   M. Barnsley, Fractals everywhere, Academic Press (1988)

[BOI89a]   J.D. Boissonnat: Shape reconstruction from planar cross sections, Computer Vision, Graphics, and Image Processing 44 (1989) 1-29

[BOI89b]   J.D. Boissonnat, M. Yvinec: Probing a scene of non convex polyhedra, Proceedings ACM Symp. on Computational Geometry (1989) 237-246

[BRI85]   J.F. Brinkley: Knowledge-driven ultrasonic three-dimensional organ modeling, IEEE Transactions on Pattern Recognition and Machine Intelligence, PAMI-7 (1985) 431-441

[BOW81]   A. Bowyer: Computing Dirichlet tesselations, The Computer J. 24 (1981) 162-166

[BUC88]   C.E. Buckley: A Divide-and-Conquer algorithm for computing 4-dimensional convex hulls, in: Lecture Notes in Computer Science 333 (1988) 113-135

[CHE85]   L.-S. Chen, G.T. Herman, R.A. Reynolds, J.K. Udupa: Computed tomography and the cuberille model - an effort to better serve the medical profession and its patient, IEEE Computer Graphics & Appl. 5(12) (1985) 33-43

[CHR78]   H.N. Christiansen, T.W. Sederberg: Conversion of complex contour line definition into polygonal element mosaics, Computer Graphics 12(3) (1978) 187-192

[EDE87]   H. Edelsbrunner: Algorithms in combinatorial geometry, Springer-Verlag (1987)

[FIS88]   E.K. Fishman, R.A. Drebin, R.H. Hruban, D.R. Ney, D. Magid: Three-dimenisonal reconstruction of the human body, AJR 150 (1988) 1419-1420

[FRE90]   C. Frederick, E.L. Schwartz: Brain peeling: viewing the inside of a laminar three-dimensional solid, The Visual Computer 6 (1990) 37-49

[FRI85]   G. Frieder, D. Gordon, R.A. Reynolds: Back-to-front display of voxel-based objects, IEEE Computer Graphics & Appl. (January 1985)

[FUC77]   H. Fuchs, Z. Kedem, S.P. Uselton: Optimal surface reconstruction from planar contours, Comm. of the ACM, Vol 20 (1977) 693-702

[GAL89]   R.S. Gallagher, J.C. Nagtegaal: An efficient 3D-visualization technique for finite element models and other coarse volumes, Computer Graphics 23(3) (1989) 185-194

[GOL85]   S.M. Goldwasser, R.A. Reynolds, T. Bapty, D. Baraff, J. Sammers, A.A. Talton, E. Walsh: Physician's workstation with real-time performance, IEEE Computer Graphics & Appl. 5(12) (1985) 44-57

[GRA87]   J.W. Granholm, D.P. Robertson, P.S. Walker, P.C. Nelson: Computer Design of Custom Femoral Stem Postheses, IEEE Computer Graphics & Appl., 7(2) (1987)

[GUI85]   L. Guibas, J. Stolfi: Primitives for the manipulation of general subdivisions and computation of Voronoi diagrams, ACM Transactions on Graphics 4 (1985)

[HER79]   G.T. Herman, H.K. Lin: Three dimensional display of human organs from computed tomograms, Computer Graphics and Image Processing 9 (1979) 1-21

[HER83]   G.T. Herman, J.K. Udapa: Display of 3D-digital images: computational foundations and medical applications, IEEE Computer Graphics & Appl., 3(8) (1983)

[HER88]   G.T. Herman: Three-dimensional imaging on a CT or MR scanner, J. Comput. Assist. Tomography 12 (1988) 450-458

[HER82]   F. Hermeline: Triangulation automatique d'un polyèdre en dimension N, R.A.I.R.O. Analyse numérique/Numerical Analysis 16 (1982) 211-242

[HOF88]   C.M. Hoffmann, J.E. Hopcroft, M.S. Karasick: Towards implementing robust geometric computations, Proceedings ACM Symp. on Computational Geometry (1988) 106-117

[HÖH87]   K.H. Höhne: 3D-Bildverarbeitung und Computer-Graphik in der Medizin, Informatik-Spektrum 10 (1987) 192-204

[HOS89]   J. Hoschek, D. Lasser: Einführung in die geometrische Datenverarbeitung, B.G. Teubner, Stuttgart (1989)

[JAC85]   D. Jackel: The graphics PARCUM system: a 3D-memory based computer architecture for processing and display of solid models, Computer Graphics Forum 4 (1985) 21-32

[KAU88]   A. Kaufman, R. Bakalash: Memory and processing architecture for 3D- voxel-based imagery, IEEE Computer Graphics & Appl. 8(11) (1988) 10-23

[KEP75]   E. Keppel: Approximating complex surfaces by triangulation of contour lines, IBM J. Res. Devel. (Jan. 1975) 2-22

[LAN88]   P. Lang, P. Steiger, H.K. Genant, N. Chafetz, T. Lindquist, S. Skinner, S. Moore: Three-dimensional CT and MR imaging in congenital dislocation of the hip: clinical and technical considerations, J. Comput. Assist. Tomography 12 (1988) 459-464

[LEV88]   M. Levoy: Display of surfaces from volume data, IEEE Computer Graphics & Appl. 8(3) (1988) 29-37

[MEA84]   D.J. Meagher: Interactive solids processing for medical analysis and planning, Proc. NCGA 84, Fairfax, Va., 96-106

[MAR88]   M. Marx, S.H. D'Auria: Three-dimensional CT reconstructions of an ancient human Egyptian mummy, AJR 150 (1988) 147-149

[MÜL85]   H. Müller, W. Ernestus, B. Verhagen-Schönewald: Plastische Darstellung von Voxelszenen durch optische Simulation, in: Mustererkennung 1985, Informatik-Fachberichte 107 (1985) 82-86

[NAK84]   S. Nakamura: Three-dimensional display of ultra-sonograms, IEEE Computer Graphics & Appl. 4(5) (1984) 36-45

[OHA85]   T. Ohashi, T. Uchiki, M. Tokoro, A three-dimensional shaded display method for voxel-based representation, Proceedings Eurographics'85, North-Hollan (1985) 221-232

[OTT87]   T. Ottmann, G. Thiemt, C. Ullrich: Numerical stability of geometric algorithms, Proceedings ACM Symp. on Computational Geometry (1987) 119-125

[PAT86]   D. Pate, D. Resnick, D.J. Sartoris, S. Kursunoglu, D. Bielecki, P. Dev, A. Vassiliadis: Perspective: three-dimensional imaging of the musculoskeletal system, AJR 147 (1986) 545-551

[ROB87]   D. D. Robertson, P.S. Walker, J.W. Granholm, P.C. Nelson, P.J. Weiss, E.K. Fishman, D. Magid: Design of custom hip stem prostheses using three-dimensional CT modeling, J. Comput. Assist. Tomography 11 (1987) 804-809

[SAX90]   S. Saxena, P.C.P. Bhatt, V.C. Prasad: Efficient VLSI parallel algorithm for Delaunay triangulation on orthogonal tree network in two- and three dimensions, IEEE Transactions on Computers, 39 (1990) 400-403

[SHA81]   M. Shantz: Surface definition for branching contour-defined objects, Computer Graphics, 15(2) (1981) 242-270.

[STI88]   G.K. Stimac, J.W. Sundsten, J.S. Prothero, R. Gerlach, R. Sorbonne: Three-dimensional contour surfacing of the skull, face, and brain from CT and MR images and from anatomic sections, AJR 151 (1988) 807-810

[THE90]   The Visual Computer: Special issue on volume rendering, 6(2) (1990)

[TOT84]   W.G. Totty, M.W. Vannier: Complex musculoskeletal anatomy: analysis using three dimensional surface reconstruction, Radiology 150 (1984) 173-177

[VAN84]   M.W. Vannier, J.L. Marsh, J.O. Warren: Three dimensional CT reconstruction images for craniofacial surgical planning and evaluation, Radiology 150 (1984) 179-184

[WAT81]   P.F. Watson: Computing the n-dimensional Delaunay tesselation with application to Voronoi polytopes, The Computer Journal 24 (1981) 167-172

[WIJ86]   J.J. van Wijk: Bicubic patches for approximating non-rectangular control-point meshes, CAGD 3 (1986) 1-13

[ZIE77]   O.C. Zienkiewicz: The finite element method, McGraw-Hill (1977)

[ZYD87]   M.A. Zyda, A.R. Jones, P.G. Hogan: Surface construction from planar contours, Computer Graphics 11 (1987) 393-408

”Marching Cube”-Algorithmen zur schnellen Generierung von Isoflächen auf der Basis dreidimensionaler Datenfelder

W. Heiden, T. Goetze, J. Brickmann

Technische Hochschule Darmstadt

1 Einleitung

Die Visualisierung und Quantifizierung von Datenfeldern im dreidimensionalen Raum gewinnt in vielen Bereichen von Wissenschaft und Technik mehr und mehr an Bedeutung. Anschauliche Visualisierung der Daten stellt eine Voraussetzung für effektive Kommunikation zwischen Mensch und Maschine dar. Dies läßt sich mit Hilfe der Computergraphik durch die Darstellung von Isoflächen, die einen bestimmten Datenwert repräsentieren, erreichen. Für die Visualisierung zeitabhängiger Resultate (z.B. dynamische Simulationen) sowie zur hochgradig interaktiven Bearbeitung der Daten sind extrem schnelle Computerprogramme zur Generierung dieser Isooberflächen erforderlich. Ein Beispiel für einen derartigen Algorithmus ist die hier vorgestellte Triangulation dreidimensionaler Gitter auf der Basis einzelner Würfel als Gitterelemente.

2 Algorithmen zur Oberflächenerzeugung

Die Darstellung von Oberflächen als Sequenz schattierter Polygone ist erheblich schneller als jegliche Art von ”ray tracing”. Dabei zeichnen sich Dreiecke durch diverse Vorteile gegenüber sämtlichen anderen Polygonen aus [ZAU88]. Insbesondere moderne Hochleistungs-’Workstations’ unterstützen die schnelle Darstellung verketteter Dreiecksnetze [KAH89]. Es konnte gezeigt werden, daß solche Netze aus Punktoberflächen erzeugt werden können, ohne daß über die reinen 3D-Koordinaten hinausgehende Informationen erforderlich sind [HEI90]. Die Methode wurde im Bereich des ’Molecular Modelling’ entwickelt. Dabei wurde eine gegebene Menge von Oberflächenpunkten [CON83] durch ein Dreiecksnetzwerk verbunden. Diese Prozedur ist jedoch recht zeitaufwendig und kann daher nicht auf sich schnell verändernde Datenfelder angewendet werden.

Ein anderer Ansatz zur Erzeugung triangulierter Oberflächen geht von einem orthogonalen 3D-Gitter aus (”marching cube”-Algorithmus), das auf jedem Gitterpunkt topologische Informationen trägt [LOR87]. Isoflächen werden erzeugt, indem Gitterpunkte mit Funktionswerten oberhalb eines bestimmten ”Contour”-

Wertes von solchen mit niedrigerem Wert abgetrennt werden. (Zum besseren Verständnis soll künftig nur noch von *'gesetzten'* und *'ungesetzten'* Punkten die Rede sein, um Gitterpunkte diesseits und jenseits des "Contour"-Wertes zu klassifizieren. *Gesetzte* Punkte sind in den Graphiken durch ausgefüllte Kreise symbolisiert, *ungesetzte* durch leere Kreise.) Dies kann einzeln für voneinander unabhängige, würfelförmige Gitterelemente durchgeführt werden, die durch jeweils 8 benachbarte Punkte definiert werden (Abb. 1). Die Funktionswerte der Gitterpunkte eines solchen Würfels können als 3D-Muster aufgefaßt werden, das mit einem entsprechenden Muster von triangulierten Flächenelementen zur Trennung der Funktionswerte diesseits und jenseits des "Contour"-Wertes gekoppelt ist.

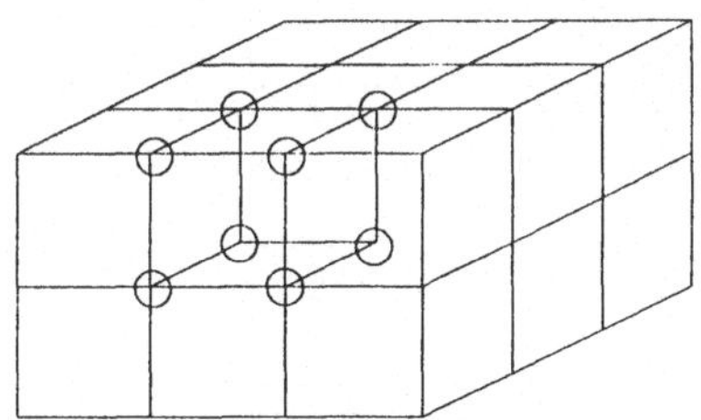

Abb. 1: Durch 8 benachbarte Gitterpunkte definierter Würfel

Die Anzahl möglicher verschiedener derartiger Muster ist auf 256 (2^8) begrenzt, läßt sich aber durch Umkehr- und Rotations-Symmetrie weiter auf 15 Grundmuster reduzieren (Abb. 2a). Diese 15 Muster reichen allerdings nicht immer aus, um eine geschlossene Oberfläche *eindeutig* zu charakterisieren. An den Mustern 0, 1, 2, 4, 5, 8, 9, 11 und 14 ändert sich nur die Richtung der (in den Abbildungen nicht dargestellten) Normalenvektoren auf die Dreiecke, wenn man *gesetzte* und *ungesetzte* Gitterpunkte vertauscht. Gehören 2 benachbarte Würfel einer Kombination aus den Mustern 3, 6, 7, 12 oder 13 an, kann es bei gleicher Vorgehensweise zu einer Öffnung in der generierten Fläche kommen. Dies geschieht genau dann, wenn beide folgenden Bedingungen erfüllt sind:

1) Genau eines der Muster weist gegenüber Abb. 2a die umgekehrte Verteilung von *gesetzten* und *ungesetzten* Punkten auf.

2) Auf der gemeinsamen Seite lassen sich die *gesetzten* bzw. *ungesetzten* Punkte jeweils durch eine Flächendiagonale verbinden (alternierende Punkte).

Ein solcher Fall, der zu einer Lücke in der Oberfläche führt, ist in Abb. 3 dargestellt (Muster 6 und invertiertes Muster 3). Während die Muster 3 und 6 nur jeweils eine derartig problematische Seite aufweisen, sind es bei den Mustern 10 und 12 bereits je zwei, bei Muster 7 drei und bei Muster 13 schließlich alle sechs Seiten.

Diese Probleme lassen sich vermeiden, wenn man bei den betreffenden Gittermustern für den Fall vertauschter "Contour"-Verhältnisse jeweils ein zusätzliches Dreiecksmuster definiert (Abb. 2b). Um eine gewisse Regelmäßigkeit zu erhalten, wurde bei der Definition dieser erweiterten Muster ein Modell zugrundegelegt, das

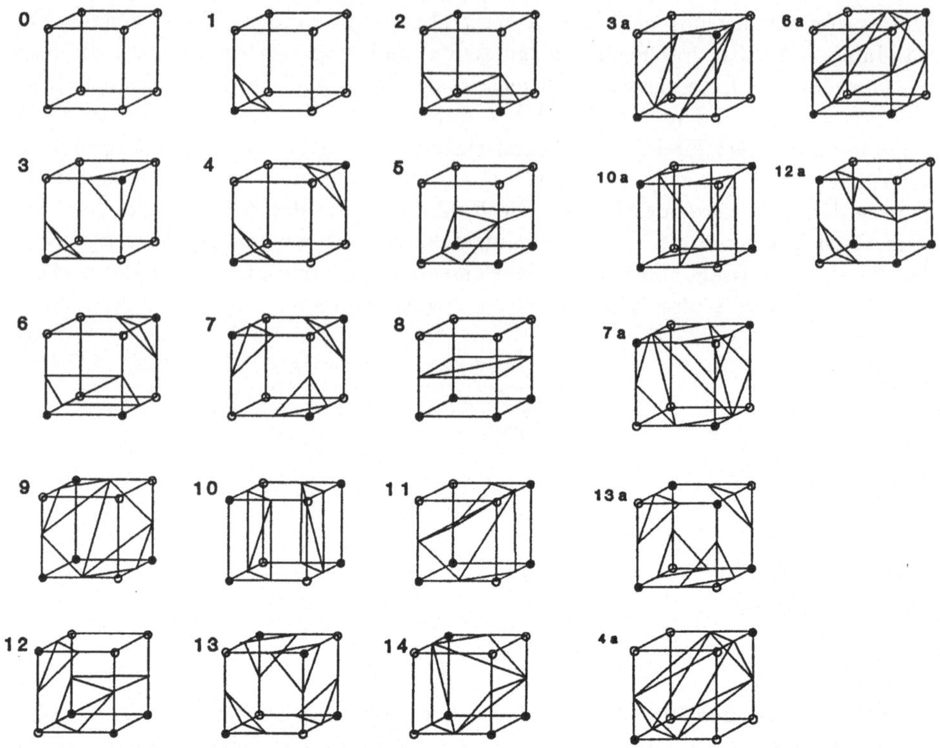

| Abb. 2a: Die 15 Grundmuster | Abb. 2b: Die zusätzlich def. Muster |

von gemeinsamen Räumen innerhalb eines Würfels ausgeht. Darunter ist zu verstehen, daß entweder alle *ungesetzten* (Abb. 2a) oder alle *gesetzten* (Abb. 2b) Gitterpunkte auf Wegen durch das Würfelinnere füreinander zugänglich sind, ohne daß dabei Dreiecksflächen durchstoßen werden müssen. Die Zusammenfassung von allen *gesetzten* bzw. *ungesetzten* Gitterpunkten soll grundsätzlich gleichwertig sein. Um diese Forderung für alle Würfel aufrecht zu erhalten, ist es notwendig im Falle von Muster 4 ein weiteres Zusatzmuster (4a) zu definieren. Dies stellt die Gleichwertigkeit der Zusammenfassung von gesetzten und ungesetzten Punkten sicher. (Dieses Zusatzmuster ist nicht notwendig, um Lücken in der erzeugten Fläche zu vermeiden.) Zu Beginn jeder Triangulation muß eine der beiden Methoden ausgewählt und dann konsequent beibehalten werden.

Durch die Verwendung vordefinierter Muster für voneinander unabhängige 3D-Gitterelemente anstelle einer Suche nach Dreiecken durch "trial and error" ist diese Methode erheblich schneller und weniger fehleranfällig als die zuvor erwähnte Triangulation punktweise gegebener Oberflächen [HEI90]. Ein weiterer Vorteil des "marching cube"-Algorithmus' besteht im geringen Speicherplatzbedarf aufgrund der unabhängigen Bearbeitung verschiedener Gitterelemente.

Die Verwendung der "marching cube"-Strategie führt in der hier beschriebenen
Weise mitunter zu relativ rauhen Oberflächen. Die Darstellung kann ohne signifikante Verlängerung der Rechenzeit wesentlich verbessert werden durch eine Verschiebung der Dreieckspunkte von der Mitte der Würfelkanten auf Werte, die einer
Interpolation zwischen den Eckwerten entspricht.

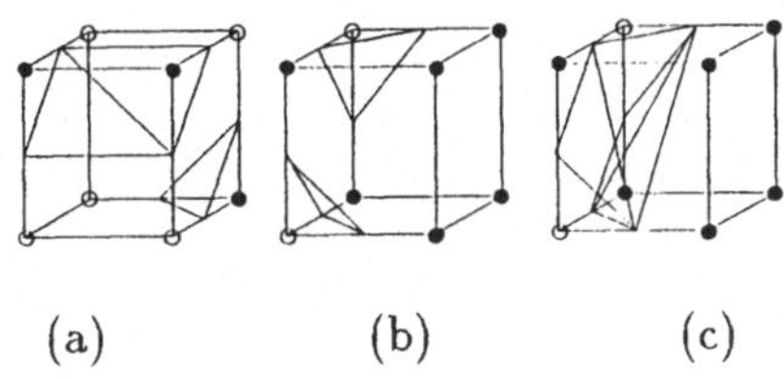

(a)   (b)   (c)

Abb. 3a: Würfel mit alternierendem Muster auf der rechten Fläche (Muster 6);

3b: an (a) angrenzender Würfel; die Dreiecke an der gemeinsamen Fläche
passen nicht zueinander (invertiertes Muster 3);

3c: an (a) angrenzender Würfel; alternatives Dreiecksmuster - die Dreiecke
an der gemeinsamen Fläche passen (Muster 3a)

3 Anwendungsbeispiele

Die Anwendungsmöglichkeiten dieses Verfahrens sind nicht auf ein bestimmtes
Gebiet begrenzt. Wann immer ein Problem in einem 3D-Gitter ausgedrückt werden kann, dessen einzelnen Punkten jeweils eine quantifizierbare Größe zugewiesen
wird, ist es auf diese Weise schnell visualisierbar.

Ursprünglich wurde ein "marching cube"-Algorithmus zur graphischen Darstellung tomographischer Schnitte entwickelt [LOR87]. Er läßt sich aber ebenso auf
Magnet-Resonanzdaten oder Röntgenbeugungsdaten anwenden [LOR87]. Auch für
die Visualisierung der Energieberechnungen des chemischen Simulationsprogramms
GRID [GOO85] bietet sich diese Methode an.

Für die Darstellung molekularer Oberflächen verwenden wir einen schnellen
Algorithmus zur Potentialberechnung, dessen Geschwindigkeit nur linear von der
Anzahl der Atome abhängt. Da das Potential für die Gitterpunkte scheibenweise
berechnet wird, kann der "marching cube" unter Benutzung gemeinsamer
Speicherbereiche (jeweils 2 Scheiben) direkt an dieses Programm gekoppelt werden.
Für jede Scheibe wechseln sich Potentialberechnung und Triangulation ab, was die
zukünftige parallelisierte Verwendung in Mehrprozessorrechnern unterstützt.

In Tabelle 1 werden einige Beispiele zur Rechenzeit für verschiedene, größere
Moleküle genannt.

Tabelle 1: Moleküldaten aus der Brookhaven Datenbank (Wasserstoff-Atome wurden angefügt). Benutzer Computer: Silicon Graphics 4D/70 GT (12.5 MHz)

Molekül	Atome	Punkte	Dreiecke	CPU-Zeit [sec]
1crn	642	15402	30796	14
7lyz	1958	36134	2232	33
7adh	5136	86418	172732	82
6adh	11277	160972	321712	161

Abbildung 4 zeigt die triangulierte Oberfläche eines ADH-Dimers.

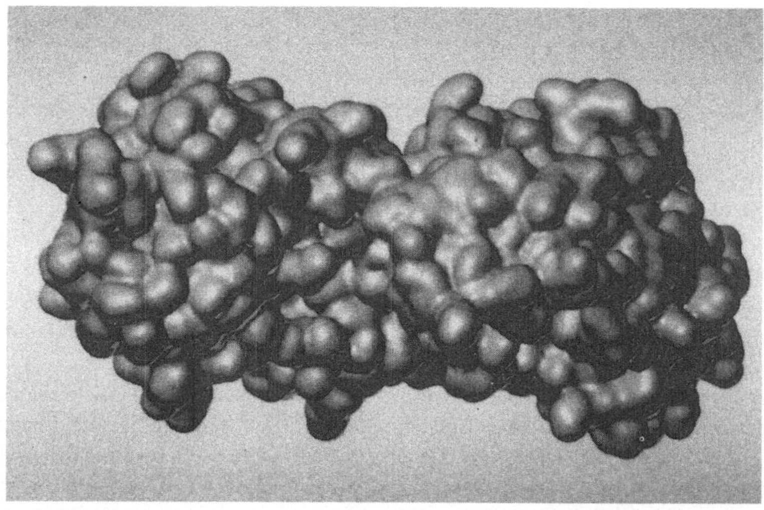

Abb. 4: Alkohol-Dehydrogenase (Dimer) Moleküldaten aus der Brookhaven Datenbank (Wasserstoff-Atome wurden angefügt)

Literatur

[CON83]   M. Connolly: Solvent-Accessible Surfaces of Proteins and Nucleic Acids (science 221, 709-713, 1983)

[GOO85]   P. Goodford: A Computational Procedure for Determining Energetically Favorable Binding Sites on Biologically Important Macromolecules (J. Med. Chem. 28, 849-857, 1985)

[HEI90]   W. Heiden, M. Schlenkrich, J. Brickmann: Triangulation Algorithms for the Representation of Molecular Surface Properties (J. Comp. Aided Mol. Design, 4, 255-269, 1990)

[KAH89]   S.D. Kahn: Real-Time Surface Manipulation Using the Triangulated Mesh (iris universe, 24-30, spring 1989)

[LOR87]   W. Lorensen, H. Cline: Marching Cubes – a High Resolution 3D-Surface Construction Algorithm (Computer Graphics 21, 163-169, 1987)

[ZAU88]   R.J. Zauhar, R.S. Morgan: The Rigorous Computation of the Molecular Electric Potential (J. Comp. Chem. 9, 171-187, 1988)

Implementierung verschiedener Visualisierungs-Algorithmen auf einem microprogrammierbaren Pipeline-Prozessor

M. Marquart

KONTRON ELEKTRONIK, Geschäftsbereich Bildanalyse

1 Einleitung

Computertomographie (CT) und Kernspintomographie (MR) sind bildgebende Verfahren in der Medizin, die Schnittbilder durch den menschlichen Körper liefern. Eine Folge benachbarter Bilder stellt eine dreidimensionale Volumenrepräsentation des betrachteten Körperteils dar.

Typische MR-Sequenzen bestehen aus ca. 120 Bildern der Größe 256*256 Pixel mit einem Grauwertbereich von maximal 12 bit. Die Pixel sind quadratisch. Da der Abstand zwischen den einzelnen Schichten im allgemeinen nicht der Pixelgröße entspricht, sind die resultierenden Volumenelemente (Voxel) jedoch nicht kubisch.

Die klinische Anwendung hat gezeigt, daß im wesentlichen zwei Visualisierungsmodalitäten gewünscht werden: ebene Schnitte durch das 3D-Volumen und Darstellung von Oberflächen (eventuell in Kombination mit ebenen Schnitten). Des weiteren sollte auf zeitaufwendige Vorverarbeitungsschritte nach Möglichkeit verzichtet werden.

2 Hardware

Abbildung 1 zeigt eine schematische Darstellung der verwendeten Hardwarekonfiguration:

- Der Hostrechner ist ein AT kompatibler Computer (KAT) mit einem INTEL 80386 Prozessor.
- Die Bilddaten werden im Video Memory (VMB) gehalten. Die maximale VMB-Größe ist im Moment 128 MB. Das VMB ist in bezug auf die Größe der einzelnen Bilder frei konfigurierbar.
  Die Microprogramm-Firmware stellt folgende Routinen zum Lesen des VMB zur Verfügung:
    - RDPIX: Lesen von einzelnen Pixeln (4.6 msec),
    - RDLIN: Lesen von Bildzeilen (0.05 msec),

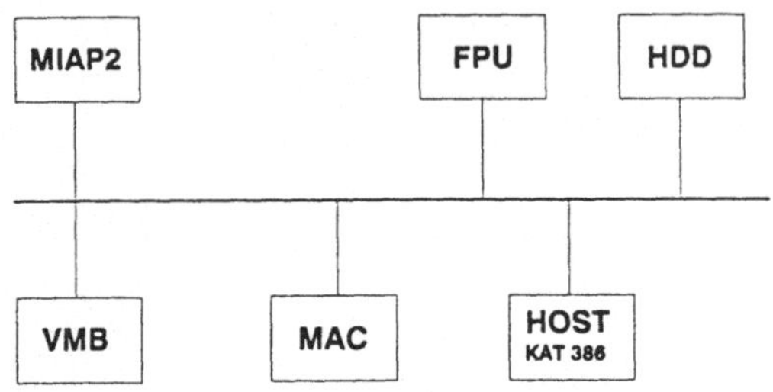

Abb. 1: Schematische Darstellung der Hardwarekonfiguration

- RDPIXS: Lesen von beliebigen Pixeln in einem Bild (0.75 msec) und
- RAPIXS: Lesen von beliebigen Pixeln im VMB (0.87 msec). Die in Klammern angegebenen Zeiten beziehen sich auf das Lesen von 256 16-bit-Werten.
- Der Zugriff zum VMB wird vom Memory Address Controller (MAC) bewerkstelligt.
- Die Bilder werden am High Definition Display (HDD, 1280 ∗ 1024 Display Format, 60 Hz non interlaced) dargestellt.

2.1 MIAP-2

Das Kernstück des Bildverarbeitungssystems ist der Microprogrammierbare Image Array Processor (MIAP-2). Mit einer Taktzeit von 50 ns pro Microprogramminstruktion und einer Pipeline Struktur ermöglicht er eine schnelle Verarbeitung von Bilddaten. Der MIAP-2 besteht aus CPU, FPU und der Microprogramm-Kontrolleinheit. Abbildung 2 zeigt ein Blockschaltbild der MIAP-2 CPU:

- Die arithmetische/logische Einheit (ALU) erlaubt folgende Operationen auf zwei 16-bit-Operanden in einem Instruktionszyklus: Addition, Subtraktion, OR, AND und XOR.
- Das Ergebnis wird im A-Register gespeichert und kann dort noch nach links oder rechts geschoben werden.
- Der Multiplier multipliziert zwei 16-bit-Werte in einem Takt. Gleichzeitig besteht die Möglichkeit den Inhalt des Adders zum Ergebnis der Multiplikation zu addieren. Das Resultat kann maximal 40 bit breit sein.
- Im Barrel shifter kann ein 16-bit-Wert um n bit (n=1....15) nach links geschoben und das Ergebnis mit einer binären Maske ausmaskiert werden. Dafür wird ebenfalls ein Takt benötigt.
- Das Cache-Memory ist 64K ∗ 17 bit breit (16-bit-Wert + 1 bit für Overlay). Es kann über vier voneinander unabhängige Cachepointer adressiert werden. Das Cache-Memory wird hauptsächlich als schneller Arbeitsspeicher verwendet und stellt die Schnittstelle zum VMB dar.

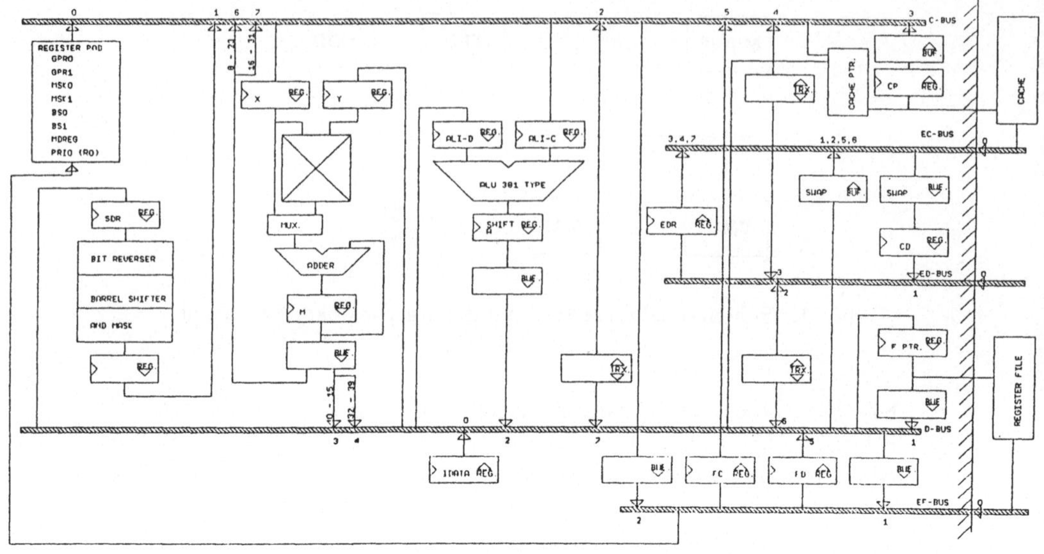

Abb. 2: Blockschaltbild der MIAP-2 CPU

- Das Register-File besteht aus 4 Segmenten zu 4K ∗ 16 bit. Die einzelnen Segmente können über Filepointer absolut oder relativ zu einem Offset addressiert werden. Es wird hauptsächlich dazu verwendet Microprogramme mit Parametern zu versorgen oder Tabellen zu speichern, auf die die Microprogramme zugreifen. Das Register File kann ebenso wie das Cache-Memory vom Host aus beschrieben und gelesen werden.
- Die FPU (WTL 3132 von WEITEK) besitzt eine Taktzeit von 100 nsec. Um eine floating point-Operation (Addition, Subtraktion, Multiplikation, Multiplikation mit Akkumulation) in einfacher Genauigkeit auszuführen, werden drei FPU-Takte benötigt. Die Instruktionen können verschachtelt werden (Pipeline-Struktur). Die FPU hat ein Register-File mit 32 (32bit) Registern, die nur von dem MIAP-2 aus beschrieben und gelesen werden können.
- Die Microprogramm-Kontrolleinheit übernimmt die Steuerung des Microprogrammablaufs. Ein Microprogramm-Wort ist 96 bit breit. Bis zu 32K solcher Microprogramm-Worte können im Microprogramm-Memory gespeichert werden.

3 Berechnung von ebenen Schnitten

Der Schnitt ist definiert durch einen Startpunkt und zwei aufeinander senkrechte Inkrementvektoren. Die Länge dieser Vektoren kann so berechnet werden, daß eine eventuell vorhandene Anisotropie des Ausgangsdatensatzes kompensiert wird und die Pixelgröße des erzeugten Schnittbildes frei wählbar ist. Zooming wird durch Pixel- und Zeilenreplikation erreicht. Durch n-maliges Addieren des ersten Inkrementvektors zum Startpunkt und Runden auf die nächst kleinere Voxelkoordinate wird in der FPU ein Koordinatenstring erzeugt. Die entsprechenden Grauwerte werden aus dem VMB geholt und grauwertskaliert als Zeile oder Spalte in den gewünschten Darstellungsbereich des HDD geschrieben. Dann wird der zweite Inkrementvektor zum Startpunkt addiert und der nächste Koordinatenstring generiert.

Lineare Interpolation ist möglich. Dabei werden die acht Nachbarn eines (float) Koordinatenpunktes gewichtet aufsummiert. Die Gewichte werden folgendermaßen berechnet:

$$dx = x - X, \; dy = y - Y, \; dz = z - Z$$
$$W(X,Y,Z) = (1\text{-}dx) * (1\text{-}dy) * (1\text{-}dz)$$

wobei X,Y,Z die gerundeten Voxelkoordinaten darstellen und x,y,z die entsprechenden Float-Koordinaten. Die Gewichte für die anderen sieben Koordinatenpunkte ergeben sich analog. Zooming wird durch entsprechendes Verkürzen der Inkrementvektoren erreicht.

Folgende Modi zur Schnittberechnung wurden implementiert:

- *Doppelt schräge Schnitte*: Die Orientierung der Schnittebene wird durch zwei Winkel beschrieben. Der erste Winkel definiert die Drehung einer Schnittlinie relativ zur x-Achse in einem Bild des Ausgangsdatensatzes, der zweite Winkel beschreibt die Kippung der Ebene um die so definierte Schnittlinie. Da dadurch alle Schnittlinien senkrecht auf der z-Achse stehen, kann für das Lesen aus dem VMB die (im Vergleich zum allgemeinen Zugriff) etwas schnellere Zugriffsart über RDPIXS verwendet werden. Die Rechenzeit für den oben erwähnten typischen MRI-Datensatz beträgt etwa 0.25 sec/Bild (5 sec/Bild mit Interpolation)
- *Achsenparallele Schnitte*: Wird die Pixelgröße des Schnittbildes gleich der Pixelgröße des Ausgangsdatensatzes gesetzt, kann für achsenparallele Schnitte das Erzeugen des Koordinatenstrings und Lesen aus dem VMB via RDPIXS durch das schnellere Lesen einer Zeile bzw. Spalte ersetzt werden. Der zweite Inkrementvektor ist parallel zur z-Achse. Mit seiner Hilfe wird ausgehend vom Startpunkt die jeweilige Nummer des Bildes berechnet, aus dem die Zeile (bzw. Spalte) gelesen werden muß. Die Rechenzeit verkürzt sich dann auf etwa 0.11 sec/Bild (0.8 sec/Bild mit Interpolation).
- *Schnitte entlang einer beliebigen Linie*: Dieser Modus ist von Bedeutung, wenn eine Struktur, die sich beliebig durch das 3D-Volumen erstreckt, verfolgt werden soll. Dazu wird im Ausgangsdatensatz ein Polygonzug entlang der zu verfolgenden Struktur eingezeichnet. In einem zweiten Schritt wird der Polygonzug auf Stützpunkte im gewünschten Abstand (Pixelgröße des Schnittbildes) umgerechnet. Die Schnittführung ist parallel zur z-Achse.

4 Detektion von Oberflächenpunkten

Die Erkennung von Oberflächen basiert in den nachfolgend beschriebenen Verfahren auf "harten" Schwellwertkriterien. Aus Gründen der Rechenzeit wurden keine Verfahren implementiert, die Transparenzwerte für Voxel (z.B.[LEV88]) in Betracht ziehen.

4.1 Front To Back-Algorithmus (FTB)

Der FTB-Algorithmus führt zu einer Parallelprojektion des darzustellenden Objekts, dessen Geometrie durch den umschreibenden Quader (ROI) definiert ist. Die gewünschte Orientierung des projezierten Objekts kann durch drei Winkel (Rotation um die x,y,z-Achse) eingestellt werden. Als Rotationszentrum wird der Mittelpunkt des zu transformierenden Datenvolumens genommen.

Für die verwendete Hardware bietet der FTB-Algorithmus den Vorteil, daß die relativ schnellen Zeilenzugriffe genutzt werden können. Des weiteren kann das Cache-Memory als schneller "z-Buffer" verwendet werden.

Der Teil einer Bildzeile (an der Position y im Bild z), der der ROI entspricht wird als Grauwertstring aus dem VMB ins Cache-Memory gelesen. Abhängig vom Blickwinkel, unter dem das Objekt betrachtet werden soll, wird diese Zeile von links oder rechts abgetastet und daraufhin untersucht, ob die Grauwerte in einem vom Benutzer definierten Schwellwertintervall liegen. Ist das Schwellwertkriterium erfüllt, wird die zu diesem Grauwert gehörige Koordinate (x,y,z) in die Projektionsebene (x',y') transformiert. Aus dem Punkt (x',y') wird die zugehörige Cache-Adresse errechnet. Nur wenn der Inhalt des Cache-Speichers an dieser Stelle 0 ist (d.h. dieser Punkt in der Projektionsebene bisher noch nicht erreicht wurde) wird die Oberflächendarstellung für den Punkt berechnet und an der Cache-Adresse abgespeichert. Ist die Zeile abgearbeitet, wird y abhängig vom Blickwinkel inkrementiert oder dekrementiert. Die ganze ROI wird so in z aufsteigend oder absteigend (abhängig vom Blickwinkel) durchsucht. Eine eventuelle Anisotropie der Ausgangsdaten kann durch mehrmaliges Lesen der entsprechenden z-Schichten ausgeglichen werden. Anschließend wird der Inhalt des "z-Buffers" am HDD dargestellt. Diese Implementierung führt zu einigen Einschränkungen:

- Der Ausgangsdatensatz muß quadratische Pixel besitzen.
- Die Größe des erzeugten Projektionsbildes ist durch die für den "z_Buffer" zur Verfügung stehende Cache-Größe beschränkt.

Die benötigte Rechenzeit ist stark datenabhängig und liegt zwischen ca. 3 Sekunden (CT Datensatz, Darstellung des Knochens mit engem Schwellwertintervall) und ca. 16 Sekunden (MR Datensatz, Darstellung der Hautoberfläche).

4.2 Ray Casting-Algorithmus

Wie beim FTB-Verfahren wird die Abbildungsgeometrie definiert durch die Eckpunkte der ROI, den Mittelpunkt der ROI (Rotationszentrum) und drei Winkel (x,y,z). Die Projektionsebene stimmt mit der 1. Schicht der ROI überein. Da das Verfahren eine Zentralprojektion darstellt, wird zusätzlich noch die Position des Betrachtungspunktes (VP) benötigt. Wie Abb. 3 zeigt, wird für die Ausgangsorientierung (alle Winkel = 0 Grad) der Betrachtungspunkt so definiert, daß er dieselben x,y-Koordinaten erhält wie der Mittelpunkt der ROI und eine wählbare Strecke von der Projektionsebene entfernt ist.

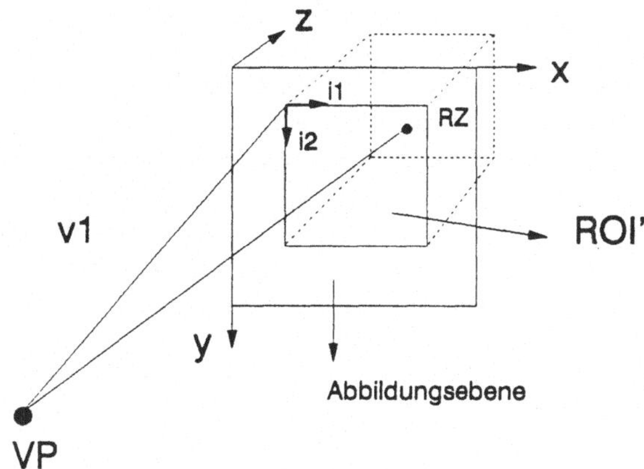

Abb. 3: Geometrie für das Ray Casting Verfahren
RZ = Rotationszentrum, i1 = 1. Inkrementvektor, i2 = 2. Inkrementvektor,
VP = Betrachtungspunkt, v1 = Startstrahlrichtung

Um die Strahlgeometrie festzulegen, werden folgende Schritte auf dem Hostrechner durchgeführt:

- Die Eckpunkte der ROI werden mit der Inversen der Rotationsmatrix transformiert und auf die Abbildungsebene projiziert. Das ist äquivalent zur Rotation der Abbildungsebene mit anschließender Projektion der ROI-Eckpunkte auf die rotierte Ebene. Das umschreibende Rechteck (ROI') der transformierten projizierten ROI ergibt dann den Bereich, der durch die Strahlen tatsächlich abgetastet wird.
- Es wird eine Startstrahlrichtung v1 (= obere linke Ecke von ROI' - Betrachtungspunkt) sowie zwei Inkrementvektoren i1 (rechte oberer Ecke von ROI' - linke obere Ecke von ROI') und i2 (linke untere Ecke von ROI' - linke obere Ecke von ROI') berechnet.
- Die Abstände zwischen Betrachtungspunkt und den Eckpunkten der transformierten ROI werden ausgerechnet und ihrer Länge nach sortiert. Der kürzeste Abstand ergibt die Zahl der Schritte (=NOFFS), die entlang eines Strahls mindestens gegangen werden kann, bis man den ersten Punkt des Datenvolumens trifft. Die Zahl der Schritte, die man entlang eines Strahls maximal im Datenvolumen zurücklegen kann (= NMAX), ergibt sich aus der Differenz zwischen dem kürzesten und längsten Abstand.
- v1 , i1 und i2 werden normiert und zusammen mit dem Betrachtungspunkt rotiert (v1', i1', i2'). Ist der Ausgangsdatensatz anisotrop, kann dies durch Korrektur des rotierten v1 berücksichtigt werden.

Dann wird ein Microprogramm gestartet, das folgende Schritte berechnet:

- Es wird ein Startpunkt errechnet, der sich durch Addition von NOFFS * v1' zum rotierten Betrachtungspunkt ergibt. Ausgehend von diesem Startpunkt wird durch NMAX-maliges addieren von v1' in der FPU und Runden auf die nächst kleinere Voxelkoordinate ein Koordinatenstring (X,Y,Z) erzeugt.

- Die Grauwerte entlang des Koordinatenstrings werden mittels RAPIXS aus dem VMB gelesen.
- Liegen zwei aufeinanderfolgende Grauwerte in diesem Strahl oberhalb einer vom Benutzer definierten Schwelle, gilt ein Oberflächenpunkt als gefunden.
- Die Oberflächendarstellung für diesen Punkt wird berechnet und im Cache gespeichert.
- Durch Addition von i1' zur bisherigen Strahlrichtung und Normierung und eventuelle Korrektur der Anisotropie wird der nächste Strahl initialisiert.
- Ist eine Zeile der Abbildungsebene abgetastet, wird das Ergebnis wahlweise ins HDD und/oder ins VMB geschrieben.
- Durch Addition von i2' zur letzten Startstrahlrichtung und Normierung und Korrektur der Anisotropie wird die Startstrahlrichtung für die nächste Zeile aufgesetzt.

Vom Verfahren her wäre es am günstigsten, einzelne Voxel aus dem VMB zu lesen, da dann der Suchalgorithmus entlang eines Strahls sofort abgebrochen werden könnte, wenn ein Oberflächenpunkt gefunden wäre. Da aber aufgrund des großen Overheads die entsprechenden Zugriffsroutinen relativ langsam sind, konnte empirisch folgender Kompromiß gefunden werden: Die geringsten Rechenzeiten (ca. 30 sec für den oben erwähnten typischen MR-Datensatz) ergeben sich, wenn jeder Strahl in drei Teilstrahlen zu je NMAX/3 Länge aufgeteilt und auf jedem Teilstrahl die Suche nach Oberflächenpunkten durchgeführt wird, bevor der nächste Teilstrahl generiert wird.

5 Oberflächendarstellungen

5.1 Abstandsschattierung

Bei der Abstandsschattierung wird die Zahl der Schritte, die entlang eines Strahls gegangen werden müssen, bis ein Oberflächenpunkt erreicht ist, tabellengesteuert in einen Grauwert codiert. Punkte in der Nähe des Betrachters erscheinen hell, entferntere Punkte dunkel. Die resultierenden Bilder sind relativ kontrastarm und wenig detailliert. Die Abstandsschattierung wurde nur im Zusammenhang mit dem Ray Casting-Verfahren implementiert.

5.2 Grauwert-Gradienten-Schattierung

Die Grauwert-Gradienten-Schattierung [HÖH86], [TIE87], [TIE88] liefert relativ detailgetreue Darstellungen von Oberflächen. Bei diesem Verfahren wird der Grauwert-Gradient am gefundenen Oberflächenpunkt als Oberflächennormale genommen und einer klassischen Phong-Schattierung unterworfen.

In unserer Implementierung wird der Grauwert-Gradient aus einer 3*3*3 Umgebung des Oberflächenpunktes errechnet, wobei die Eckpunkte des Nachbarschaftwürfels mit dem Faktor 1/sqrt(3) die Kantenmittelpunkte mit dem Faktor 1/sqrt(2) und die Flächenmittelpunkte mit dem Faktor 1 gewichtet werden. Die Grauwert-Gradienten-Schattierung wurde sowohl im Zusammenhang mit dem Ray

Casting-Verfahren als auch mit dem Front To Back-Algorithmus implementiert. Als einfallender Strahl wird beim Ray Casting der entsprechende Ray verwendet, beim FTB die Betrachtungsrichtung.

Um entferntere Punkte dunkler erscheinen zu lassen, wurde folgende Abstandskorrektur eingeführt: Der Punkt mit der kleinst möglichen Entfernung zum Betrachter erhält das Gewicht 1, der Punkt mit der größt möglichen Entfernung zum Betrachter das Gewicht 0.1. Gewichte für Entfernungen zwischen den Extremen können durch eine lineare, quadratische oder exponentielle Funktion abgebildet werden.

5.3 Maximum Trace Mode

Dieses Verfahren, das nur im Zusammenhang mit dem Ray Casting-Algorithmus implementiert wurde, stellt den maximalen Grauwert entlang jedes Strahls dar, sofern er über einer vom Benutzer definierten Schwelle liegt. Der Maximum Trace Mode erlaubt es, helle innere Strukturen in einer quasi transparenten Darstellung zusammen mit der Oberfläche zu visualisieren.

5.4 Integrations Modus

Ausgehend von jedem mittels Ray Casting gefundenen Oberflächenpunkt kann eine vom Benutzer definierbare Anzahl von Grauwerten entlang des Strahls integriert werden. Der Startpunkt für die Integration kann durch einen wählbaren Offset ins Innere des betrachteten Objekts verschoben werden. Dieses Verfahren führt zu einer transparenten Darstellung von Strukturen, die unter der Oberfläche des Objekts liegen.

6 Kombination von Oberflächendarstellung mit einem ebenen Schnitt

In vielen Fällen ist es für den Betrachter hilfreich, die Position eines ebenen Schnittes in Relation zur Oberfläche des geschnittenen Objekts zu visualisieren.

Dazu wird in einem ersten Schritt eine Oberflächendarstellung (Ray Casting-Algorithmus, Grauwert-Gradienten-Schattierung) gerechnet, die vom Benutzer interaktiv in die von ihm gewünschte Orientierung gedreht wird.

Im zweiten Schritt wird das schattierte Oberflächenbild zusammen mit einem Hilfsbild, das die Abstände der Oberflächenpunkte zum Betrachtungspunkt enthält, im VMB abgespeichert.

Im dritten Schritt definiert der Benutzer interaktiv eine Schnittebene. Das abgespeicherte Oberflächenbild wird zeilenweise aus dem VMB gelesen. Ist ein Oberflächenpunkt gesetzt, wird für den entsprechenden Strahl der Schnittpunkt mit der Ebene ausgerechnet. Ist der Abstand vom Betrachtungspunkt zum Schnittpunkt mit der Ebene kleiner als der entsprechende Abstand Betrachtungspunkt - Oberflächenpunkt, bleibt die schattierte Darstellung der Oberfläche erhalten. Sonst wird der Schnittpunkt des Strahls mit der Ebene in einen Koordinatenstring aufgenommen. Für jede Zeile werden dann die zum Koordinatenstring gehörigen Grauwerte via RAPIXS aus dem VMB gelesen und ersetzen die korrespondierenden Werte aus der schattierten Darstellung. Damit werden die Punkte der Ebene, die hinter der Oberfläche liegen geometrisch richtig in das Oberflächenbild projeziert.

Die Position und Orientierung der Schnittebene kann interaktiv verändert werden. Es können ca. 2 Projektionen pro Sekunde gerechnet und dargestellt werden.

Literatur:

[HÖH86]   K.H. Höhne, R. Bernstein: Shading 3D images from CT using gray level gradients, IEEE Transactions on Medical Imaging 5 (1986) pp 45-47

[LEV88]   M. Levoy: Display of surface from volume data IEEE Computer Graphics and Applications 8 (1988) pp 29-37

[TIE87]   U. Tiede, K.H. Höhne, M. Riemer: Comparison of surface rendering techniques for 3D tomographic objects. In: Lemke U (ed) Computer Assisted Radiology, Springer, Berlin New York Tokyo (1987) pp 599-610

[TIE88]   U. Tiede, M. Riemer, M. Bomans, K.H. Höhne: Display Techniques for 3D-Tomographic Volume Data. In: Proc. NCGA '88, Vol. III, Anaheim (1988) pp 188-197

Interaktive Parameterspezifikation und Previewing in der Volumen-Visualisierung

M. Frühauf

Fraunhofer-Arbeitsgruppe für Graphische Datenverarbeitung, Darmstadt

Zusammenfassung

Die interaktive Analyse von Volumendaten in der wissenschaftlichen Visualisierung ist ein wichtiger Beitrag zur Unterstützung der Erkenntnisgewinnung in Naturwissenschaft und Technik. Es werden Methoden zur Entwicklung von interaktiven Systemen auf Graphik-Workstations der unteren bis mittleren Leistungsklasse vorgestellt. Die Methoden zur Interaktion befassen sich insbesondere mit der Parametrisierung von "Volume Rendering"-Algorithmen. Dabei spielt die Eingabe von 3D-Parametern mit 2D-Eingabegeräten eine besondere Rolle.

1 Einleitung

Viele Systeme zur Visualisierung von Volumendaten sind bisher entwickelt worden. Die meisten dieser Systeme konnten sich aber in der wissenschaftlichen Praxis noch nicht durchsetzen. Ein Grund dafür ist, daß interaktives Arbeiten von diesen Systemen nicht ausreichend unterstützt wird. Die interaktive Analyse komplexer Volumendatensätze und das interaktive Finden der bestmöglichen Darstellung für die gesuchten Merkmale ist aber Voraussetzung für die Gewinnung wissenschaftlicher Erkenntnisse.

Die Verfahren zur dreidimensionalen Darstellung von Volumendaten in der wissenschaftlichen Visualisierung lassen sich in zwei unterschiedliche Kategorien einteilen. Die erste Kategorie sind oberflächenorientierte Darstellungen. Hierbei werden aus dem vorliegenden Volumendatensatz explizit Oberflächen, die bestimmte Merkmale der Daten repräsentieren, berechnet. Diese Oberflächen werden dann mit "konventionellen" Methoden graphisch dargestellt. Hierbei sind die vorbereitenden Verfahren zur Oberflächenberechnung rechenintensiv oder sogar nur mit Unterstützung des Benutzers zu realisieren, während die schattierte Darstellung der Oberflächen relativ schnell erzeugt werden kann. Dies wird zudem durch die Hardware der hochleistungsfähigen Graphik-Workstations zum Schattieren von Polygonen unterstützt.

In der zweiten Kategorie befinden sich volumenorientierte Darstellungen. Volumenorientierte Darstellungsverfahren erzeugen schattierte 3D-Darstellungen direkt aus dem vorliegenden Volumendatensatz. Hierbei liegt bei der Berechnung der Darstellung stets der komplette Volumendatensatz zu Grunde. Es sind nur wenige vorbereitende, einfache Datenkonvertierungen durchzuführen. Die Darstellungsmethode und Darstellungsqualität, sowie die Betonung einzelner Merkmale des vorliegenden Datensatzes, werden durch die Wahl der Darstellungsparameter bestimmt. Da stets der gesamte Datensatz verarbeitet werden muß, ist diese Art der dreidimensionalen Darstellung von Volumendaten in der wissenschaftlichen Visualisierung sehr rechenintensiv und daher sehr zeitaufwendig. Darstellungen hoher Qualität können auf Graphik-Workstations nicht in Zeitspannen berechnet werden, die eine interaktive Analyse der Datensätze zulassen.

Es müssen daher Methoden entwickelt und eingesetzt werden, mit denen die Parameter zur Steuerung von volumenorientierten Darstellungsverfahren gewählt werden können. Diese Methoden müssen geeignet sein, die Auswirkung der Parameterwahl auf die endgültige Darstellung zu beurteilen. Dieses Echo auf die Parameterwahl muß in kurzer Zeit erzeugt werden können, um interaktives Arbeiten zur Analyse der Daten zu unterstützen. Die Parameterwahl sollte weitgehend graphisch-interaktiv und nicht etwa durch eine Kommandosprache erfolgen.

Volumenorientierte Verfahren zur Darstellung komplexer Datensätze unterscheiden sich sehr stark hinsichtlich der Komplexität und der Bildqualität. Einfach und schnell zu generierende Darstellungen (Preview) können, besonders wenn sie mit niedriger Auflösung berechnet werden, einen schnellen Überblick über den vorliegenden Datensatz sowie die Parameterwahl verschaffen.

2 Visualisierungsparameter

Das von uns benutzte Verfahren zur Volumenvisualisierung [FRÜ90a] benutzt folgende Parameter zur Spezifikation der zu erzeugenden Darstellung:

- Volumendatensatz,
- Blickpunkt oder Rotationswinkel,
- Schnittebenen durch das Volumen,
- Sichtbarkeit,
- Renderingmethode,
- Methode zur Normalenberechnung,
- Schattierungsmethode,
- Methode zur Sampleberechnung,
- Position der Lichtquelle,
- Reflektionsparameter,
- Farbe,
- Transparenz und
- Bildauflösung.

Die Sichtbarkeit, Farbe und Transparenz sind individuell für jedes Volumenelement (Voxel) definiert. Sie werden mit Hilfe von Funktionen in Abhängigkeit vom skalaren Wert des Voxels definiert. Solche Funktionen können stückweise linear oder stückweise konstant sein. Für diese Funktionen werden dann interaktiv Schwellwerte spezifiziert. Für die Transparenz- und Farbzuweisung an die Voxel sowie das Setzen des Sichtbarkeitsattributs werden im folgenden Kapitel geeignete Echotypen vorgestellt.

Die Auswahl der geeigneten Methoden für den eigentlichen Vorgang der Volumenvisualisierung läßt sich verständlicherweise nicht durch andere Methoden simulieren. Hier ist der Benutzer auf seine Erfahrung mit den einzelnen Methoden angewiesen. Zur Beschleunigung der Darstellungsgenerierung können Bilder mit geringerer Auflösung berechnet werden. Diese werden aber im allgemeinen nur einen ungefähren Eindruck von der zu erwartenden Darstellungsqualität vermitteln.

Eine der schwierigsten Aufgaben in der Visualisierung von Volumendaten ist es ein Werkzeug zu entwicklen, mit dem auch große Datensätze (z. B. 256^3 Voxel) auf Graphik-Workstations in Echtzeit rotiert und geschnitten werden können. Auch hierzu wird im folgenden Kapitel eine Methode vorgestellt (s. auch [FRÜ90b]).

3 Echos der Parameterspezifikation

3.1 Farb- und Transparenzzuweisung

Farb- und Transparenzzuweisungen an Voxel werden im einfachsten Fall mit Hilfe von Schwellwerten im Wertebereich der Daten durchgeführt. Die Definition der Schwellwerte geschieht nach Analyse von ausgewählten Schichten des Datensatzes. Das Ergebnis der Zuweisung wird an diesen oder anderen Schichten exemplarisch überprüft (Abb. 1). Transparenzwerte werden dabei auf Grauwerte abgebildet. Die interaktive Spezifikation der Schwellwerte wird durch zwei Hilfsmittel unterstützt; erstens durch das Erfragen des Wertes einzelner mit der Maus identifizierter Datenpunkte und zweitens durch das Anzeigen eines gewählten Schwellwertes im Kontext mit dem Histogramm einer Scanline in einer Schicht des Datensatzes (Abb. 1). Alle diese Operationen lassen sich auf jeweils einer Schicht des Datensatzes in Echtzeit ausführen. Voraussetzung für die Implementierung dieser Werkzeuge ist allerdings, daß ein einzelner Bildpunkt mit der Maus der Workstation identifiziert werden kann.

3.2 Blickpunkt und Schnittebenen

Volumendaten sind oft in einem regulären Gitter angeordnet. Falls das nicht der Fall ist, können sie durch trilineare Interpolation auf ein reguläres Gitter abgebildet werden. Man erhält so einen Datenwürfel. Der Benutzer erkennt die Lage des Würfels an der Position der Ecken und Kanten des Würfels. Oben und unten, links

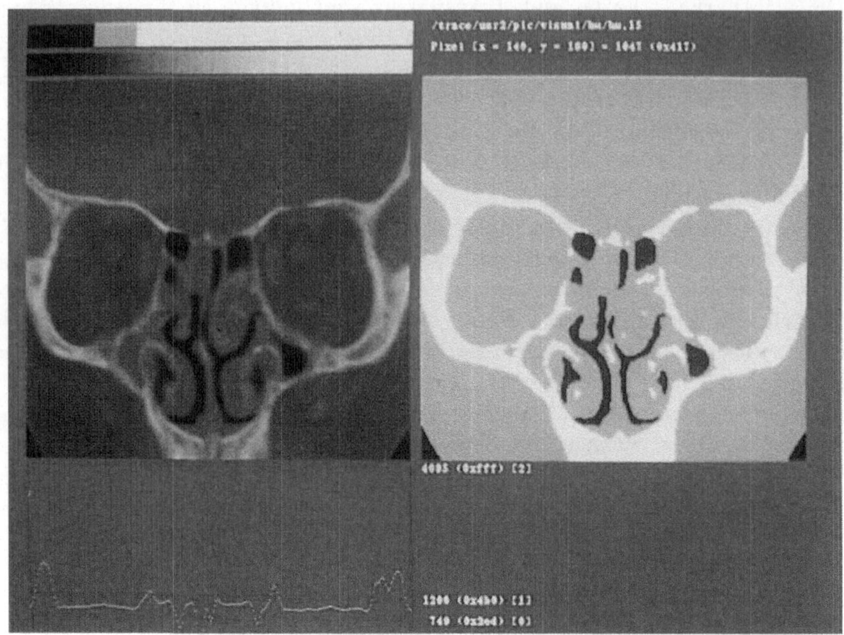

Abb. 1: Interaktive Farbzuweisung

und rechts, vorne und hinten werden anhand der inneren Struktur der Würfeloberflächen erkannt. Daher projizieren wir 2D-Pixmaps aus dem Volumendatensatz auf die sechs Würfeloberflächen. Im einfachsten Fall werden die äußersten Schichten des Datensatzes dafür benutzt. Falls diese Schichten aber nicht genügend Information enthalten, werden die Volumendaten oberhalb eines vom Benutzer definierten Schwellwertes orthogonal auf die Würfeloberflächen projiziert. Diese Technik eignet sich besonders für Datensätze, die nicht in Würfelform vorliegen. Die Berechnung dieser sechs Pixmaps erfolgt während der Vorverarbeitung. Sie werden während der Benutzung des Werkzeugs im Hauptspeicher gehalten.

Während der Rotation des Datenwürfels werden nur die acht Eckpunkte des Würfels transformiert. Zu jeder Zeit sind höchstens drei Würfelflächen sichtbar. Die sichtbaren Flächen werden mit Hilfe des Normalenvektors identifiziert. Die orthogonale Projektion der Würfeloberflächen auf die Bildebene erfolgt durch einfache Eliminierung der Z-Koordinate. Die entsprechenden Pixmaps werden durch Skalierung und Scherung auf die so entstandenen Parallelogramme abgebildet (Abb. 2). Dazu wird ein Scanline basierter Füllalgorithmus benutzt [HOF89].

Schnitte durch das Volumen werden durch sukzessives Entfernen sichtbarer Oberflächen des Würfels spezifiziert. In diesem Fall muß nur eine der sechs Pixmaps neu berechnet werden. Die schnelle Neuberechnung einer Pixmap wird dabei durch Informationen aus dem Z-Buffer der relevanten Pixmap unterstützt. Im Fall des Entfernens einer Schicht werden die benachbarten Flächen lediglich um ein Pixel geschmälert (Abb. 3).

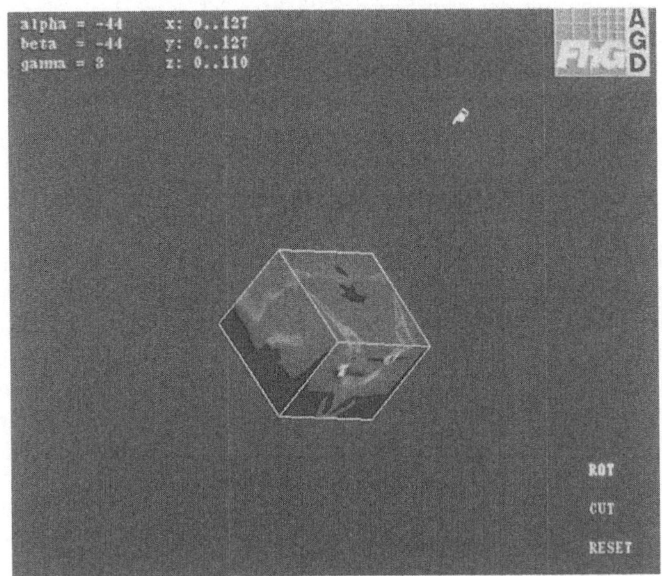

Abb. 2: Interaktive Rotation

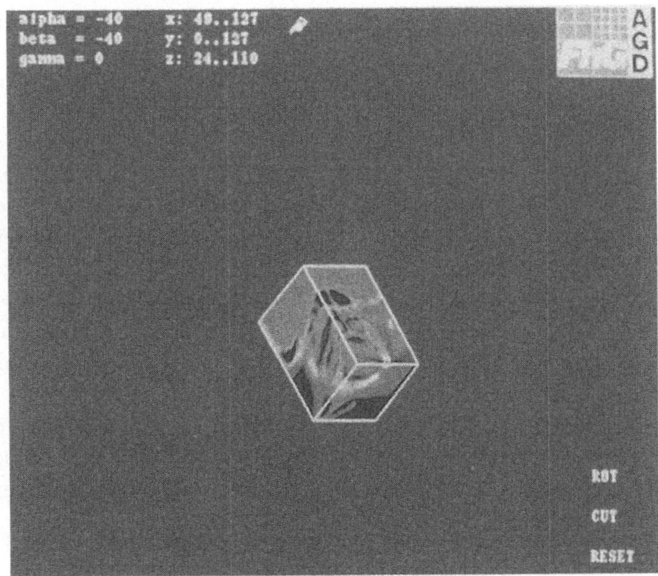

Abb. 3: Interaktives Schneiden

Zur Neuberechnung der sichtbaren Schichten ist es wichtig, daß der komplette Datensatz zur Laufzeit im Hauptspeicher vorliegt. Unsere Erfahrung zeigt, daß der Nutzen des Werkzeugs nicht eingeschränkt wird, wenn große Datensätze zu diesem Zweck um den Faktor zwei reduziert werden.

3.3 Lichtquelle und Reflektionsparameter

Benutzer, die mit den Prinzipien der 3D-Darstellung in der Computergraphik ("Lighting and Shading") nicht vertraut sind, müssen die Effekte der Spezifikation von Lichtquellen und Reflektionsparametern verdeutlicht werden. Da die Schattierung bei komplexen Szenen nicht in Echtzeit erfolgen kann, erfolgt die Echogenerierung zu den Beleuchtungsparametern mit Hilfe einer einfachen Szene aus geometrischen Körpern. Hier bietet sich besonders eine Szene bestehend aus einer Kugel und einem Würfel an. Für solch eine einfache Szene kann die Schattierung auf einer Workstation in kürzester Zeit berechnet werden.

4 Interaktionstechniken

In interaktiven Anwendungen, in denen drei- oder mehrdimensionale Daten auf eine zweidimensionale Projektionsfläche abgebildet werden, stellt sich das Problem der Benutzung von Eingabegeräten mit zwei Freiheitsgraden für die Spezifikation von mehr als zwei Eingabeparametern. Im konkreten Fall heißt dies: Wie kann die Spezifikation des Blickpunktes auf eine 3D-Szene mit der Maus einer Graphik-Workstation durchgeführt werden?

Da in unserem Werkzeug nur Parallelprojektion angewendet wird, kann die Spezifikation des Blickpunktes durch eine Rotation des Objektes um drei Achsen ersetzt werden. Zur Spezifikation der Rotation wird der Hintergrund der Projektionsfläche in "rotationssensitive" Bereiche eingeteilt. Verschiedene Bereiche implizieren verschiedene Rotationen (Abb. 4). Diese Bereiche unterstützen ein intuitives Verständnis der Rotationsrichtung. Verschiedene Maustasten implizieren verschieden große Rotationsinkremente (z. B. $20°$, $5°$, $1°$). Die Anwendung dieses Konzeptes ermöglicht die Spezifikation des Blickpunktes auf komplexe Volumendatensätze in Echtzeit mit einigen wenigen Mausoperationen, ohne daß man sich um die Orientierung des Koordinatensystems oder andere geometrische Details kümmern muß.

Zur Spezifikation von Schnittebenen verwenden wir das Konzept des sukzessiven Abtragens bzw. Hinzufügens von "angepickten" Oberflächen. Dieses Verfahren hat sich sowohl als bequem erwiesen und erlaubt auch eine Echogenerierung in Echtzeit auf kostengünstigen Workstations.

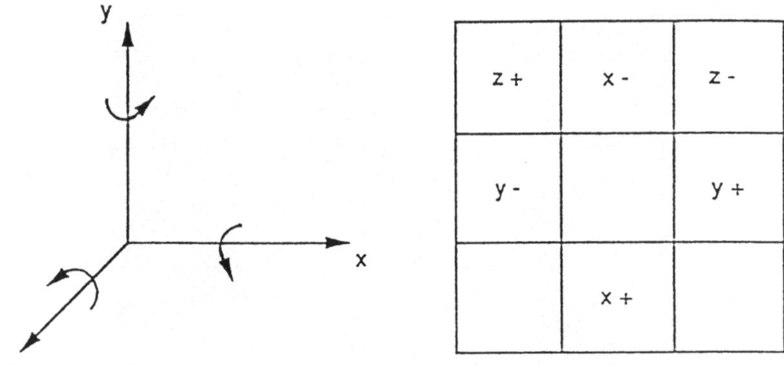

Abb. 4: Interaktionstechnik zur Rotation

5 Darstellungsmethoden für Previews

Eine weitere Methode das interaktive Arbeiten mit Systemen zur Visualisierung von Volumendaten zu unterstützen, ist, Darstellungen des Datensatzes in geringerer Qualität ("Preview") schnell zu generieren. In anderen Disziplinen der Computergraphik werden hierfür Drahtmodell-Darstellungen verwendet, während schattierte Darstellungen hoher Qualität erst zur Erzeugung des endgültigen Bildes eingesetzt werden.

Drahtmodelle lassen sich in der Volumenvisualisierung aus verschiedenen Gründen nicht einsetzen. Erstens gibt es in Volumendaten keinerlei explizite Oberflächenrepräsentation. Zweitens ist das Innere der Objekte in Volumendaten inhomogen. Die Vernachlässigung dieser Inhomogenität würde die Orientierung im Datensatz erheblich erschweren. Drittens sind Oberflächenrepräsentationen in komplexen Datensätzen nur mit erheblichem Aufwand zu berechnen und müßten nach jeder Schnittoperation neu erstellt werden.

Bei der schnellen Visualisierung von Volumendaten kann man drei unterschiedliche Verfahren verfolgen. Erstens kann man einfache Visualisierungsverfahren einsetzen. Diese Verfahren liefern beispielsweise eine weniger detaillierte Darstellung, diese ist aber einfacher und schneller zu berechnen. Beispielsweise kann zu diesem Zweck die Methode der Back-To-Front Projektion (BTF) [FRI85] statt der aufwendigeren Raycasting-Methode eingesetzt werden. Hierbei ist allerdings zu beachten, daß bei der BTF-Projektion die Auflösung des Bildes direkt von der Auflösung des vorliegenden Datensatzes abhängt. Weitere Vereinfachungen können bei der Berechnung des Gradienten zu Schattierung der Objekte durchgeführt werden. Diese Methoden zur Gradientenberechnung sowie die Unterschiede in der Qualität der erzeugten Darstellung sollen hier aber nicht weiter erläutert werden, [CHE85], [HÖH86], [ENC90]. Eine sehr einfache Methode ist die "additive reprojektion", bei der allerdings keine Schattierung durchgeführt wird, sondern der vorliegende Datensatz einfach durchleuchtet wird [JOH89].

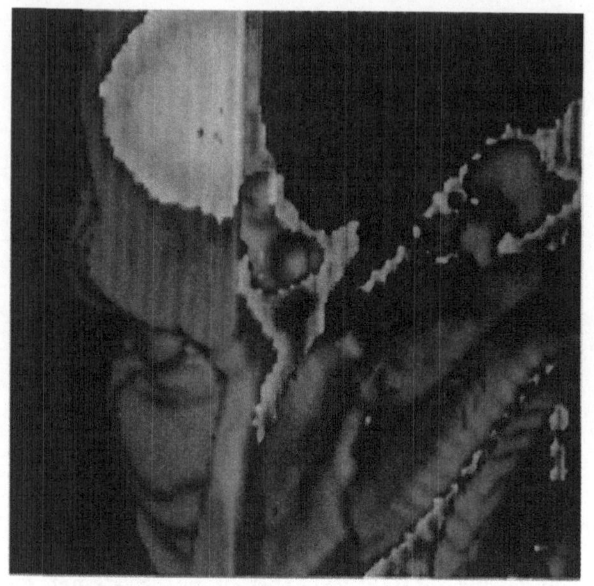

Abb. 5: Preview zur Bildgenerierung

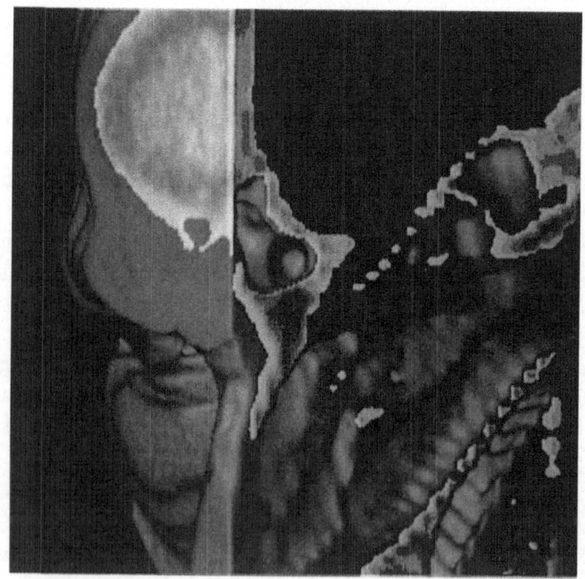

Abb. 6: Hochaufgelöste Bildgenerierung

Die zweite Gruppe von Verfahren erzeugt Darstellungen mit einer geringeren Auflösung des Bildes. Die Berechnung dieser Darstellungen geringerer Auflösung kann zudem auf einer Untermenge des Originaldatensatzes basieren (Abb. 5, 6). Bei Berücksichtigung von nur jedem zweiten Voxel ergibt sich so bereits eine Reduktion des Datensatzes um den Faktor acht. Da die Rechenzeit der Visualisierungsverfahren linear von der Größe des Datensatzes abhängt, reduziert sich auch die Rechenzeit mindestens um den Faktor acht.

Die dritte Möglichkeit, die Bildgenerierung zu beschleunigen, ist die Methode des adaptiven Bildaufbaus. Von Marc Levoy wurde eine Methode entwickelt, bei der Bildpunkte zuerst in einem groben Raster berechnet werden. Dieses Raster wird dann sukzessive verfeinert. Die Verfeinerung geschieht dabei in den Regionen zuerst, in denen sich das Bild stark ändert, d. h. in denen große Unterschiede von einem Rasterpunkt zum nächsten auftreten. Es entsteht so von Anfang an eine Darstellung hoher Qualität, deren Detaillierung schrittweise verbessert wird. Messungen von Levoy zeigen, daß bei Raycasting-Verfahren mit weniger als 20% der Strahlen des endgültigen Bildes, schon aussagekräftige Darstellungen berechnet werden können [LEV90].

6 Ausblick

Im vorliegenden Artikel wurden Methoden vorgestellt, die die graphisch-interaktive Analyse komplexer, heterogener Volumendatensätze, besonders auf Workstations mit niedrigerer Leistung, unterstützen und ermöglichen. Trotz dieser Hilfsmittel ist natürlich die Generierung hochqualitativer Darstellungen möglichst in so kurzer Zeit anzustreben, daß Interaktion noch möglich ist. Dies wird jedoch in absehbarer Zeit auf üblichen Graphik-Workstations nicht zu verwirklichen sein.

Bei der konkreten Gestaltung der Benutzungsschnittstelle müssen die unterschiedlichen Arbeitsmethoden unterschiedlicher Anwender berücksichtigt werden [WEN89], [LEM87]. Es sollten daher möglichst mehrere verschiedene Eingabetechniken unterstützt werden. Zur Auswahl geeigneter Darstellungsmethoden für bestimmte Datensätze sollte dem Benutzer in Zukunft ebenfalls eine Unterstützung angeboten werden.

Die beschriebenen Werkzeuge zur interaktiven Parameterspezifikation in der Visualisierung von Volumendaten werden in nächster Zeit auf X-Windows mit OSF/Motif portiert, so daß sie auf einer großen Zahl von Graphik-Workstations einsetzbar sind.

Literatur

[CHE85]   L. Chen et al: Surface Shading in the Cuberille Environment. IEEE Comp Graph App, Dec. 1985, pp. 33-43 (1985)

[ENC90]   J.L. Encarnacao, M. Frühauf, M. Göbel, K. Karlsson: Advanced Computer Graphics Techniques for Volume Visualization. to appear in: Proc. of the tutorials on "Geometric Modelling: Methods and Applications", Böblingen, West Germany, May 9-11 (1990)

[FRI85]   G. Frieder, D. Gordon, A.R. Reynolds: Back-to-Front Display of Voxel-Based Objects. IEEE Comp Graph App, Jan. 1985, pp. 52 (1985)

[FRÜ90a]   M. Frühauf: Volume Visualization on Workstations: Image Quality and Efficiency of Different Techniques FhG-AGD (1990)

[FRÜ90b]   M. Frühauf, K. Karlsson: The Rotating Cube: Interactive Specification of Viewing for Volume Visualization. In: Eurographics Workshop on Visualization in Scientific Computing, Clamart, France, April 23-24 (1990)

[HOF89]   G.R. Hofmann: Non-planar polygons and photographic components for naturalism in computer graphics. In: Eurographics '89 / Hansmann, W.; Hopgood, F. R. A.; Strasser, W. (Eds.). North-Holland, (1989)

[HÖH86]   K.H. Höhne, R. Bernstein: Shading 3D-Images from CT Using Gray-Level Gradients. IEEE Trans Med Imag, Vol MI-5, No.1, pp. 45-47 (1986)

[JOH89]   E.R. Johnson, C.E. Mosher: Integration of Volume Rendering and Geometric Graphics. In: Chapel Hill Workshop on Volume Visualization, Upson, C. (edt.), pp. 1-8, Dept. Computer Science, Univ. North Carolina, Chapel Hill (1989)

[LEM87]   H. U. Lemke et al.: 3-D computer graphic workstation for biomedical information modelling and display. In: Proc. SPIE - Int. Soc. Opt. Eng., Vol.767, pt.2; pp. 586-592, Conference Medical Imaging (SPIE), Newport Beach, CA, USA (1987)

[LEV90]   M. Levoy: Volume rendering by adaptive refinement. Visual Computer (1990), 6, pp. 2-7 (1990)

[FOL83]   J.D. Foley, A. Van Dam: Fundamentals of Interactive Computer Graphics. Addison-Wesley (1983)

[WEN89]   Th. Wendler: Cooperative Human-Machine Interfaces for Medical Image Workstations: A Scenario In: Proc. Int. Symp. CAR'89, Lemke, H.U. (Hrsg.), Springer-Verlag, pp. 775-779 (1989)

Interaktive Visualisierung der Ergebnisse von Finite-Element-Berechnungen

K. Karlsson

Fraunhofer-Arbeitsgruppe für Graphische Datenverarbeitung, Darmstadt

Zusammenfassung

Zur Visualisierung von FE-Daten werden heute oberflächenorientierte Verfahren eingesetzt. Ein Nachteil dieser Verfahren ist, daß die Information über die inneren Strukturen der untersuchten Objekte verloren geht. Für jede interaktive Manipulation müssen die Oberflächen neu berechnet werden. Es wird hier ein volumenorientiertes Verfahren präsentiert, mit dem die Analyse der inneren Strukturen erleichtert werden, da die ganze Information des Volumens stets vorhanden ist.

1 Einleitung

Leistungsfähige Rechner ermöglichen die Berechnung von immer komplexeren Problemen. Dabei werden sehr große Datenmengen verarbeitet und als Berechnungsergebnisse sehr viele, massive Datensätze produziert. Diese Datenmengen, die in Zukunft noch weiter zunehmen werden, übersteigen selbst das Aufnahmevermögen von Wissenschaftlern. Daher muß man geeignete Wege suchen, diese Informationsmengen zu erfassen, zu analysieren und sie in einer zweckmäßigen Form den Wissenschaftlern und Ingenieuren zu präsentieren [MCC87].

Als ein näher untersuchtes Beispiel wurden Berechnungen und Messungen der Bruchmechanik durchgeführt. Als Ergebnis der FE-Simulationen werden Vektoren mit den Biege- und Schubspannungen sowie der Verformung des Bauteils an jedem Knoten des FE-Gitters geliefert. Konventionelle Methoden, dieses Datenmaterial zu verarbeiten, unterstützen im allgemeinen keine interaktive Modifikation weder der Berechnung noch der Präsentation. Gerade die Interaktion und damit die direkte Beeinflussung der Simulation durch den Wissenschaftler ist aber unverzichtbar für die Erkenntnisgewinnung.

Das Programmsystem isvas (interaktive Software zur visuellen Analyse von Schädigungsmechanismen) wird von der Fraunhofer-Arbeitsgruppe für Graphische Datenverarbeitung (FhG-AGD) in Kooperation mit dem Fraunhofer-Institut für Betriebsfestigkeit (FhG-LBF) entwickelt. Das System soll die interaktive Analyse umfangreichen Datenmaterials möglich machen. Dabei sollen die Berechnungs- und Versuchsergebnisse beliebig kombiniert und die Darstellungen beliebig variiert werden können.

2 Darstellung von FE-Daten

Es gibt viele verschiedene Methoden für die Darstellung von FE-Daten. Jede Methode zeigt einen anderen Aspekt der Daten und hat damit ihre Daseinsberechtigung in einem Visualisierungssystem.

Die einfachste Form ist das Drahtmodell. Die Drahtdarstellung hat den Vorteil, daß die gesamte Geometrie des untersuchten Objekts in einer leicht begreiflichen Form dargestellt wird. Sie eignet sich damit für die Überprüfung des FE-Gitters oder für die Analyse der Verformung des Objekts.

Die Berechnungsergebnisse bestehen neben der geometrischen Information aus mehreren Parametern, die die Eigenschaften oder die Zustände des Materials beschreiben (Spannung, Temperatur etc.). Für die graphische Präsentation müssen diese Parameter auf graphische Primitive und Attribute abgebildet werden.

Die meisten Ansätze zur Visualisierung von FE-Daten verwenden oberflächenorientierte Datenstrukturen. Einhüllende Oberflächen werden dabei durch ein Netz von Dreiecken, Quadraten oder höhergradigen Polygonen erzeugt. Dabei wird die Oberfläche nach dem darzustellenden Parameter eingefärbt, indem der Wertebereich auf einer Farbskala abgebildet wird. Die dritte räumliche Dimension wird durch Überlagerung vom Drahtgitter auf das Bild oder durch Schattierung verdeutlicht. Schattierung kann allerdings unter Umständen den Nachteil haben, daß die Intensitätsvariationen der Farben die Präsentation der Parameterwerte stören.

Eine andere Variante von oberflächenorientierter Darstellung sind Isoflächen [GAL89]. Die Oberflächen beschreiben hier nicht die Geometrie des Objekts, sondern verbinden Punkte mit gleichem Parameterwert. Der darzustellende Parameter ist nicht auf graphische Attribute, sondern auf geometrische Formen abgebildet. Isoflächen sind vor allem in transparenten Darstellungen interessant [KAN87]. Es bietet sich aber auch die Möglichkeit, ein zweiter Parameter auf Farbe abzubilden und damit zwei Parameter gleichzeitig darzustellen, um deren Korrelation zu analysieren.

Der große Nachteil mit oberflächenorientierten Verfahren ist, daß die Information über das Innere des Objekts verlorengeht. Mit wachsender Rechenleistung und neuen Methoden der Graphischen Datenverarbeitung sind aber auch volumenorientierte Verfahren möglich. Nicht nur die Oberfläche eines Objekts kommt zur Darstellung, sondern auch dessen innere Struktur. Da stets die gesamten Volumendaten verfügbar sind, kann der Benutzer das Objekt frei drehen, Teile wegschneiden, um verborgene Informationen sichtbar zu machen und in dieser Weise - wie ein Chirurg mit einem Skalpell - das Werkstück zerlegen und im Detail untersuchen (Abb. 2-5).

3 Das Volumenmodell

Das verwendete Volumenmodell besteht aus einer Anzahl von einzelnen, regelmäßig angeordneten, würfelförmigen Volumenelementen, Voxeln genannt. Die Volumenelemente sind mit Werten belegt, die bestimmte Merkmale des zu visualisierenden Objekts repräsentieren, z. B. Spannung oder Temperatur im Material.

Die Knotenpunkten eines FE-Gitters sind im allgemeinen unregelmäßig im Raum verteilt, d. h. die Knoten liegen sehr dicht in kritischen und weiter auseinander in unkritischen Teilen des untersuchten Objekts. Die FE-Daten werden in das regelmäßige Voxelmodell mit drei-dimensionaler Scan-Konvertierung [KAU87a] [KAU87b] und tri-linearer Interpolation der Parameterwerte übertragen (Abb. 1). Um Informationsverluste zu vermeiden, muß dabei die Auflösung im Voxelmodell mindestens dem feinsten FE-Gitter entsprechen, d. h. ein Voxel muß kleiner als das kleinste Finite-Element sein.

Bei der Erzeugung des Volumens wird eine Segmentierung des Wertebereiches des dargestellten Parameters durchgeführt. Die Parameter haben normalerweise kontinuierliche Wertebereiche, während im Volumen acht oder vier Bits je Voxel gespeichert werden. Der Wertebereich wird deshalb linear in 255 bzw. 15 Segmente geteilt (ein Segment repräsentiert leeren Raum), denen bei der späteren Darstellung je ein Farbwert zugeordnet wird.

Ein typisches Volumen besteht aus 8 bis 16 Millionen Voxeln. Obwohl es prinzipiell möglich ist Vektor- oder Tensorfelder in den Voxeln zu speichern, werden aus Speicherplatzgründen nur skalare Felder benutzt. Die FE-Analyse liefert oft Vektoren als Ergebnis, von denen also jeweils nur eine Komponente dargestellt werden kann. Eine Lösung dieses Problems ist die Erzeugung abgeleiteter Parameter, die die Abbildungen der Vektordaten auf skalare Werte repräsentieren. Beispielsweise wird in der Festigkeitsanalyse eine Vergleichsspannung gebildet, die eine Kombination aller Spannungskomponenten darstellt. Eine andere Möglichkeit wäre, im Bildraum Ansichten verschiedener Volumen miteinander zu kombinieren, d. h. Überlagerung von Bildern.

4 Bildgenerierung

Zur Generierung von Ansichten der Volumendaten sind viele Techniken und Algorithmen entwickelt, die sich in Rechenzeit und Bildqualität sehr unterscheiden. Ein Hauptziel bei der Entwicklung des Programmsystems isvas ist die interaktive Analyse der Daten. Es werden daher möglichst schnelle Verfahren eingesetzt.

Bei der Bildgenerierung werden folgende Operationen durchgeführt:

1. Schneiden des Volumens,
2. Rotation des Volumens,
3. Projektion des Volumens,
4. Berechnung der Oberflächennormale,
5. Schattierung der Darstellung und
6. Skalierung der Darstellung.

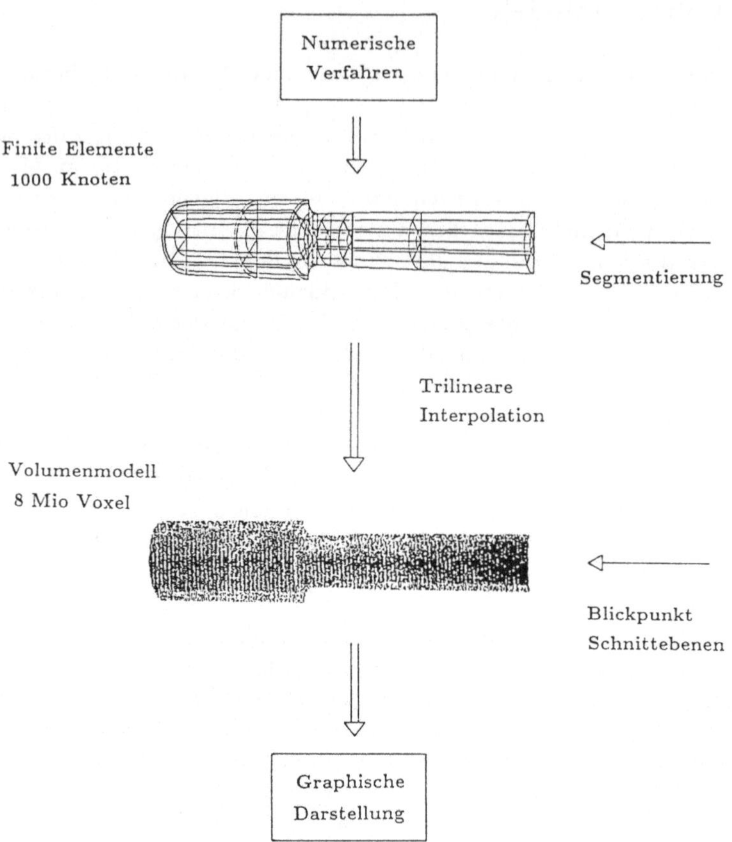

Abb.1: Die Visualisierung von FE-Simulationen mit dem Voxelmodell. Eine Welle mit etwa 1000 Knotenpunkten wird in ein Volumen mit 8 Millionen Voxel übertragen.

Die Schritte 1 bis 3 werden vom Back-To-Front-Algorithmus (BTF) ausgeführt. Dabei wird Voxel für Voxel von hinten nach vorne abgetastet und auf die Bildebene projiziert [FRI85]. Die Rotation benötigt einen großen Anteil der zur Bildgenerierung notwendigen Rechenzeit. Die Rotation wird mit einem inkrementellen Verfahren durchgeführt, das sich die regelmäßige Anordnung der Voxel im Volumen zu Nutze macht [FRÜ89]. Das Volumen wird Run-length codiert abgespeichert, was Speicherplatz einspart und auch den BTF-Algorithmus schneller macht, da leere Teile des Volumens schnell übersprungen werden können.

Die BTF-Projektion liefert ein Bildraster und einen z-Buffer mit den z-Koordinaten. Aus dem z-Buffer lassen sich die Oberflächennormale berechnen, die für die Schattierung benutzt wird (z-Buffergradienten-Schattierung) [GOR85]. Eine andere Methode zur Berechnung der Oberflächennormale ist das Grauwertgradienten-Verfahren [HÖH86]. Dieses Verfahren liefert sehr gute Ergebnisse, wenn die Voxelwerte Informationen über die Geometrie repräsentieren, wie z. B. in der medizinischen Visualisierung. Bei der Visualisierung von FE-Daten ist es aber ungeeignet, da die Voxelwerte Zustände des Materials repräsentieren und keine Informationen über die Geometrie.

5 Interaktion

Zur Manipulation eines dreidimensionalen Objekts werden in den meisten Systemen heute Schiebebalken, Drehtasten etc. eingesetzt, um die Winkel um die drei Koordinatenachsen oder Schnittebenen einzustellen. Bequemer für den menschlichen Benutzer sind aber Techniken zur Direkten Manipulation des Objekts durch die Manipulation deren Darstellung. Durch Anpicken mit der Maus im Bild kann das Objekt rotiert und skaliert werden, oder können Schnitte durch das Objekt bewegt werden [CHE88], [FRÜ90].

Entscheidend für die Brauchbarkeit der interaktiven Werkzeuge ist die graphische Rückkopplung des Eingabegerätes - das Echo. Da die Ausführungszeiten der Bildgenerierung von Voxeldaten für interaktive Anwendungen noch unbefriedigend sind, werden einfache und schnell zu generierende Darstellungen für das Echo eingesetzt, sogenannte Previewing-Techniken [FRÜ90]. Erst wenn die geometrischen Merkmale Rotation, Schnitte und Skalierung spezifiziert sind, wird die zeitaufwendige Hochqualitätsdarstellung generiert.

Ein Werkzeug zur Spezifikation von Schnitten im Voxelmodell ist in [JEN90] präsentiert. Ähnliche Werkzeuge werden auch für isvas entwickelt, die die Spezifikation beliebiger Schnitte und deren Kombination unterstützen, wobei sowohl konvexe als auch konkave Subvolumen gebildet werden können (Abb. 2-5).

Isvas bietet auch Möglichkeiten die Parameter der Daten zu manipulieren und miteinander zu kombinieren. Zur Dokumentation werden Möglichkeiten zur Beschriftung der Bilder sowie die Ausgabe auf Hardcopy-Geräten angeboten.

6 Ausblick

Die Verwendung volumenorientierter Datenstrukturen bietet Vorteile gegenüber oberflächenorientierten Verfahren bei der Analyse räumlicher Daten. Da die vollständige Information immer vorhanden ist, lassen sich interaktive Manipulationen leicht durchführen. Die Benutzerschnittstelle wird durch die Entwicklung neuer, interaktiver Werkzeuge bequemer.

142

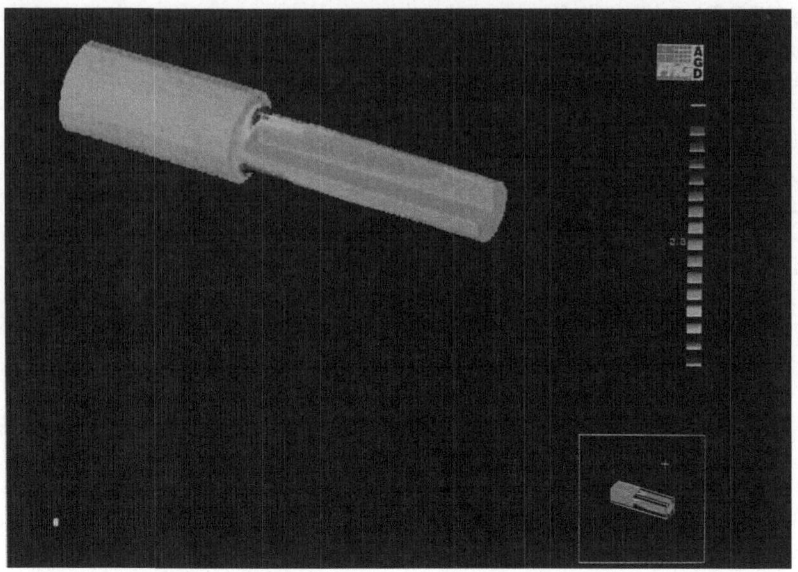

Abb. 2: Darstellung der Spannungen in einer biegebelasteten Welle (Daten von FE-Simulation). Ein Teil der Welle ist weggeschnitten durch Kombination von drei Schnittebenen. Die kleine Darstellung unten rechts ist ein Echo, das die Orientierung der Welle im Raum anzeigt.

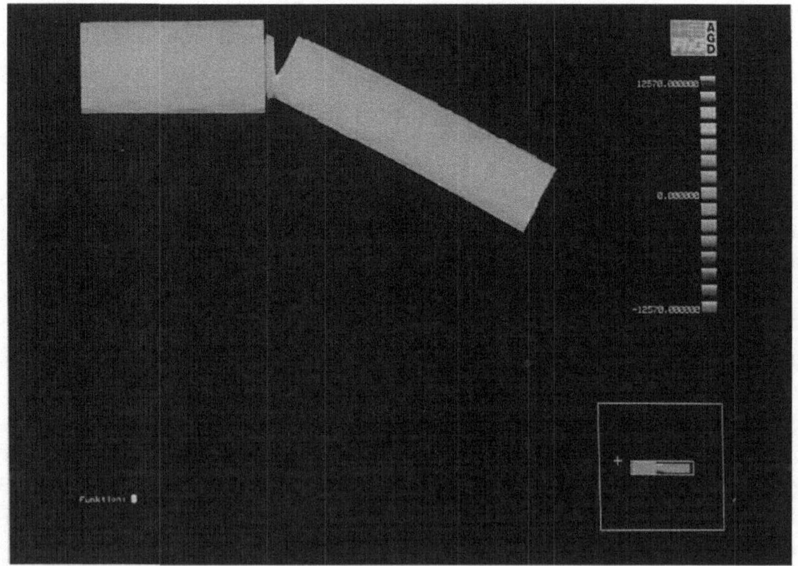

Abb. 3: Darstellung des Risses einer biegebelasteten Welle mit übertriebener Verformung.

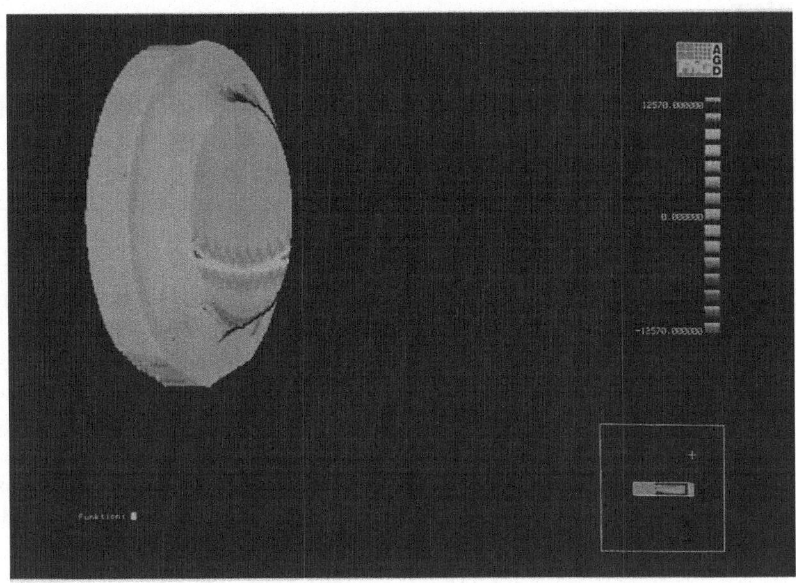

Abb. 4: Analyse des Rißfortschritts in der biegebelasteten Welle. Hier werden die Spannungen am Rißfront mit Hilfe eines Schnittes durch das Volumen sichtbar gemacht.

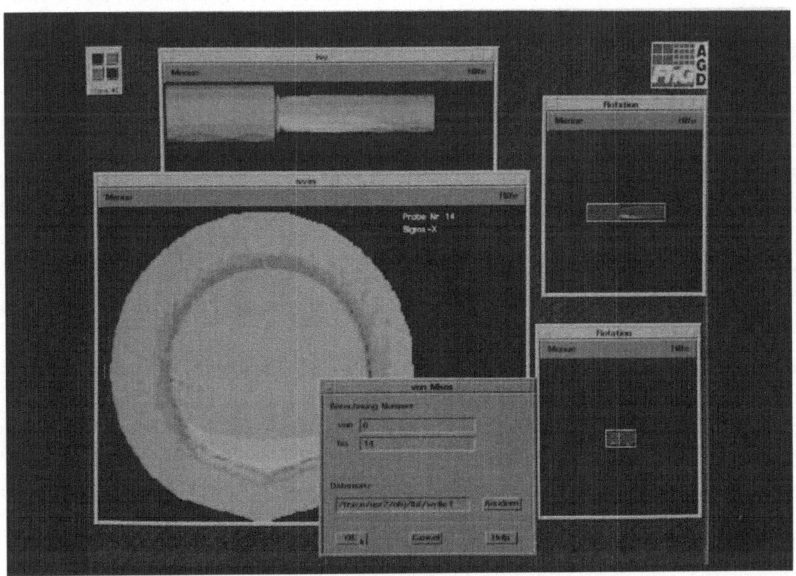

Abb. 5: Interaktive Präsentation zur Beeinflussung der Simulation und Analyse von FE-Daten in einer Fensterumgebung (OSF/Motif und X-Windows).

Literatur

[CHE88]   M. Chen, S.J. Mountford, A. Sellen: A study in interactive 3-D rotation using 2-D control devices. In: Computer Graphics 22 (1988) 4, S. 121-129

[FRI85]   G. Frieder, D. Gordon, R.A. Reynolds: Back-to-front display of voxel-based objects. In: IEEE Computer Graphics & Applications 5 (1985) 1, S. 52-60

[FRÜ89]   M. Frühauf, K. Karlsson: Visualisierung von Volumendaten in verteilten Systemen. In: Proc. GI-Fachtagung Visualisierung von Umweltdaten in Supercomputersystemen. Springer-Verlag, 1989

[FRÜ90]   M. Frühauf, K. Karlsson: The rotating cube: Interactive specification of viewing for volume visualization. In: Proc. Eurographics Workshop on Visualization in Scientific Computing. Clamart, France, 1990

[GAL89]   R.S. Gallagher, C.J. Nagtegaal: An Efficient 3-D Visualization Technique for Finite Element Models and Other Coarse Volumes. In: Computer Graphics 23 (1989) 3, S. 185-194

[GOR85]   D. Gordon, R.A. Reynolds: Image space shading of 3-dimensional objects. In: Computer Vision, Graphics and Image Processing 29 (1985), S. 361-376

[HÖH86]   K.H. Höhne, R Bernstein: Shading 3D-images from CT using gray level gradients. In: IEEE Transactions on Medical Imaging 5 (1986) 1, S. 45-47

[JEN90]   G.J. Jense, P.D. Huijsmans: Spatial editing for interactive inspection of voxel models. In: Proc. Eurographics Workshop on Visualization in Scientific Computing. Clamart, France, 1990

[KAN87]   K. Kaneda, et al: Reconstruction and semi-transparent display method for observing inner structure of an object consisting of multiple surfaces. In: Proc. Computer Graphics International '87. Springer Verlag, 1987

[KAU87a]   A. Kaufman: An Algorithm for 3D Scan-Conversion of Polygons. In: Proc. Eurographics '87. Elsevier Science Publishers B.V., 1987, S. 197-208

[KAU87b]   A. Kaufman: Efficient Algorithms for 3D Scan-Conversion of Parametric Curves, Surfaces and Volumes. In: Computer Graphics 21 (1987) 4, S. 171-179

[MCC87]   B.H. McCormick, T.A. DeFanti, M. Brown: Visualisation in Scientific Computing. In: Computer Graphics 21 (1987) 6

Referenzmodell für Visualisierungssysteme Entwurf eines Konzepts[1]

R. Gnatz

Institut für Informatik, Technische Universität München

Zusammenfassung

Die Entwicklung und Verfügbarkeit immer leistungsfähigerer Rechner ermöglicht heute die Bearbeitung sehr komplexer Aufgabenstellungen, die einerseits hohe Rechen- und Speicherkapazitäten erfordern, andererseits eine Flut von Ergebnisdaten liefern. In diese Ergebnisdaten, die meist als Zahlenmaterial anfallen, *Einsicht* zu gewinnen, ist ein essentielles Problem. Hier kann die *Visualisierung* als Interpretationshilfe bei der Analyse der Ergebnisdaten den Menschen wesentlich unterstützen. Wünschenswert ist hier auch die Schaffung interaktiver Eingriffsmöglichkeiten bei der Generierung der Ergebnisdaten, um frühzeitig erkennbare Zwischenergebnisse möglichst rasch in die Lösung einer Aufgabenstellung einbringen zu können.

Es wird deshalb in dieser Arbeit ein *ganzheitlicher* Ansatz verfolgt in dem Sinne, daß eine eventuelle Rechnerunterstützung aller Tätigkeiten in den Arbeitszyklen zur Aufgabenlösung zu betrachten ist. Dieser Ansatz beeinflußt dann wesentlich das *Architekturmodell* des Referenzmodells, das durch Verknüpfung einer problem- und aufgabenorientierten Sicht mit einer systemorientierten Sicht gewonnen wird. Die Frage bleibt offen, ob eine auf das Architekturmodell für Visualisierungssysteme aufbauende, *operative* Sicht noch Teil eines Referenzmodells sein kann oder ob sie wegen einer sehr weitgehenden Detaillierung bereits außerhalb der Zielsetzung eines Referenzmodells liegt.

Ein wesentlicher Aspekt eines Referenzmodells für Visualisierungssysteme ist eine Auseinandersetzung mit dem Begriff des Bildes. Hierzu wird eine einfache Formalisierung vorgestellt, die als Basis einer graphischen Semantik bei der Software-Entwicklung für graphische Systeme dienen kann.

Die in dieser Arbeit vorgelegten Konzepte sind lediglich als eine Orientierungshilfe für weitere Arbeiten zu Visualisierungssystemen gedacht. Es ist ja unverzichtbar geworden, bei der Entwicklung von Supercomputern auch über Werkzeuge für ihre effiziente, menschengerechte Nutzung nachzudenken. Visualisierungssysteme können solche Werkzeuge sein.

---

[1] Diese Arbeit wurde vom Bundesminister für Forschung und Technologie unter dem Kennzeichen BmFT 413-5839-ITR-8900/0 'Visualisierung von Supercomputer-Ergebnissen' gefördert.

Diese Arbeit wurde vom Bundesministerium für Forschung und Technologie im Rahmen des Projektes 'Visualisierung von Supercomputer-Ergebnissen' gefördert. Das Projekt wurde unter der Koordination der Gesellschaft für Informatik e.V. (GI) gemeinsam mit der Fraunhofer-Arbeitsgruppe für Graphische Datenverarbeitung, Darmstadt, durchgeführt. Den Kollegen in Darmstadt, insbesondere Herrn Martin Göbel, und der Geschäftsstelle der GI sei an dieser Stelle für die gute Zusammenarbeit herzlich gedankt.

1 Zielsetzung

1.1 Die Visualisierungsaufgabe

Hochleistungsrechner sind heute in der Lage, sehr komplexe Aufgabenstellungen ('Anwendungsmodelle') numerisch zu behandeln und dabei riesige Mengen von Daten zu produzieren. Die Präsentation solcher Datenmengen in alphanumerischer Form übersteigt in der Regel die Perzeptionsfähigkeiten des Menschen. Er ist nicht ohne weiteres in der Lage, aus solchermaßen umfangreichen Berechnungsergebnissen des Modells die interessierenden Phänomene zu erkennen oder zu interpretieren. Ohne weitere Hilfsmittel kann dazu eine oft tage- oder wochenlange Auswertung des Datenmaterials erforderlich sein.

In den *Computational Sciences* oder auch bei Bewertungs- oder Beurteilungsaufgaben in konstruktiven Ingenieurdisziplinen sind oft mehrere Zyklen von Modellrechnungen mit anschließender Interpretation der Ergebnisse erforderlich. Eine prinzipelle Darstellung solcher Zyklen zeigt die nachfolgende Abb. 1.

Zur Verkürzung des Zeitaufwands für den Durchlauf solcher Arbeitszyklen sind geeignete Hilfsmittel erforderlich, wobei es im Prinzip im Zyklus mehrere Stellen gibt, an denen geeignete Hilfsmittel ansetzen können.

So sind etwa für das *Umsetzen eines Modells in ein Programm* geeignete Spezifikations- und Programmiertechniken bzw. Toolboxes erforderlich. Für das *Ausführen von Programmen* muß man auf eine angemessene Systemunterstützung zurückgreifen können. Beim *Erstellen oder Modifizieren eines Modells* wird man sich im Hinblick auf eine rechnerische Auswertung durch ein Programm um eine Mathematisierung der interessierenden Sachverhalte bemühen. Dabei wird man sich häufig z.B. auf Differentialgleichungen oder geometrische Beschreibungsmöglichkeiten abstützen.

Schließlich ist ein vierter Ansatzpunkt beim *Analysieren der Berechnungsergebnisse* gegeben. Er ist der eigentliche Gegenstand dieser Untersuchung. Allerdings steht die Tätigkeit des Analysierens von Berechnungsergebnissen in enger Wechselwirkung mit den anderen Tätigkeiten im Arbeitszyklus. Der hier verfolgte Zugang betrachtet Visualisierungstechniken als Interpretationshilfen bei der Ergebnisauswertung[2].

---

[2] Andere Interpretationshilfen wären denkbar, etwa aus dem Bereich Pattern Recognition. Sie stehen hier jedoch nicht im Vordergrund, sind aber insofern zu berücksichtigen, als beim Analysieren von Ergebnissen mehrere Interpretationshilfen nebeneinander eingesetzt werden und entsprechende Übergänge unterstützt werden müssen.

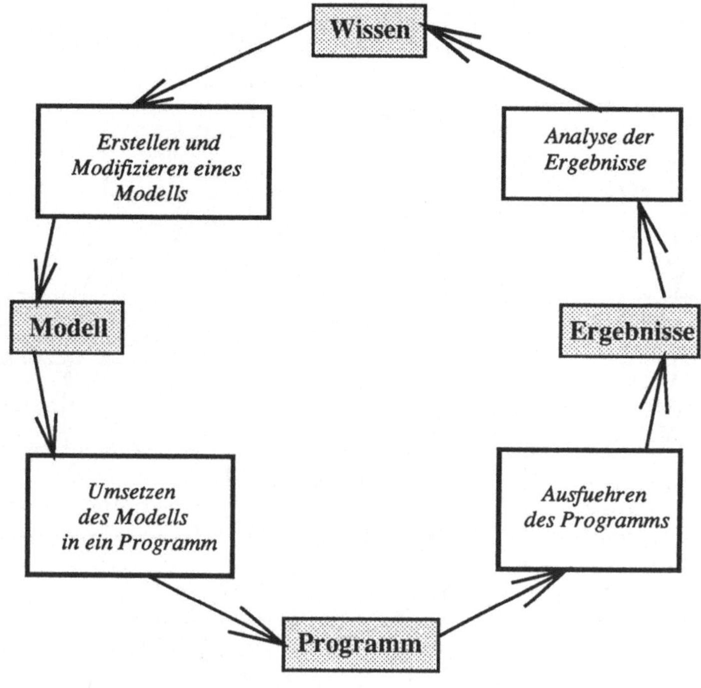

Abb. 1: Prinzipieller Arbeitszyklus

Die Visualisierungstechniken können grob in zwei Gruppen eingeteilt werden:

- *passive Techniken*:
Hier wird gegebenes Datenmaterial durch Erzeugung einer oder mehrerer bildlicher Darstellungen visualisiert. Dabei kann das Datenmaterial von den Ausgangsdaten (den Berechnungsergebnissen einer Auswertung des Anwendungsmodells) bis zum sichtbaren Bild mehrere Transformationsstufen ('Ausgabe-Pipeline') durchlaufen.

- *interaktive Techniken*:
Man überlagert den in Abb. 1 dargestellten Arbeitszyklus mit weiteren, kürzeren Zyklen, indem man interaktive Eingriffsmöglichkeiten schafft zur Modifikation der Ausgabe-Pipeline (d.h. der Bilderzeugung), des Berechnungsprogramms und der in die Berechnung eingehenden Daten und eventuell sogar des Modells (vgl. Abb. 2).

Die Verkürzung des Arbeitszyklus soll vor allem durch eine verstärkte Nutzung der interaktiven Techniken erreicht werden. Ein besonderer Aspekt dabei ist die Beobachtung des laufenden Berechnungsprozesses ('Monitoring'), die vor allem dann wichtig ist, wenn die Auswertung eines Modells viele Stunden oder gar Tage in Anspruch nimmt. Man versucht dabei, anhand von Zwischenergebnissen möglichst frühzeitig zu erkennen, ob das Modell und die zugehörigen Auswertungen den erwar-

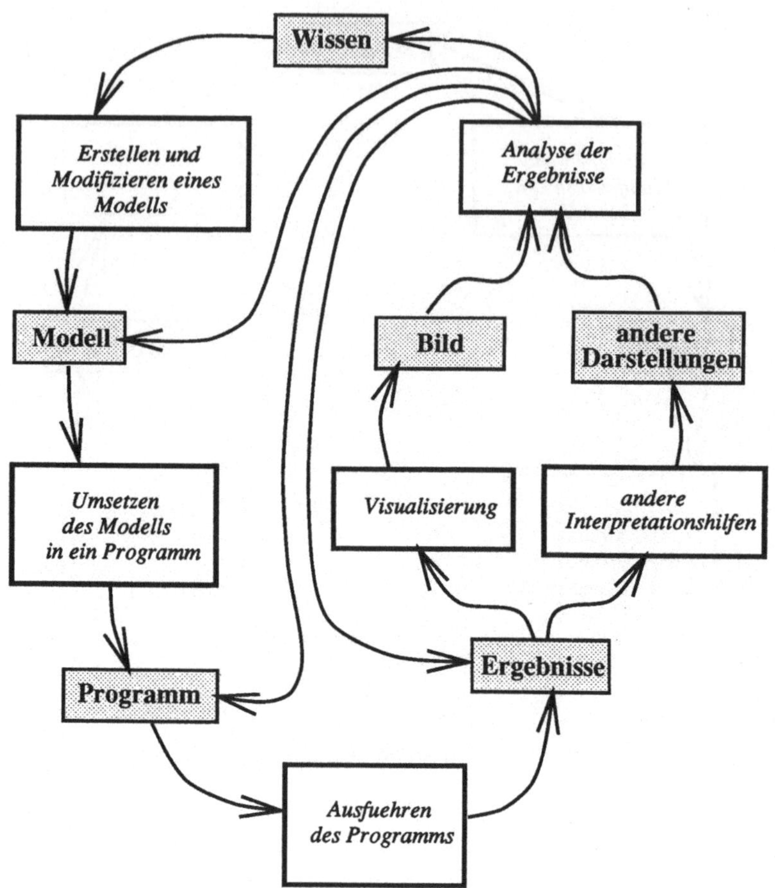

Abb. 2: Verkürzte Zyklen

teten Ergebnissen entsprechen oder nicht. Auf Grund solcher Beobachtungen kann eventuell in den laufenden Berechnungsprozeß eingegriffen und der Zeitaufwand für Fehlläufe reduziert werden.

Hinsichtlich der Hardware-Ausstattung wird wenigstens eine leistungsfähige Graphik-Workstation als Visualisierungs-Arbeitsplatz unterstellt. Diese Workstation wird im Regelfall in ein Rechnernetz integriert sein und hat dadurch dann Zugang zu Servern mit verschiedenen Funktionen wie Compute-Server, File-Server oder E/A-Server. Abb. 3 illustriert schematisch diese prinzipielle Hardware-Konfiguration. Die Leistungsdaten dieser Konfiguration beeinflussen wesentlich die Möglichkeiten bei interaktiven Arbeitsweisen und die dabei zu erwartenden Reaktionszeiten. Für eine gegebene Konfiguration und ein gegebenes Applikationsproblem muß somit immer auch eine sinnvolle Aufgabenverteilung im Netz ('Mapping') gefunden werden.

Literaturhinweis: [ACM87].

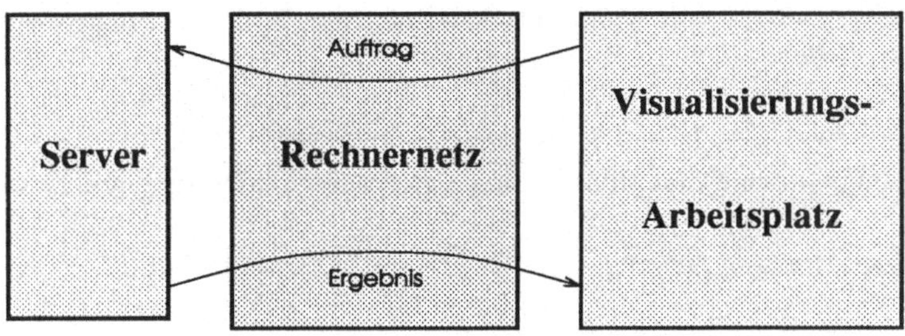

Abb. 3: Schematische Konfiguration

1.2 Projektziel

Ziel des hier durchgeführten Vorhabens war die Konzeption eines Referenzmodells für Visualisierungssysteme. Das Modell soll mögliche Modularisierungen unter Einbeziehung interaktiver Techniken und sich daraus ergebende Schnittstellen aufzeigen. Dazu sind allgemeine Ansatzpunkte für eine Rechnerunterstützung bei einer ganzheitlichen Sicht des prinzipiellen Arbeitszyklus, also auch die Integrationsproblematik darzustellen.

Das Referenzmodell soll auf diese Weise Unterstützung beim Design bzw. der strukturellen Konzeption von Systemlösungen sowie bei der Einordnung einzelner Lösungskomponenten in ein Gesamtkonzept geben. Die Darstellung soll als *Architekturmodell* erfolgen in dem Sinne, daß Gruppen von Funktionen ('Objekte' in der Terminologie der objektorientierten Programmierung) betrachtet werden. Das Architekturmodell soll dann ein Ordnungsschema für solche Funktionsgruppen bereitstellen. Das Architekturmodell spiegelt so einheitlich den prinzipiellen Leistungsumfang einer großen Klasse möglicher Visualisierungssysteme wieder. Dabei wird nicht gefordert, daß alle Systeme dieser Klasse auch den vollen Leistungsumfang überdecken. Allerdings bleibt als Mindestanforderung die Bilderzeugung, da sonst nicht mehr von Visualisierungssystemen die Rede wäre.

Als Zweck eines Referenzmodells können prinzipiell die folgenden Aspekte genannt werden:

- Ein Referenzmodell soll einen Rahmen schaffen, in dem konkrete Visualisierungssysteme eingeordnet und verglichen werden können. Dabei ist die Verwendung einheitlicher, akzeptierter Begriffe grundsätzlich hilfreich.

- Ein Referenzmodell soll Entwicklung, Weiterentwicklung, Auswahl und Einsatz von Visualisierungssystemen fördern.

- Ein Referenzmodell muß ein offenes System darstellen, so daß Erweiterungen, Modifikationen und die Einbettung in eine bestehende Umgebung unterstützt werden.

- Ein Referenzmodell soll die Beschreibbarkeit, das Verständnis und den Gedankenaustausch von bzw. über Visualisierungssysteme auf verschiedenen Abstraktionsebenen bzw. in unterschiedlichen Detaillierungsgraden fördern.

- Ein Refernzmodell soll Normungsaktivitäten bei Visualisierungssystemen koordinieren helfen.

Die hier vorgelegte Konzeption kann lediglich einen Schritt in diese Richtung liefern. Sie fixiert jedoch eine Reihe von Vorstellungen, die in die Diskussion über Visualisierungssysteme und entsprechende Referenzmodelle eingebracht werden sollen.

Literaturhinweis: [GES89], [ZGD87].

2 Beschreibungstechnik

2.1 Programmiersprachliche Grundkonzepte

Die Gegenstände, mit denen sich Referenzmodelle für Software-Systeme befassen, sind Programm- bzw. Software-Module, die jeweils als eine *'Einheit'* aufgefaßt werden und deren Eigenschaften oder Merkmale im Referenzmodell beschrieben werden. Diese Einheiten können hierarchisch aufgebaut sein.

Für die informelle Beschreibung solcher Programmeinheiten wird häufig die Terminologie der objektorientierten Programmierung herangezogen. Damit verbundene Konzepte, wie beispielsweise Vererbung, haben sich als sehr hilfreich erwiesen.

Gelegentlich ist es jedoch wichtig, die Art der Objekte genauer zu differenzieren, als dies üblicherweise bei der objektorientierten Programmierung geschieht, wenn nämlich z.B. deutlich gemacht werden soll, ob die betrachteten Einheiten in einem *funktionalen*, *prozeduralen* oder *prozeßorientierten* Programmierstil oder in einer Stilmischung formuliert sind. Dabei ist der funktionale Stil vom Begriff der rekursiven Funktionen[3] und den auf der Funktionsapplikation aufbauenden Formeln geprägt. 'Programmvariable' oder 'Systemzustände' oder auch 'Zuweisungen' und — allgemeiner — 'Anweisungen' sind keine Konzepte der funktionalen Programmierung. Sie sind vielmehr typisch für die prozedurale Ebene, wo nun dementsprechend Prozeduren mit Seiteneffekten auftreten. Der prozedurale Stil bedient sich auch funktionaler Elemente (jedoch nicht umgekehrt): etwa die seiteneffektfreie Formel auf der rechten Seite einer Zuweisung.

Auf der prozeßorientierten Ebene tritt der Begriff des Ablaufs, insbesondere in Gestalt der Nebenläufigkeit mehrerer ('paralleler') Prozesse und ihrer Synchronisation bzw. der Prozeßkommunikation in den Vordergrund. Die Formulierung von Software im prozeßorientierten Stil baut dabei auch auf den prozeduralen und funktionalen Stil auf. Auf der prozeßorientierten Ebene lassen sich beispielweise Client-Server-Konfigurationen formulieren. Prozesse lassen sich aber auch als 'virtuelle Maschinen' auffassen und ermöglichen damit einen Terminologiewechsel, der der Assoziation mit konkreten Konfigurationen im Rechnerverbund entgegen kommt. Damit lassen sich auch periphere Geräte[4] formal als Prozesse spezifizieren (z.B. Bildwiederholung beim Sichtgerät).

---

[3] 'Funktionen' sind hier ganz im Sinne der Mathematik als Abbildungen einer Menge in eine andere zu verstehen. Die Applikation einer Funktion kann somit keinen Seiteneffekt haben.

[4] Bei der Beschreibung von Eingabegeräten ist das Konzept des Nichtdeterminismus explizit heranzuziehen, andernfalls müßte die Umwelt des Systems, auf die seine Eingabegeräte reagieren, ein für allemal bekannt bzw. determiniert sein. Das programmiersprachliche Konzept des Nichtdeterminismus erlaubt es jedoch, von der Systemumgebung zu abstrahieren.

Die zu Beginn dieses Abschnitts getroffene Feststellung hinsichtlich der 'Gegenstände', mit denen sich das Referenzmodell befaßt, kann nun präzisiert werden: *Hinsichtlich der programmiersprachlichen Konzepte kann ein Visualisierungssystem als eine dynamisch veränderliche Konfiguration (Menge) verteilter, kooperierender Prozesse aufgefaßt werden.* In einer solchen Konfiguration haben die verschiedenen Prozesse bestimmte Dienstleistungen zu erbringen. Im Referenzmodell werden diese Prozesse nicht explizit algorithmisch spezifiziert, sondern vielmehr durch Eigenschaften charakterisiert.

Literaturhinweis: [BAU81].

2.2 Implizite Beschreibung

Im vorangehenden Abschnitt waren Prozesse als die 'Gegenstände', mit denen sich das Referenzmodell zweckmäßiger Weise auseinander zu setzen hat, festgelegt worden. Die Dienstleistungen, die die Prozesse eines Visualisierungssystems zu erbringen haben, werden implizit spezifiziert, also durch eine Menge von Eigenschaften oder Merkmalen, die den Prozessen zugeordnet sein sollen.

Eine solche implizite Charakterisierung durch Eigenschaften wird in der Regel nicht kategorisch sein in dem Sinne, daß es genau eine einzige Realisierung eines Prozesses gibt, die die geforderten Merkmale besitzt. Im allgemeinen wird es vielmehr eine Klasse von solchen Prozeß-Realisierungen geben. Je umfangreicher allerdings eine solche Klasse ist, umso weniger detailliert ist die Charakterisierung durch die Eigenschaften[5].

Eine implizite Charakterisierung[6] von Prozessen kann durch informelle Beschreibung erfolgen. Sie kommt aber auch einer präziseren, formalisierten Beschreibung sehr entgegen, wenn man beispielsweise die Zustandsübergangs- oder die Ausgabefunktionen eines Prozesses implizit-algebraisch[7] in Abhängikeit der im Zuge der Interprozesskommunikation übermittelten Eingabedaten beschreibt[8].

Die Formalisierung der Schnittstellen zwischen Prozessen wird bei diesem Zugang offen gehalten. Ein möglicher Weg zu einer Formalisierung wird nachfolgend aufgezeigt.

2.3 Das Ordnungsschema

Im Prinzip ist es möglich, eine Visualisierungsaufgabe einschließlich der Berechnung der Daten aus dem Anwendungsmodell durch einen einzigen Prozeß, also in einem monolithischen Block zu realisieren. Dies wird bei 'kleinen' Problemen sicher häufig vorkommen. Diese sind jedoch im Zusammenhang mit dieser Diskussion lediglich als

---

[5] Ordnungsrelationen wie etwa *'Eine Klasse ist eine Detaillierung einer anderen Klasse.'* lassen sich mit verbandstheoretischen Methoden behandeln.

[6] Gegensatz hier: algorithmische Charakterisierung.

[7] d.h. unter Abstützung auf algebraische Datentypen.

[8] Bei der Beschreibung von Prozessen, welche Eingabegeräten entsprechen sollen, ist zudem die Abstützung auf das Konzept des Nichtdeterminismus erforderlich. Dies kann beispielsweise mit Hilfe sog. *mehrdeutiger Funktionen*, also beispielsweise mit einer mehrdeutigen Zustandsübergangsfunktion bewerkstelligt werden.

Grenzfall von Interesse. Auch wenn man nur eine grobe Aufteilung in der Weise vornimmt (vgl. Abb. 3), daß man die Auswertung des Anwendungsmodells auf einem Compute-Server und die Visualisierung der Ergebnisse auf einer Graphikworkstation durchführen läßt, sind bereits wenigstens zwei Prozesse involviert. Dabei ist es gleichgültig, ob die Visualisierung erst nach der Beendigung des Auswertevorgangs angestoßen wird oder ob die beiden Prozesse echt nebenläufig und miteinander verzahnt abgewickelt werden.

Im Hinblick auf eine Verteilbarkeit von Aufgaben in einem Rechnerverbund erweist sich somit die Zerlegung einer Visualisierungsaufgabe mit den zugehörigen Modellauswertungen in mehrere kooperierende Prozesse als zweckmäßig. Daß eine solche Zerlegung auch aus programmiermethodischen wie auch aus programmiertechnischen Gründen zweckmäßig ist, versteht sich heute von selbst und entspricht ohnehin dem Paradigma der oben erwähnten, objektorientierten Programmierung. Schließlich wird man aus ökonomischen Gründen, durch Zerlegung möglichst solche Komponenten des Gesamtsystems herauszulösen, die von allgemeinem Nutzen und in verschiedenen Systemen wiederverwendbar sind. Solche allgemeinen Komponenten können Gegenstand einer Normung sein. Sie legen jedenfalls Schnittstellen von allgemeinerem Interesse fest.

Diese Feststellungen untermauern zunächst die Aussage von Abschnitt 2.1, daß ein Visualisierungssystem als eine dynamisch veränderliche Konfiguration verteilter, kooperierender Prozesse aufgefaßt werden soll (vgl. Abb. 4).

Sie werfen aber gleichzeitg auch die Frage nach der Granularität der Zerlegung in einem Referenzmodell auf. Diese Frage stellt sich vor allem auch vor dem Hintergrund, daß ein Referenzmodell für Visualisierungssysteme einer möglichst großen Klasse von konkreten Realisierungen gerecht werden sollen. Kann eine solche Klasse nur solche Realisierungen enthalten, die dieselbe Granularität der Zerlegung aufweisen, oder ist hier eine Lockerung dieser sehr einschneidenden Bedingung möglich, um dem Anspruch eines Referenzmodells besser gerecht werden zu können?

Es gibt auf diese Frage mehrere Antworten, die sich ergänzen. Der erste Aspekt betrifft die prinzipielle Möglichkeit, Programme hinsichtlich der von ihnen zu erbringenden Dienstleistung äquivalent umzuformen[9]. Jede Realisierung, die durch äquivalente Umformung in einen Repräsentanten der Klasse überführt werden kann, gehört selbst wieder zur Klasse.

Selbstverständlich kann sich durch eine bezüglich der zu erbringenden Dienstleistung (also bezüglich der mathematischen Semantik) äquivalente Umformung der zugrundeliegende Algorithmus und damit beispielsweise die Effizienz des Programms ändern.

Dehnt man die Möglichkeit der äquivalenten Umformung auch auf Konfigurationen mehrerer Prozesse aus, kann sich durch eine solche Umformung auch die Anzahl der verschiedenen Prozesse in einer solchen Konfiguration verändern. Damit können aber auch Realisierungen einbezogen werden, die eine andere Granularität haben als im Referenzmodell dargestellt. Monolithische Ein-Prozeß-Realisierungen ergeben sich somit als Grenzfälle mit der gröbsten Granularität.

---

[9] Dies ist im strengen mathematischem Sinne zu verstehen: Die Äquivalenz zweier Programme bedarf des Beweises. Für eine formale Durchführung eines solchen Beweises ist letztendlich eine Programmiersprache mit formalen Beweisregeln oder mit einer formalen, mathematischen Semantik zweckmäßig.

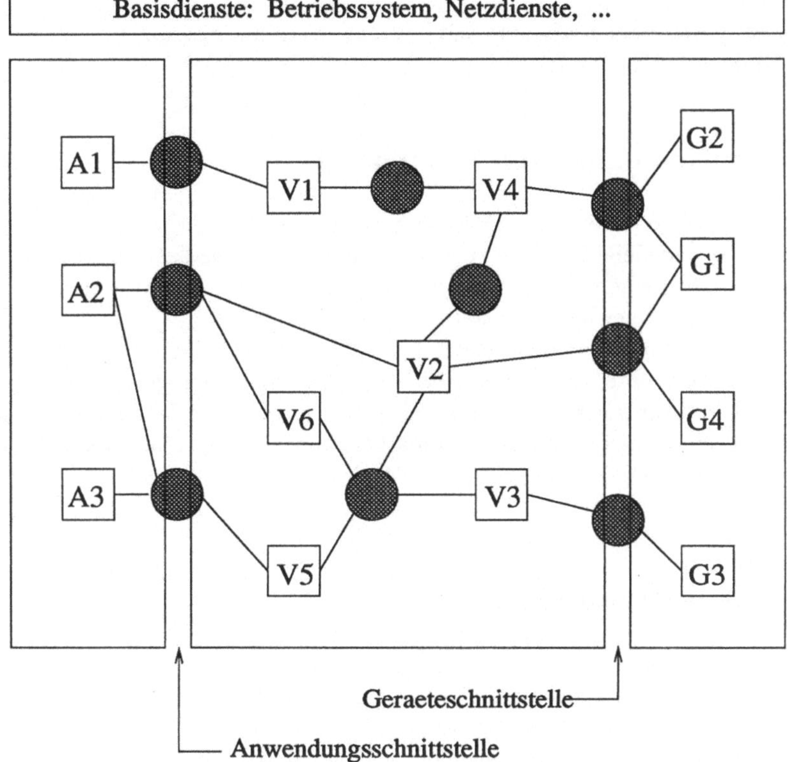

Abb. 4: Visualisierungssystem als Prozeßkonfiguration

Für Systeme (d.h. Konfigurationen von Prozessen), die durch äquivalente Umformung ineinander überführt werden können, kann man auch die Sprechweise einführen, sie seien *bis auf äquivalente Umformung gleich*.

Ein anderer Aspekt, der im Hinblick auf die oben gestellte Frage nach der Granularität einer Zerlegung weiterhilft, bezieht sich auf den Detaillierungsgrad, mit dem die Eigenschaften (Merkmale) des Gesamtsystems angegeben werden. Die Spezifikation der Eigenschaften wird in der Regel nicht kategorisch sein in dem Sinne, daß alle Realisierungen bis auf äquivalente Umformungen gleich wären. Es kann vielmehr so sein, daß man bezüglich des Detaillierungsgrades mehrere Ebenen betrachtet und im Sinne einer Top-Down-Vorgehensweise mit einer sehr groben, im weiteren zu verfeinernden Detaillierung beginnt.

Wenn man nun das Referenzmodell als eine Sammlung von Eigenschaften betrachtet, die den Prozessen als den Gegenständen dieser Diskussion zu kommen (sollen), dann ergibt sich mit zunehmender Komplexität sehr schnell die Notwendigkeit, eine solche Sammlung von Eigenschaften zu strukturieren. Gerade hier kann aber eine Top-Down-Vorgehensweise, bei der man von überschaubar wenigen,

allgemeinen Eigenschaften ausgeht, helfen. Die Strukturierung der nachfolgenden
Detaillierungsebene kann dann dadurch erfolgen, daß man jeweils diejenigen Eigenschaften als zusammengehörig behandelt, die Detaillierung einer Eigenschaft der
übergeordneten Ebene sind.

3 Konzeption eines Referenzmodells

Ein Referenzmodell muß in erster Linie ein Instrumentarium bereit stellen, das es
ermöglicht, verschiedene Systeme zueinander in Bezug zu setzen. Ein solches Instrumentarium stellt die gemeinsame mathematische Semantik der Systeme dar, auf die
verschiedene, zu vergleichende Systeme abgebildet werden.

Bei Visualisierungssystemen, wie bei graphischen Systemen, muß der Begriff des
Bildes in eine adäquate, mathematische Semantik mit einbezogen werden. Deshalb
wird nachfolgend zunächst ein sehr einfaches Modell für einen Bildbegriff angegeben.
Anschließend wird das Prinzip der graphischen Ausgabe-Pipeline behandelt. Darauf
aufbauend lassen sich sodann mit Hilfe des Nicht-Determinismus auch interaktive
Systeme formal erfassen.

3.1 Zum Begriff 'Visualisierung'

Entsprechend der allgemeinen Zielsetzung von Visualisierungssystemen, Daten in
bildliche Darstellungen umzusetzen, kommt dem Bildbegriff eine grundlegende Bedeutung zu. Eine sehr einfache, informelle Fassung des Bildbegriffs basiert auf der
Vorstellung, daß ein Bild als *Verteilung von Farbe auf einer Fläche* aufgefaßt werden
kann. (Salvador Dali: "Malerei — Darstellung der visuellen Wirklichkeit auf einer
Fläche mit Hilfe von Farben.") In der Regel wird diese Fläche in der Tradition der
Darstellenden oder Konstruktiven Geometrie sogar eine Ebene, die 'Bildebene', sein.

Dieser sehr anschauliche Bildbegriff läßt sich in einem ebenfalls sehr einfachen,
mathematischen Modell fassen, in dem man 'Bilder' als Verteilungsfunktionen[10] formalisiert. Eine solche Verteilungsfunktion ordnet jedem Punkt der Bildebene einen
Farbwert zu. Damit sind Bilder Elemente einer Menge

$$[R^2 \longrightarrow C]$$

(partieller) Funktionen, wobei R die Menge der reellen Zahlen und C irgendeine
Menge von Farbwerten ist[11].

Sind nun irgendwelche Daten aus einer Menge S gegeben, so besteht die Visualisierungsaufgabe prinzipiell darin, eine 'graphische Abbildung' so anzugeben, daß

---

[10] Man spricht auch von 'Referenzbildern', wenn man den Bezug zum mathematischen Modell
hervorheben möchte.

[11] Es sind viele verschiedene mathematische Modelle möglich entsprechend den Phänomenen,
denen jeweils besondere Bedeutung beigemessen wird und die durch das Modell besonders
erfaßt werden sollen. Unser Modell nimmt beispielsweise keinerlei Rücksicht auf physikalische,
oder gar physiologische Aspekte. Dazu müßte erheblich mehr Aufwand getrieben werden
(z.B. Theorie der Distributionen, Maßtheorie). Andererseits ist das einfache Modell meistens
ausreichend, wenn Fragen der graphischen Programmierung oder der graphischen Semantik zu
klären sind.

jedem Element von S eine Verteilungsfunktion im obigen Sinne, also ein Referenzbild, entspricht. Diese graphischen Abbildungen sind damit Elemente von

$$[S \longrightarrow [R^2 \longrightarrow C]]$$

oder gleichbedeutend

$$(*) \qquad\qquad [S \times R^2 \longrightarrow C]$$

In der englischsprachigen Literatur werden diese graphischen Abbildungen auch als *appearance functions* bezeichnet. Eine graphische Abbildung beschreibt die Art und Weise, wie die Daten visualisiert werden; man spricht in dem Zusammenhang auch von der jeweiligen *Visualisierungsmethode* oder *-technik*, wenn man zum Ausdruck bringen will, daß ein und dieselben Daten auf veschiedene Weise dargestellt werden können.

Die graphischen Abbildungen können dazu benutzt werden, die 'graphische Semantik' eines graphischen Systems zu beschreiben: Faßt man die Menge S als die Menge der möglichen Zustände des Systems auf, dann beschreibt die jeweilige graphische Abbildung das Bild, das dem aktuellen Systemzustand zugeordnet und somit auf dem Darstellungsmedium des graphischen Systems sichtbar ist. Ändert sich der Systemzustand, so ändert sich möglicherweise auch das Bild. Dieser prinzipielle Ansatz erlaubt es, einen Bildaufbau in einzelnen Schritten aus Grundelementen entsprechend dem Erzeugungsprinzip in der Informatik zu beschreiben. U.U. ist also eine ganze Folge von Zustandsübergängen auszuführen, bis das letztendlich interessierende Bild steht.

Der hier benutzte Begriff des *graphischen Systems* schließt selbstverständlich graphische Geräte mit ein. Als ein Beispiel mag ein Raster-Sichtgerät dienen. Die im Bildwiederholspeicher und gegebenenfalls in der Farbtabelle enthaltenen Daten beschreiben im wesentlichen den Systemzustand, jedenfalls soweit er für den 'Bildinhalt' maßgebend ist. Es ist klar, daß die graphische Abbildung hier durch die Technologie des Sichtgeräts festgelegt ist.

Der obige Zugang zum Bildbegriff und seine Beziehung zum Begriff des graphischen Systems legt es nahe, *Zustandsübergangsfunktionen* heranzuziehen, um die Funktionsweise des Systems formal zu beschreiben. Dadurch wird auf einfache Weise, die Theorie der Mathematischen Maschinen für die Graphische Datenverarbeitung erschlossen. Die Funktionalität von Zustandsübergangsfunktionen stützt sich auf die Zustandsmenge S und auf ein 'Eingabealphabet' P, das wir im Jargon auch als eine Menge von 'Parametern' oder als 'Steuercode' des graphischen Systems bezeichnen. Zustandsübergangsfunktionen haben also die Funktionalität

$$S \times P \longrightarrow S$$

Ist nun z eine solche Zustandsübergangsfunktion, so entspricht jedem Zustand, der durch einen endlichen Term der Bauart

$$z(\ldots z(z(s_0, p_1), p_2) \ldots, p_n)$$

erzeugt werden kann, eine Referenzbild entsprechend der graphischen Abbildung eines gegebenen graphischen Systems. Dabei ist s_0 irgendein gegebener Anfangszustand und $n \geq 0$ eine ganze Zahl. Es gilt $p_1, p_2, \ldots p_n \in P$.

Geht man zur Terminologie der algebraischen Datentypen über, so ist die Zustandsübergangsfunktion z als die *Konstruktorfunktion* der Zustandsmenge S zu sehen. S erscheint dann als die *Trägermenge* des Datentyps. Soll ein solcher algebraischer Datentyp ein graphisches System repräsentieren, wird man dem Datentyp eine entsprechende graphische Abbildung als *hidden function* einfügen — als *hidden function*, weil die Bilder ausschließlich über die Manipulation des Systemzustands manipuliert werden können.

Mit der Theorie der algebraischen Datentypen (erster Stufe) steht ein leistungsfähiges Werkzeug zur Systembeschreibung zur Verfügung. Die Eigenschaften der Zustandsübergangsfunktion und auch der graphischen Abbildung in der Form $(*)$ lassen sich durch algebraische Gesetze beschreiben. Dadurch hat man dann eine tragfähige Basis für die Darstellung der formalen Semantik eines graphischen Systems.

Aus arbeitsökonomischen Gründen wird es häufig sehr zweckmäßig sein, anstelle einer einzigen Zustandsübergangsfunktion mehrere Konstruktorfunktionen zum Aufbau der Zustandsmenge zuzulassen. Algebraische Datentypen bieten dadurch häufig eine bessere Lesbarkeit von Datentyp-Spezifikationen.

Als ein einfaches Beispiel mag der Datentyp *DOT* dienen. Dabei unterstellen wir ein ganzzahliges quadratisches Gitter. An jedem Gitterpunkt kann ein 'dot', nämlich das Innere einer Kreisscheibe mit dem Radius $1/2$ mit einem gegebenen Farbwert aus C erzeugt werden. Dies wird durch die graphische Abbildung *appearance* entsprechend festgelegt. Wir benutzen zwei Konstruktorfunktionen *clear* und *dot*. Erstere erzeugt das 'leere Bild' in einer anzugebenden Grundfarbe, die meist auch als Hintergrundfarbe bezeichnet wird:

$$clear : \quad C \longrightarrow S$$

Es gilt:

$$(I) \qquad\qquad appearance(clear(c), x, y) = c$$

Dieses Gesetz besagt also, daß jeder Punkt (x, y) der Bildebene R^2 die Farbe c aus der Farbmenge C trägt. Die Funktion *dot* ermöglicht sodann das Zeichnen eines Dots, wozu der Gitterpunkt mit seinen ganzzahligen Koordinaten in I^2 und die gewünschte Farbe in C anzugeben sind:

$$dot : \quad S \times I^2 \times C \longrightarrow S$$

Es gilt:

$$(IIa) \quad (x - i)^2 + (x - j)^2 < \frac{1}{4} \quad \Longrightarrow \quad (appearance(dot(s, i, j, c), x, y) = c)$$

$$(IIb) \qquad (x-i)^2 + (x-j)^2 \geq \frac{1}{4} \quad \Longrightarrow$$

$$(appearance(dot(s,i,j,c),x,y) = appearance(s,x,y))$$

Liegt also der Punkt (x,y) der Bildebene R^2 im Inneren der zum Gitterpunkt (i,j) gehörenden Kreisscheibe, liefert *appearance* den Farbwert c. Liegt (x,y) außerhalb dieser Kreisscheibe, ist der Farbwert an dieser Stelle nur durch s bestimmt und der Dot bei (i,j) hat keinen Einfluß darauf[12]. Für das obige Beispiel gilt übrigens

$$P = C \cup (I_2 \times C)$$

Man beachte, daß dieser Datentyp *hinreichend vollständig* ist, da der Ausdruck $apperance(s,x,y)$ für jeden endlichen Term, der mit den Konstruktorfunktionen *clear* und *dot* für S gebildet werden kann, mit Hilfe der Gesetze (I), (IIa) und (IIb) auf einen Term über C reduziert werden kann. Damit ist die graphische Semantik eines auf diesem Datentyp *DOT* aufbauenden Systems eindeutig festgelegt.

Der Vollständigkeit wegen sei noch erwähnt, daß sich selbstverständlich aus den drei Gesetzen weitere Aussagen ableiten lassen, so beispielsweise eine Dominanzeigenschaft: Der zuletzt auf einen gegebenen Gitterpunkt gesetzte Dot bestimmt dort die Farbe:

$$appearance(dot(dot(s,i,j,c_1),i,j,c_2),x,y) = appearance(dot(s,i,j,c_2),x,y)$$

Wegen der Disjunktheit der Kreisscheiben an verschiedenen Gitterpunkten gilt auch eine Vertauschungseigenschaft:

$$appearance(dot(dot(s,i,j,c_1),k,l,c_2),x,y) =$$

$$appearance(dot(dot(s,k,l,c_2),i,j,c_1),x,y)$$

wobei aber $(i,j) \neq (k,l) \vee c_1 = c_2$ gelten muß. Das Zeichnen in der Hintergrundfarbe kann zum Löschen eines Bildes führen:

$$appearance(dot(clear(c),i,j,c),x,y) = appearance(clear(c),x,y)$$

Diese Eigenschaften weisen darauf hin, daß das terminale Modell des Datentyps *DOT* von besonderem technischen Interesse ist, denn dafür läßt sich jeder Term für $s \in S$ mit n sichtbaren Dots auf einen endlichen Term der 'Länge' n reduzieren, d.h. auf einen Term mit genau n Applikationen von *dot*. Dies entspricht aber genau den Verhältnissen bei einem Rastersichtgerät, das auf seinem Darstellungsmedium $H > 0$ Rasterelemente darstellen kann. Der entsprechende Term kann damit immer auf die feste Länge N beschränkt werden. Der Speicheraufwand zur Repräsentation des Terms, d.i. letztlich die Länge des Bildwiederholspeichers, ist damit $O(N)$.

---

[12] Man beachte, daß die Prämissen in den Gesetzen (IIa) und (IIb) die geometrische Gestalt eines Dots bestimmen. Andere Gestalten, z.B. Quadrat, wären entsprechend zu behandeln.

Oben war angemerkt worden, daß *DOT* ein hinreichend vollständiger, algebraischer Datentyp ist und daß damit die graphische Semantik festgelegt ist. Interessant sind aber auch solche algebraischen Datentypen mit *appearance*-Funktion, die nicht hinreichend vollständig sind. Dies erlaubt dann die Spezifikation größerer Klassen von Systemen mit u.U. sehr unterschiedlichen Techniken zur Bilderzeugung. Beispielsweise ist es prinzipiell nicht möglich, für GKS eine hinreichend vollständig spezifizierte *appearence*-Funktion anzugeben, weil GKS von den unterschiedlichen Geräte-Technologien abstrahiert[13]. Die graphische Semantik von GKS kann (im Rahmen des hier gewählten Bildbegriffs) nicht vollständig formalisiert werden. Die Bilderzeugung in GKS gehorcht deshalb weitgehend pragmatischen Gesichtspunkten.

Schematisch läßt sich ein graphisches System, wie in Abb. 5 gezeigt, darstellen. Die dort als 'Steuercode' bezeichnete Datenmenge P kann beliebig komplex sein; entsprechend komplex kann die zugehörige *appearance*-Funktion sein.

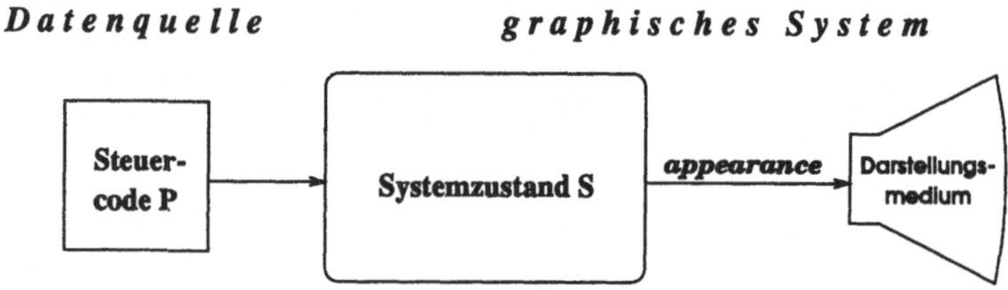

Abb. 5: Schema eines graphischen Systems

Zur Beschreibung komplexer Systeme und zur effizienteren Handhabung bei der Anwendungsprogrammierung zerlegt man das graphische System in Teilsysteme. Dies kann aber auch schon deshalb zweckmäßig sein, weil das Graphik-Gerät in der Regel nur über sehr einfache Bilderzeugungsmechanismen verfügt, wie sie etwa im Falle sog. punktschreibender Geräte durch *DOT* formalisiert werden, die Applikationsdaten sehr komplex strukturiert sein können. Ihre Abbildung auf den Steuercode des Geräts vollzieht sich im graphischen System häufig in mehreren Schritten, u.U. abhängig vom Systemzustand.

Es ist also zweckmäßig, ein graphisches System in mehrere Module M_i mit $i = 0, 1, \ldots, n$ und $n \geq 0$ zu zerlegen. Dabei folgt man intuitiv der Vorstellung einer 'Pipeline', die von den zu visualisierenden Daten durchlaufen wird. Am Ende der Pipeline steht das erzeugte Bild, am Anfang die Datenquelle, also etwa das Anwender-Programm. Beim Durchlauf durch die Pipeline werden die Daten in den 'Pumpstationen' M_i — um beim Bild der Pipline zu bleiben — u.U. nicht nur weitergereicht, sondern auch umgeformt, und zwar abhängig vom Zustand der jeweiligen Station. Der Zustand der einzelnen Stationen kann als eine Komponente des Zustands des Gesamtsystems gesehen werden. Formal hat man also ein kartesisches Produkt

---

[13] Dies gilt in bezug auf das oben eingeführte Modell des Bildbegriffs, der auf den Verteilungsfunktionen beruht.

$$S = \underset{i=0}{\overset{n}{\times}} S_i$$

wobei S, wie bisher, der Gesamtsystemzustand ist und S_i jeweils der Zustand von M_i. Entsprechend zerlegen wir auch das 'Eingabealphabet' P in eine disjunkte Vereinigung

$$P = \bigcup_{i=0}^{n} P_i \qquad \text{mit} \qquad \bigcap_{i=0}^{n} P_i = \emptyset$$

Gelegentlich wird es zweckmäßig sein, das Eingabealphabet P_i von M_i ebenfalls zu zerlegen:

$$P_i = D_i \cup Q_i$$

Dabei kann dann z.B. D_i als die Menge der Daten gesehen werden, die vom Modul M_{i+1} an das Modul M_i entsprechend dem Datenfluß in der Pipeline übergeben werden können. Die Menge Q_i enthält dann die möglichen Eingabeparameter für M_i, die nicht über die Pipline dem Modul M_i zufließen. Allerdings kann auch ein Eingabeparameter aus Q_i durchaus auch einen Effekt auf die nachfolgenden Module M_{i-1}, dots, M_0 haben. Jedes Modul M_i besitzt als Teilsystem eine eigene Zustandsübergangsfunktion

$$z_i : \quad S_i \times P_i \longrightarrow S_i, \qquad i = 0, 1, \ldots, n$$

und eine Ausgabefunktion

$$a_i : \quad S_i \longrightarrow D_{i-1}, \qquad i = 1, 2, \ldots, n$$

Letztere erzeugt also die Daten, die von einem Modul an das nächste weiter gegeben werden. Dem Modul M_0 kommt eine Sonderrolle zu insofern, als es eine graphische Abbildungsfunktion

$$appearance_0 : \quad S_0 \times R^2 \longrightarrow C$$

enthält, jedoch keine Ausgabefunktion wie die übrigen Module (vgl. auch Abb. 6).

Die Funktionsweise der gesamten Pipeline ist sodann in der folgenden Weise darstellbar: Es sei $p \in P_j \subset P$ mit $j = 0, 1, \ldots, n$, und es sei $s = (s_0, \ldots, s_n)$ und $s^* = (s_0^*, \ldots, s_n^*)$ mit $s, s^* \in S$ und dementsprechend $s_i, s_i^* \in S_i$, $i = 0, \ldots, n$. Dann erhält man aus dem gegebenen Zustand s den Nachfolgezustand

$$s^* = z(p, s)$$

in der durch das folgende Gleichungssystem festgelegten Weise:

$$s_k^* = s_k, \qquad\qquad\qquad k = n, \ldots, j+1$$
$$s_j^* = z_j(p, s_j)$$
$$s_k^* = z_k(a_{k+1}(s_{k+1}^*), s_k), \qquad k = j-1, \ldots, 0$$

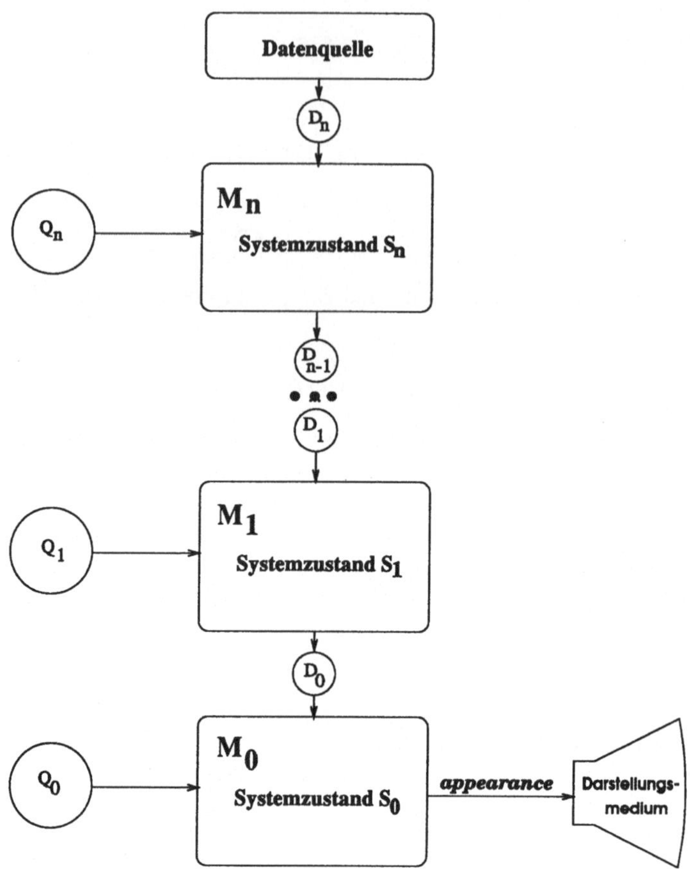

Abb. 6: Schema einer graphischen Pipeline

Außerdem gilt

$$appearance(s, x, y) = appearance_0(s_0, x, y)$$

Durch diese Definitionen ist ein möglicher Weg für eine formalisierte Beschreibung von Ausgabe-Pipelines in graphischen Systemen zusammengestellt. Es bietet sich an, eine tatsächliche Systemspezifikation, wie oben im Beispiel skizziert, auf algebraische Datentypen zu stützen. Dabei muß die *appearance*-Funktion nicht hinreichend vollständig festgelegt werden, wenn man Möglichkeiten für unterschiedliche Bilderzeugungstechniken offenhalten will. Konkrete Realisierungen von M_0 mit unterschiedlicher Bilderzeugung — also letztlich die Geräte mit ihren Treibern — werden dadurch austauchbar, wenn nur die durch D_0 beschriebene Schnittstelle eingehalten wird.

Für jedes passive Visualisierungssystem, bei der also nicht interaktiv eingegriffen werden soll, läßt sich mit dem obigen Instrumentarium eine einheitliche, mathematische Semantik formulieren, die als Referenzmodell für passive Visualisierungssysteme dienen kann — wenigstens soweit man mit einem solchen Referenzmodell Fragen der Bilderzeugung und der Aufteilung des Bilderzeugungsvorgangs auf eine 'Pipeline' in ihrem mathematischen Kern diskutieren möchte. Beispielsweise kann nun die Problematik der Granularität, die in 2.3 dargestellt wurde, in einem mathematischen Rahmen behandelt werden.

Man beachte, daß durch die Aufspaltung der Eingabealphabete P_i in zwei Teilmengen jedoch bereits Vorkehrungen für Fragestellungen im Zusammenhang mit interaktiven Visualisierungssystemen getroffen worden sind. Während nämlich die Mengen D_i die durch die Pipeline fließenden Daten enthalten, können in den Mengen P_i darüber hinaus auch solche Daten enthalten sein, die aus interaktiven Eingaben stammen. Allerdings wurde eine solche Festlegung bisher nicht getroffen, denn es sind auch andere Quellen denkbar.

3.2 Konkrete Aufgabenverteilung in einer Pipeline

Im vorhergehenden Abschnitt wurde eine einheitliche, mathematische Basis für graphische Ausgabe-Pipelines dargestellt. Die Aufgabenverteilung zwischen den einzelnen Modulen einer Pipeline wurde offen gelassen. Man kann in einem Referenzmodell nicht eine einzige Lösung vor anderen auszeichnen. Das Referenzmodell muß vielmehr das Instrumentarium bereitstellen, unterschiedliche Systemlösungen zueinander in Bezug zu setzen.

Nachfolgend wird jedoch ein Schema für eine Aufgabenteilung in einer Pipeline als ein Beispiel angegeben. Dieses Schema ist häufig in graphischen Systemen zu finden, so daß eine kurze Darstellung gerechtfertigt ist. Die wesentlichen 'Stationen' zeigt die Abb. 7.

Den Anfang der Pipeline bildet eine Datenquelle. Das kann beispielsweise ein Rechenprozeß sein, der eine gegebene Anwenderaufgabe löst. Das könnte aber auch ein Laborsystem sein, das Meßdaten erfaßt. Im Prinzip wird hier jedoch offen gelassen, welcher Art die Datenquelle ist. Der interessante Fall ist jedoch, daß sehr große Datenmengen anfallen, wodurch als Interpretationshilfe die Visualisierung der Daten unverzichtbar wird. Mit der wachsenden Leistungsfähigkeit von Supercomputern wird dies immer dringender. Dabei ist die Datenmenge allein nicht das Problem. Die Ergebnisse fallen oft als Punktmengen in einem hochdimensionalen Raum an, so daß eine direkte bildliche Darstellung nicht möglich ist.

Es muß deshalb eine Visualisierungsmethode gefunden werden, die möglichst die interessierenden Aspekte sichtbar macht. Dies erfordert in der Regel eine Aufbereitung der ursprünglichen Daten, also beispielsweise eine Selektion oder eine Projektion in einen niedriger dimensionalen Raum. Solche Umformungen gehören zu den Aufgaben der zweiten Station in der Pipeline.

Die aufbereiteten Daten werden an die dritte Station weitergereicht, die für die Komposition des zu erzeugenden Bildes zuständig ist. Hier wird die eigentliche Visualisierungsmethode festgelegt. Es wird in der Regel immer mehrere Möglichkeiten geben. Beispielsweise lassen sich statistische Daten oft entweder als Balkendiagramm oder als Kuchendiagramm visualisieren. Zur Komposition eines Bildes gehören i.a. nicht nur die aufbereiteten Daten sondern auch ein Bezugssystem, das die Interpre-

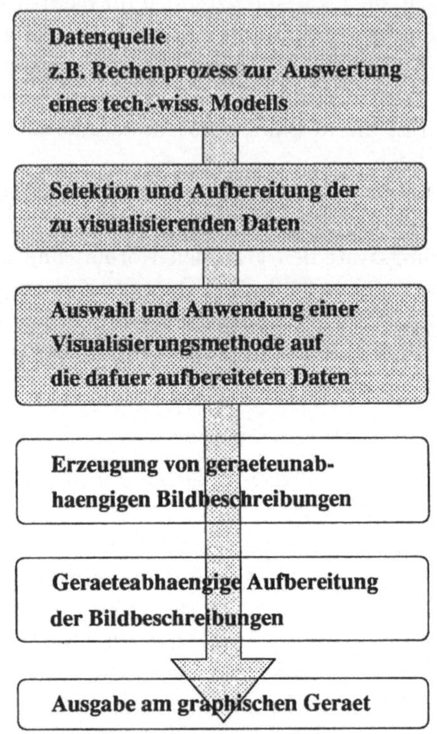

Abb. 7: Aufgabenverteilung in einer Pipeline

tation unterstützt. Ein solches Bezugssystem kann die Darstellung eines Koordinatensystems sein, beispielsweise wenn es sich um Kurvendarstellungen handelt. Im allgemeinen Fall wird eine *Szenerie* zu generieren sein, in die die Darstellung der Ergebnisdaten eingebettet wird. Dabei sind zwei Aspekte wesentlich:

- Aufbereitung der ursprünglichen Daten muß auf die gewählte Visualisierungsmethode hin erfolgen. Dies bedeutet, daß die Aufbereitung der Daten die Ausgabeschnittstelle der Datenquelle an die Eingabeschnittstelle der Visualisierungsmethode anzupassen hat.

- Die Szenerie, in die die Einbettung der Datendarstellung erfolgen soll, wird in der Regel nicht unabhängig sein von den Ausgangsparametern, aus denen in der Datenquelle die Ergebnisdaten produziert wurden. Eine sachgerechte Interpretation der visualisierten Daten ist in der Regel nur dann möglich, wenn der Bezug zu den Ausgangsdaten der Datenquelle hergestellt und visuell nachvollzogen werden kann.

Die ersten drei Stationen der Pipeline sind damit diejenigen, die den eigentlichen Kern von Visualisierungssystemen ausmachen. Die nachfolgenden Stationen werden von Standard-Graphiksystemen wie z.B. GKS weitgehend abgedeckt. Dies muß hier somit nicht vertieft werden.

3.3 'Ganzheitliche' Unterstützung von Visualisierungsarbeiten

Die in den letzten beiden Abschnitten behandelten Aspekte nehmen nur Bezug auf die Bilderzeugung, ohne darauf einzugehen, welche interaktiven Einflußmöglichkeiten gegeben sein müssen, um die verschiedenen Arbeitszyklen (vgl. Abb. 1 und Abb. 2) optimal zu unterstützen. Vorkehrungen dafür wurden jedoch bei der formalen Behandlung der Ausgabe-Pipeline schon vorgesehen.

Die formale Behandlung interaktiver Arbeitsweisen erfordert zunächst die Betrachtung des Gesamtsystems von Datenquelle *und* graphischem System, d.h. es wird zunächst die gröbste Granularität im Sinne von 2.3 diskutiert. Dazu knüpfen wir an die zu Abb. 5 gemachten Überlegungen an. Als Beschreibungsmittel werden nun auch prozeßorientierte Konstrukte benutzt. Das Gesamtsystem wird als System zweier kooperierender Prozesse behandelt, von denen der eine die zu visualisierenden Daten generiert und der andere deren Visualisierung durchführt (vgl. Abb. 8).

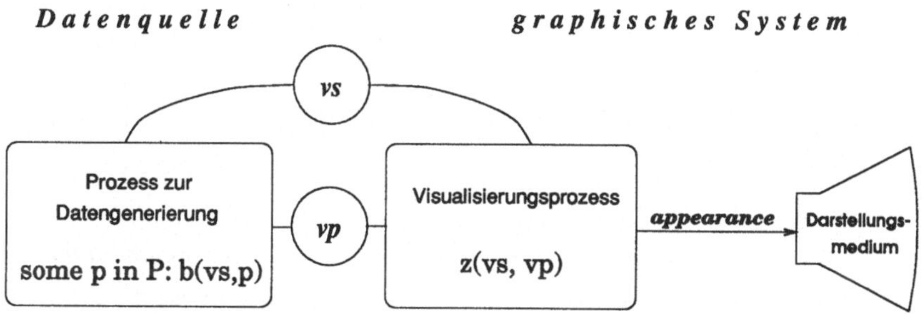

Abb. 8: Gesamtsystem als Paar kooperierender Prozesse

Die von der Datenquelle erzeugten Daten aus P werden dem Visualisierungsprozeß in einer *Kommunikationsvariablen vp* übergeben. Außerdem wird in einer *Zustandsvariablen vs* mit Werten aus S der jeweils aktuelle Zustand des Visualisierungsprozesses gehalten. Nur der Visualisierungsprozeß kann den Inhalt von *vs* (durch Wertzuweisung an *vs*) verändern. Die Erzeugung von irgendwelchen Ergebnisdaten in der Datenquelle kann jedoch von *vs* abhängen. Allerdings wäre eine funktionale Abhängigkeit eine zu starke Einschränkung, so daß diese Abhängigkeit besser als eine Relation

$$b: \quad S \times P \longrightarrow bool$$

spezifiziert wird. Der Zusammenhang zwischen den erzeugten Daten $p \in P$ und den Zuständen $s \in S$ kann somit sehr lose sein, denn für einen gegebenen Zustand s kann es verschiedene p geben, die $b(s,p)$ erfüllen, d.h. es gibt eine Menge

$$L_s = \{p \in P: \ b(s,p)\}$$

möglicher Lösungen, wobei natürlich $L_s = \emptyset$ in der Regel ausgeschlossen werden muß. Die Datenquelle liefert ein Element aus L_s, wobei jedoch die Spezifikation im Falle einer mehrelementigen Menge L_s offen läßt, welches Element aus L_s geliefert wird. Die Datenquelle verhält sich also *nicht-deterministisch*, was der Tatsache Rechnung trägt, daß hier auch interaktive Eingaben seitens eines Bedieners erfolgen können. Man kennt dabei zwar den *Spielraum*, den der Bediener bei einem gegebenen Systemzustand für seine Eingabe hat, aber man kennt im voraus nicht den bestimmten Wert[14], den der Bediener tatsächlich wählen wird. Diese nicht-deterministische Wahl wird durch das Wortsymbol **some** ausgedrückt.

Desweiteren ist zu beachten, daß sich die beiden Prozesse bezüglich vp und vs synchronisieren müssen. Dies kann eine weitere Quelle für ein nicht-deterministisches Verhalten des Gesamtsystems sein.

Für eine formale Spezifikation, die Abb. 8 entsprechen soll, ist noch eine Vorbereitung zu treffen, nämlich die Festlegung der Struktur der Kommunikationsvariablen vp. Diese soll nach dem FIFO-Prinzip als 'Schlange' organisiert werden. Diese Struktur kann in einem algebraischen Datentyp $FIFO_P$ definiert werden, der die Menge P als (Schema-)Parameter besitzt. Die Trägermenge von $FIFO_P$ sei $fifo_P$. Folgende Funktionen sind in dem Typ zusammengefaßt:

$$
\begin{array}{ll}
isfull_P : fifo_P \longrightarrow bool & \text{\textit{Schlange voll.}} \\
isempty_P : fifo_P \longrightarrow bool & \text{\textit{Schlange leer.}} \\
empty_P : \longrightarrow fifo_P & \text{\textit{Leere Schlange.}} \\
append_P : fifo_P \times P \longrightarrow fifo_P & \text{\textit{Element anhängen.}} \\
first_P : \{f \in fifo_P : \neg isempty_P(f)\} \longrightarrow P & \text{\textit{Erstes Element.}} \\
rest_P : fifo_P \longrightarrow fifo_P & \text{\textit{Element entfernen.}}
\end{array}
$$

Folgende Gesetze beschreiben damit das Verhalten der FIFO-Schlangen:

$$isempty_P(f) \implies isfull_P(f)$$
$$isempty_P(empty_P) = true$$
$$isempty_P(append_P(f,p)) = false$$

$$first_P(append_P(empty_P,p)) = p$$
$$first_P(append_P(append_P(f,p_1),p_2)) = first_P(append_P(f,p_1))$$

$$rest_P(empty_P) = empty_P$$
$$rest_P(append_P(empty_P,p)) = empty_P$$
$$rest_P(append_P(append_P(f,p_1),p_2)) = append_P(rest_P(append_P(f,p_1)),p_2)$$

Man beachte, daß die Funktion $isfull_P$ nicht hinreichend vollständig spezifiziert ist. Damit sind unterschiedliche Strukturen für die Kommunikationsvariable vp möglich.

---

[14] und man kennt auch keinen Algorithmus zur Ermittlung dieses Wertes

Aufbauend auf diesen Datentyp läßt sich nun das Gesamtsystem mit seinen beiden Prozessen spezifizieren. Diese Spezifikation stellt ebenfalls ein Schema dar. Schemaparameter sind die Menge P, die Zustandsmenge S, die Anfangswerte $f_0 \in fifo_P$ und $s_0 \in S$, die Relation b und die Zustandsübergangsfunktion z, sowie im Rahmen der Gesetze von $FIFO_P$ die konkrete Struktur der Kommunikationsvariablen vp. Impliziter Parameter ist auch die *appearance*-Funktion, wie in 3.1 ausgeführt.

begin
  var vp : $fifo_P$;   Deklaration der Kommunikationsvariablen
  var vs : S;   Deklaration der Zustandsvariablen
  $(vp, vs) := (f_0, s_0)$;   Initialisierung
  $\lVert\lceil$
  do await $\neg isfull_P(vp)$ **then**
     $vp := append(vp,\ some\ p \in P :\ b(vs, p))$**endwait od**   (*)
  $\lVert$
  do await $\neg isempty_P(vp)$ **then**
     $(vp, vs) := (z(vs, first_P(vp)),\ rest_P(vp))$**endwait od**   (**)
  $\rfloor\lVert$
end

(*) ist ein allgemeines Prozeßschema für eine möglicherweise nicht-deterministische Datenquelle. (**) spezifiziert dagegen den Visualisierungsprozeß. Die beiden Prozesse können parallel ablaufen, was durch $\lVert\lceil\ldots\lVert\ldots\rfloor\lVert$ gesagt ist. Die Prozesse sind nicht-abbrechend[15], was das **do**...**od**-Konstrukt besagt. Schließlich soll durch die **await**...**then**...**endwait**-Anweisung die korrekte Synchronisation hinsichtlich der Variablen, die in der $\lVert\lceil\ldots\lVert\ldots\rfloor\lVert$-Anweisung vorkommen, sichergestellt werden.

Der datengenerierende Prozeß (*) greift also u.U. zu irgendeinem Zeitpunkt auf vs zu[16], ermittelt mit dem so gewonnen Zustandswert s irgendeinen Datensatz $p \in L_s$ und schiebt diesen in die Kommunikationsvariable vp, sobald diese nicht voll ist. Der Visualisierungsprozeß entnimmt der Kommunikationsvariablen vp einen Datensatz, sobald nur vp nicht leer ist. Mit diesem Datensatz wird ein Zustandsübergang vermöge z vollzogen, der dann gemäß der *appearance*-Funktion einen visuellen Effekt auf dem Darstellungsmedium des graphischen Systems verursachen kann.

Wir vollziehen nun den Übergang zur Pipline, wie sie im Zusammenhang mit Abb. 6 behandelt wurde und lassen zu, daß in jedem Modul M_i mit $i = 0, 1, \ldots, n$ interaktive Eingriffe möglich sind. Entsprechend der für die Konstruktion der Pipeline unterstellten Zerlegung von S in ein Produkt von Zustandsmengen S_i soll nun auch die Zustandsvariable vs als eine zusammengesetzte Variable

$$vs = (vs_0, vs_1, \ldots, vs_n)$$

behandelt werden. Eine Veränderung bei einer Komponente vs_i bedeutet somit immer auch eine Veränderung des Gesamtzustands in vs. Für die Zerlegung von P in die disjunkten Teilmengen P_i erhalten wir die Kommunikationsvariablen vp_i, wobei

---

[15] Es wird vorausgesetzt, daß L_s nicht leer ist.
[16] Falls das Prädikat b überhaupt von S abhängt.

jedoch anders als beim Gesamtzustand vs eine Variable vp nicht mehr interessiert. Die Struktur der Variablen vp_i wird nun jeweils durch die algebraischen Datentypen $FIFO_{P_i}$ festgelegt. Man beachte, daß wegen der nicht-hinreichend vollständigen Spezifikation von $isfull$ für verschiedene Indizes i verschiedene Implementierungen der entsprechenden Kommunikationsvariablen, etwa hinsichtlich einer eventuellen maximalen Länge der Schlangen, möglich sind.

Jedes der Module M_j mit $j = 1, \ldots, n-1$ hat nun im Hinblick auf eventuelle interaktive Eingriffe zwei prinzipielle Aufgaben zu erledigen.

- M_j übernimmt Daten von M_{j+1}, vollzieht damit einen Zustandsübergang und übergibt davon abhängige Daten an M_{j-1}.

- M_j übernimmt Daten aus einer interaktiven Eingabe, vollzieht damit einen Zustandsübergang und übergibt davon abhängige Daten an M_{j-1}.

Formuliert man die Module M_j wieder als nicht-abbrechende Prozesse, dann sollen sie so spezifiziert werden, daß die beiden Aufgabentypen in beliebiger Reihenfolge auftreten können, oder — anders ausgedrückt — die Reihenfolge soll nicht-determiniert sein. Dies kann mit Hilfe des $|[\ldots\|\ldots]|$-Konstrukts, das auch 'endliche Auswahl' genannt wird, formuliert werden: $|[\ A_1 \| A_2\ ]|$ bedeutet, daß eine der beiden Anweisungen A_1 oder A_2 ausgeführt wird; man weiß jedoch im voraus nicht, welche der beiden. Die endliche Auswahl ist somit eine nicht-deterministische Konstruktion. Außerdem ist für einen ordnungsgemäßen Ablauf erforderlich, daß die obigen Aufgaben in ihrer Abarbeitung nicht unterbrochen werden. Damit läßt sich nun ein Schema für die Module M_j mit $j = 1, \ldots, n-1$ angeben; sie werden als Prozeduren spezifiziert.

```
procedure M_j(var vs : S; var vp_j : P_j; var vp_{j-1} : P_{j-1});
do |[
  await true then
    if ¬isempty_{P_j}(vp_j) then
      begin
        (vs_j, vp_j) := (z_j(vs_j, first_{P_j}(vp_j)), rest_{P_j}(vp_j));
        await ¬isfull_{P_{j-1}}(vp_{j-1}) then
          vp_{j-1} := append_{P_{j-1}}(vp_{j-1}, a_j(vs_j))
        endwait
      end
  endwait
||
  await true then
    if ∃p ∈ P_j : b_j(vs, p) then
      begin
        vs_j := z_j(vs_j, some p ∈ P_j : b_j(vs, p));
        await ¬isfull_{P_{j-1}}(vp_{j-1}) then
          vp_{j-1} := append_{P_{j-1}}(vp_{j-1}, a_j(vs_j))
        endwait
      end
  endwait
]| od
```

Man beachte, daß nun jedem der Module M_j eine eigene Zustandsübergangsfunktion z_j, eine eigene Ausgabefunktion a_j und eine eigene Relation b_j zugeordnet ist.

Die beiden Module M_n und M_0 bilden den Anfang und das Ende der Ausgabe-Pipeline. Bei der Datenquelle M_n entfällt die Aufgabe, Daten von einer übergeordneten Station übernehmen zu müssen. Damit ergibt sich das folgende Schema:

```
procedure Mₙ(var vs : S; var vpₙ₋₁ : Pₙ₋₁);
do
  await true then
    if ∃p ∈ Pₙ : bₙ(vs, p) then
      begin
        vsₙ := zₙ(vsₙ, some p ∈ Pₙ : bₙ(vs, p));
        await ¬isfullₚₙ₋₁(vpₙ₋₁) then
          vpₙ₋₁ := appendₚₙ₋₁(vpₙ₋₁, aₙ(vsₙ))
        endwait
      end
  endwait
od
```

Die Frage, ob das Schema für M_n noch weiter vereinfacht werden kann ist prinzipiell zu bejahen. Man vergleiche dazu Abb. 8, die sich als Grenzfall für $n = 1$ ergeben muß. Sie wird hier jedoch nicht weiter diskutiert.

Für das Modul M_0 entfällt dagegen die Aufgabe, Daten an ein nachgeordnetes Modul weitergeben zu müssen. M_0 ist Datensenke. Also ergibt sich sofort folgendes Schema:

```
procedure M₀(var vs : S; var vp₀ : P₀);
do ‖
  await true then
    if ¬isemptyₚ₀(vp₀) then
      (vs₀, vp₀) := (z₀(vs₀, firstₚ₀(vp₀)), restₚ₀(vp₀));
  endwait
  ‖
  await true then
    if ∃p ∈ P₀ : b₀(vs, p) then
      vs₀ := z₀(vs₀, some p ∈ P₀ : b₀(vs, p));
  endwait
‖| od
```

Auch hier ist in Richtung auf Abb. 8 noch eine weitere Vereinfachung des Schemas möglich. Das Gesamtsystem hat nun die Form:

```
begin
  var vp₀ : fifoₚ₀;
  var vp₁ : fifoₚ₁;
  ...
  var vpₙ₋₁ : fifoₚₙ₋₁;
```

var $vs : S_0 \times S_1 \times \ldots \times S_n$;
$\lVert \lceil\; M_n(vs, vp_{n-1}) \rVert \; \ldots \; \rVert M_1(vs, vp_1, vp_0) \rVert M_0(vs, vp_0) \;\rfloor \rVert$
end

Nun ist also durch das **some**-Konstrukt die Möglichkeit, interaktiver Eingaben vorgesehen. Dabei ist der Terminus 'interaktive Eingabe' als Sammelbezeichnung für alle möglichen Eingabequellen, die zur nicht-determinierten Systemumgebung, aber nicht zum System selbst gehören. Dies schließt also den menschlichen Bediener ebenso mit ein wie beispielsweise Meßdatenerfassung.

Man beachte, daß die Pipeline-Semantik von 3.1, die dort im wesentlichen durch das Gleichungssystem festgelegt ist, wegen des Nicht-Determinismus in dieser einfachen Form nicht mehr gilt. Es ist außerdem, darauf hinzuweisen, daß in dem Gesamtsystem auch ein Informationsfluß entgegen der Ausgaberichtung stattfinden kann, da die Prädikate b_i vom Gesamtzustand abhängen können. Gelegentlich wird ein symetrisches Modell diskutiert, das neben der Ausgabe-Pipeline eine Eingabe-Pipeline mit entsprechenden Wechselwirkungen an den einzelnen Stationen vorsieht. Dieses Modell läßt sich jedoch als Spezialfall des hier vorgelegten Modellschemas gewinnen.

Schließlich ist als Spezialfall noch auf die Möglichkeit hinzuweisen, daß in M_j das Prädikat b_j konstant gleich *false* ist. Das bedeutet, daß in diesem Falle keine Eingabemöglichkeit bei M_j besteht.

3.4 Beispiel zur interaktiven Arbeitsweise

Die schematischen Überlegungen des Abschnitts 3.3 lassen sich am Beispiel etwas verdeutlichen. Dazu wird auf 3.2, insbesondere Abb. 7, Bezug genommen. Abb. 9 zeigt die erweiterte Sicht.

Im Prinzip sind Eingriffsmöglichkeiten bei allen Stationen der exemplarischen Pipeline von 3.2 tatsächlich erforderlich. *Eingriffe bei der Datenquelle* können den folgenden Zwecken dienen:

- Starten, Unterbrechen oder Beenden der Datengenerierung
- Festlegung oder Modifikation von Parametern der Datenquelle
- Modellierung und Anpassung der Aufgabenstellung
- Neudefinition oder Modifikation der Programme zur Datengenerierung
- Setzen von Checkpoints
- Organisation und Kooperation mit der begleitenden Datenhaltung
- Archivierung und Dokumentation

Es ist klar, daß solche Eingriffe in der Regel aus der Analyse bisheriger Ergebnisse erforderlich werden. Die *Eingriffe in die Selektion und Aufbereitung der zu visualisierenden Daten* kann die folgenden Ziele verfolgen:

- Festlegung oder Modifikation von Parametern
- Änderung der Selektion oder der Aufbereitung
- Anpassung von Selektion und Aufbereitung an Änderungen bei der Datenquelle
- Anpassung von Selektion und Aufbereitung an Änderungen bei der Visualisierungsmethode
- Kooperation mit Datenhaltung, Archivierung und Dokumentation

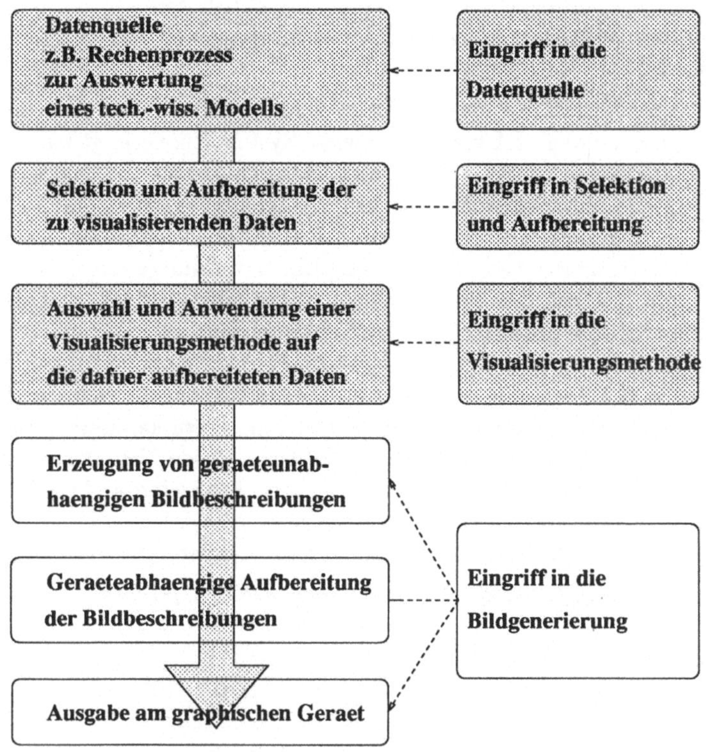

Abb. 9: Interaktive Eingriffe

Den Kernbereich bilden die *Eingriffe bei der Visualisierungsmethode*:

- Auswahl einer Visualisierungsmethode aus mehreren vorhandenen
- Modifikation vorhandener Visualisierungsmethoden
- Neudefinition einer Visualisierungsmethode
- Anpassung an Datengenerierung und -aufbereitung
- Festlegung oder Modifikation von Parametern
- Modellierung des Visualisierungskontextes, des Szenariums
- Modifikation des Szenariums
- Modellierung oder Modifikation des Betrachters (z.B. synthetische Kamera)
- Navigieren des Betrachters durch eine Szenerie zur Unterstützung der Ergebnis- analyse
- Kooperation mit Datenhaltung, Archivierung und Dokumentation

Während die Visualisierung eingehen muß auf die Datenquelle und die damit verbundene Aufgabenstellung, um nämlich die gelieferten Daten interpretierbar und die gesuchte Lösung erkennbar zu machen, konzentriert sich die Bildgenerierung auf die mehr technischen Probleme der Computer-Graphik. Dementsprechend können *Eingriffe in die Bilderzeugung* folgenden Aspekten dienen:

- Festlegung und Modifikation von Darstellungsattributen
- Manipulation geräteunabhängiger Bildbeschreibungen
- Geräteauswahl

Die obigen Beispiele für eventuelle Eingriffsmöglichkleiten bei den verschiedenen Stationen lassen erkennen, daß hier eine gewisse Systematik verfolgt werden kann. Es gibt Aspekte, die in sehr direkter Weise *problemorientiert* sind. Wenn beispielsweise Daten in einer drei-dimensionalen Szenerie visualisiert werden, dann kann es für den Perzeptionsvorgang bei der Betrachtung sehr hilfreich sein, wenn der Betrachter durch eine solche Szenerie 'navigieren' kann, d.h. er verändert seinen Standpunkt in der Szenerie, um z.B. die Rückseite oder auch das Innere zu sehen. Oder er dreht einen 'Gegenstand', um die verschiedenen Seiten zu sehen.

Daneben gibt es Aspekte, die eher *systemorientiert* sind und dazu dienen, das System selbst in die Lage zu versetzen, ein Visualisierungsproblem zu bearbeiten und die gegebene Aufgabenstellung zu unterstützen. Dazu kann etwa die Programmiertätigkeit gehören, die für die Realisierung einer neuen Visualisierungsmethode erforderlich ist. Eine neue Visualisierungsmethode kann eine andere Aufbereitung der zu visualisierenden Daten erforderlich machen.

Eine entsprechende Systematik wird im nachfolgenden Abschnitt 4 konzipiert.

Literaturhinweis: [GES89], [ZGD87], [GNA81], [GNA82], [GNA86], [FEL90].

4 Das Ordnungsschema des Referenzmodells

Die im folgenden zu skizzierende Systematik auf der Basis einer *problem- und anwendungsorientierten Sicht* einerseits und einer *systemorientierten Sicht* andererseits knüpft an der allgemeineren Systemsicht an, wie sie in Abb. 4 von Abschnitt 2.3 gezeigt wird. Dort war das System als eine veränderbare Menge von kooperierenden Prozessen dargestellt worden. Die Organisation als Pipeline-System stellt einen Spezialfall dar, der zudem die Einbettung in eine für eine weitergehende Rechnerunterstützung der Arbeitszyklen erforderliche Umgebung noch nicht berücksichtigt.

Dabei wird mit einer bestimmten 'Sicht' eines Systems zum Ausdruck gebracht, daß man sich für eine bestimmte Art von Merkmalen des Systems bzw. seiner Prozesse interessiert, weil sie eben zum Thema einer bestimmten Diskussion gehören. Andere Merkmale, die das System auch haben kann, verfehlen das Thema, gehören also nicht zu der gerade interessierenden Sicht. Nachfolgend werden zunächst die beiden genannten Sichten umrissen. Danach ist eine Verknüpfung dieser Sichten sinnvoll, indem man — formal gesprochen — eine neue Menge von Merkmalen als Produkt der beiden ursprünglichen Sichten bildet. Man klassifiziert dann die Prozesse danach, daß sie gleichzeitig gewisse Merkmale der einen **und** der anderen Sicht besitzen. Diese Produktbildung liefert ein Ordnungsschema für die Prozeßmenge eines Systems und stellt als sog. 'Architekturmodell' einen wesentlichen Teil des Referenzmodells dar. Das Ordnungsschema kann z.B. dazu benutzt werden, um ein gegebenes Visualisierungssystem wie mit einer Checkliste danach zu klassifizieren, welche Merkmale es hat bzw. nicht hat.

4.1 Problem- und aufgabenorientierte Aspekte

Die hier zu behandelnde problem- und anwendungsorientierte Sicht befaßt sich mit einer Vielzahl von Merkmalen, die — oberflächlich betrachtet — für viele Anwendersysteme analog zutreffen können, die also scheinbar nicht direkt Bezug nehmen auf das Thema 'Visualisierung'. Wenn nachfolgend Stichworte allgemeiner dv-technischer Art gebraucht werden, ist trotzdem immer der spezielle Bezug zur 'Visualisierung' unterstellt.

Im Hinblick auf eine möglichst vollständige Unterstützung der Arbeitszyklen bei der Problemlösung ist es zweckmäßig die Prozesse der Datenquellen mit einzubeziehen.

Problem- und aufgaben- orientierte Sicht	1	Generierung der zu visualisierenden Daten (Datenquelle)
	2	Speicherung von Daten
	3	Editieren von Daten
	4	Transformieren von Daten
	5	Applikation von Visualisierungsmethoden
	6	Graphische Darstellung
	7	Dialogfuehrung
	8	Manipulation von Systemkonfigurationen
	9	Bereitstellung von Systemwissen
	10	Dokumentation
	11	Integration

Abb. 10: Klassifikation nach problemorientierten Aspekten

Damit haben wir also für die problem- und anwendungsorientierte Sicht die folgende Klassifikation der Systemprozesse (vgl. auch Abb. 10):

1 *Generierung der zu visualisierenden Daten (Datenquellen)*
Hier sind die Prozesse zusammengefaßt, deren Hauptmerkmal aus der Sicht eines Visualisierungssystems die Erzeugung des Datenmaterials ist, das für einen menschlichen Betrachter aufbereitet werden soll. Diese Datenquellen können, wie bereits mehrfach erwähnt, unterschiedlicher Natur sein. Man beachte, daß es, wie auch in Abb. 4 schon gezeigt, mehrere Quellen gleichzeitig geben kann. Es ist möglich, daß diese Quellen mit andern Prozessen des Systems in dem Sinne kooperieren, daß dadurch die Datengenerierung beeinflußt wird. Man beachte auch, daß eine Datenquelle oft auch nur eine Datenhaltung, z.B. eine Datenbank, sein kann.

2 *Speicherung von Daten*
Prozesse zur Datenhaltung treten selbstverständlich auch bei Visualisierungssystemen auf. Dabei kann es unterschiedliche Arten geben. Dies beginnt bei den Daten, die eine Datenquelle und ihre Parameter festlegen, d.h. die bestimmten Spezifikationen, mit denen ein bestimmtes, zu visualisierendes Datenmaterial

generiert wurde. Sodann wird u.U. das generierte Datenmaterial selbst in einer Datenhaltung abgelegt. Für einen bestimmten Visualisierungsvorgang wird man auch das Visualisierungsverfahren dokumentieren müssen. Schließlich ergeben sich aus der Visualisierungsprozedur mehr oder weniger geräteabhängige Bilddateien. Man beachte, daß eine Datenhaltung oft mehrstufig organisiert ist, wobei Aspekte einer längerfristigen Archivierung, einer sehr kurzfristigen Zugriffsmöglichkeit oder auch der Masse eine Rolle spielen.

3 *Editieren von Daten*

Das Editieren von Daten erfolgt i.a. mit Hilfe von Prozessen, die über eine geeignete Mensch-Maschine-Schnittstelle verfügen. Der Begriff des 'Editierens' wird hier in einem sehr allgemeinen Sinn — und nicht nur beschränkt auf Text — verstanden. Graphikeditoren sind also beispielsweise mit einbezogen. Jede interaktive Eingabe seitens eines Bedieners beruht auf einem Ediervorgang. Ein wesentlicher Aspekt, der die Arbeit des menschlichen Bedieners wesentlich erleichtern kann, ist immer auch die Bereitstellung von Wissen, über das der Bediener für ein sachgerechtes Ausführen seiner Edieraufgabe verfügen muß. Soll beispielsweise eine Modifikation bei der Datengenerierung durchgeführt werden, ist dazu Wissen über deren aktuelle Situation erforderlich.

4 *Transformieren von Daten*

Prozesse zur Datentransformation sind an vielen Stellen zu finden, da dies einer der prinzipiellen Zwecke der Datenverarbeitung an sich ist (z.B. neben der Speicherung oder der Übertragung). Im Zusammenhang mit Visualisierungssystemen sind hier in erster Linie die Prozesse gemeint die das von den Quellen kommende Datenmaterial aufbereiten, so daß bestimmte Visualisierungsmethoden einsetzbar werden. Da die Daten oft als Punktmenge eines hochdimensionalen Raums anfallen, sind z.B. Projektionen in niedrigerdimensionale Räume erforderlich. Ein anderes Beispiel ist die Umformung geräteunabhängiger Bilddateien in geräteabhängige Bilddateien.

5 *Applikation von Visualisierungsmethoden*

In einem Visualisierungssystem kann es gleichzeitig mehrere, verschiedene Prozesse geben, die dasselbe Datenmaterial nach verschiedenen Gesichtspunkten und Methoden in Bildbeschreibungen umsetzen. Bei solchen Umsetzungen ist die Einbettung der jeweiligen Darstellung in einen geeigneten 'Kontext' oder in ein geeignetes 'Szenarium' einzubetten, so daß die Bildinterpretation, also Perzeptions- und Assoziationsfähigkeit unterstützt werden.

6 *Dialogführung*

Prozesse zur Dialogführung werden gelegentlich auch als User Interface Manager bezeichnet. Sie koordinieren beispielsweise die oben genannten Editorprozesse, sorgen für die Bereitstellung des dazu erforderlichen Wissens[17] und veranlassen die Weitergabe der eingegebenen Daten an den jeweiligen Empfänger.

7 *Graphische Darstellung*

Die Prozesse, die die aufgrund bestimmter Visualisierungsmethoden erzeugten Bildbeschreibungen in Bilder umsetzen, gehören i.a. Graphiksystemen an. Die

---

[17] Auch das kann bereits eine Visualisierungsaufgabe sein.

involvierten Graphiksysteme können als Subsysteme eines Visualisierungssystems gesehen werden. Dabei können selbstverständlich mehrere Darstellungsvorgänge auf verschiedenen Darstellungsmedien gleichzeitig ablaufen.

8 *Manipulation der Systemkonfiguration*

Mit 'Systemkonfiguration' ist hier die Gesamtheit der Prozesse gemeint, die zu einem gegebenen Zeitpunkt für eine Aufgabe, bei deren Lösung Visualisierungsverfahren eingesetzt werden, aktiviert sind und potentiell miteinander kooperieren. Die Datenquellen werden hier in die Systemkonfiguration eines Visualisierungssystems einbezogen. Zu einer Systemkonfiguration gehören auch die möglichen Kooperationsbeziehungen zwischen den Prozessen. Eine Systemkonfiguration kann verändert werden, wenn etwa zu bereits im Einsatz befindlichen Visualisierungsprozessen ein weiterer mit einer neuen Methode parallel geschaltet werden soll. Dazu kann eine neue Aufbereitung der Daten Voraussetzung sein; ein anderes Graphiksystem muß gegebenenfalls nachgeschaltet werden. Man beachte, daß bei der Manipulation der aktuellen Systemkonfiguration Randbedingungen einzuhalten sind, also wissensbasierte Methoden sehr hilfreich sein können. Es sollte auch prinzipiell möglich sein, bestimmte Systemkonfigurationen zu konservieren, um eine Arbeit unterbrechen und später wieder fortsetzen zu können. Es ist klar, daß zur Systemkonfiguration auch das sog. 'Mapping' gehört, nämlich die Festlegung, auf welchen Hardware-Komponenten z.B. in einem Rechnerverbund die aktive Systemkonfiguration zur Ausführung kommt. Dabei spielen dann auch Fragen der Aufgabenteilung zwischen Supercomputer und beteiligten Workstations eine Rolle.

9 *Bereitstellung von Systemwissen*

Die Nutzung eines Visualisierungssystems erfordert die Bereitstellung von Wissen über dieses System. Der Bediener muß sich über die vorhandenen Möglichkeiten informieren können. Das System selbst kann im Prinzip die Aufgabe übernehmen, den Bediener in die Systembenutzung einzuarbeiten, z.B. durch ein entsprechendes, rechnerunterstütztes Tutorial. Wissen muß u.U. auf verschiedenen Ebenen bereitgestellt werden. Es genügt oft eine sehr kompakte informelle Form, wenn der Bediener eingearbeitet ist. In anderen Situationen ist sehr detailliertes, formales Wissen erforderlich, wenn beispielweise eine Kooperationsbeziehung zwischen zwei Prozessen in einer Systemkonfiguration mit ihren Schnittstellen festgelegt werden soll.

10 *Dokumentation*

Die Ergebnisse aus der Arbeit mit einem Visualisierungssystem werden in der Regel auch in einer Dokumentation festzuhalten sein. Dies schließt sicher die Dokumentation der Datenquelle, der Visualisierungsmethoden und der benutzten Graphiksysteme mit ein. Zur Dokumentation wird man auch das gewonnene, aussagekräftige Bildmaterial und nicht zuletzt die Schlußfolgerungen, die der Bediener daraus zieht, hinzunehmen. Es kann also hier Prozesse geben, die das jeweilige Datenmaterial z.B für die Übernahme in ein Publishing System aufbereiten. Allgemeiner rechnen wir zur Dokumentation jeden Prozess, der Ergebnisse für die Weiterverarbeitung in einem anderen System aufbereitet.

11 *Integration*
Da die Arbeitszyklen zur Auswertung der von einer Quelle generierten Daten Teil einer umfassenderen Aufgabenstellung sein können, besteht die Notwendigkeit, im Visualisierungssystem Komponenten vorzusehen, die den Informationsaustausch und die Kooperation mit einer Umgebung (z.B. mit einem CAD-System) abwickeln. Aufgabe der Prozesse zur Integration in eine Systemumgebung ist also in erster Linie die Bedienung (aus der Sicht des Visualisierungssystems) externer Schnittstellen.

4.2 Systemorientierte Aspekte

Die Berücksichtigung sog. systemorientierter Aspekte bei umfangreicher Applikationssoftware gewinnt heute zunehmend an Bedeutung. Unter dem Paradigma der *offenen Systeme* verbirgt sich letztlich die Forderung diese Applikationssoftware einerseits weitgehend unabhängig von proprietären Hardware- und Betriebssystem-Konfigurationen zu machen, und andererseits die Forderung nach Flexibilität. Letzteres ist die Forderung, die Applikationssoftware anpaßbar zu machen an wechselnde Aufgabenstellungen und an den neuesten Stand der Technik durch Einbeziehung neuer Methoden.

Damit sind bei einer systemorientierten Sicht der Applikationssoftware neben der bloßen *Systemanwendung* auch die *Systembereitstellung* und die *Systemanpassung* zu betrachten. Unter 'Systemanwendung' fassen wir die Gesamtheit der Prozesse zusammen, die zu einem gegebenen Zeitpunkt zur Durchführung von Aufgaben im Sinne der Arbeitszyklen *im Einsatz*, d.h. 'rechnend', 'rechenwillig', 'auf Eingabe wartend' usw., *sind*. Man spricht in diesem Zusammenhang auch von der *aktiven Prozeßkonfiguration*. Zur 'Systembereitstellung' rechnen wir die Gesamtheit der Prozesse, die *im Einsatz sind oder zum Einsatz kommen können*, um beispielsweise beim Systemstart eine aufgabenbezogene Prozeßkonfiguration zu aktivieren oder eine aktive Prozeßkonfiguration zu modifizieren. Die Systembereitstellung verwaltet insbesondere die Objekte des Systems, und zwar auch diejenigen, die *nicht* gerade im Einsatz sind. Schließlich gehören zur 'Systemanpassung' die Prozesse, die *im Einsatz sind oder zum Einsatz kommen können*, um Modifikationen an vorhandenen Objekten des Systems vorzunehmen oder beispielsweise auch neue Objekte in das System zu integrieren.

Entsprechend der Auffassung des Gesamtsystems als eine Menge von kooperierenden Prozessen (vgl. Abb. 4) können Prozesse zur Systembereitstellung und zur Systemanpassung zu einem gegebenen Zeitpunkt auch zur Systemapplikation gehören.

Selbstverständlich wird die Applikationssoftware in der Regel in ein Betriebssystem eingebettet sein. Die Implementierung kann sich also auf Dienste eines Betriebssystems bzw. entsprechende Tools stützen.

Im einzelnen ergeben sich zur systemorientierten Sicht die folgenden Aspekte (vgl. auch Abb. 11):

C *Systemanwendung*
Zur Systemanwendung rechnen wir die Prozesse einer aktiven Konfiguration. Eine aktive Konfiguration kann sich selbst verändern, indem Prozesse neue Pro-

Systemorientierte Sicht		
A	B	C
System- anpassung	System- bereitstellung	System- anwendung

Abb. 11: Klassifikation nach systemorientierten Aspekten

zesse generieren oder indem Prozesse enden. Eine aktive Konfiguration kann aber auch u.U. durch interaktive Eingriffe seitens eines Bedieners verändert werden, also durch Aktivieren und Deaktivieren von Prozessen. Die Modifikation einer aktiven Konfiguration wird sich in der Regel auf Prozesse zur Systembereitstellung abstützen.

B *Systembereitstellung*

Das Gesamtsystem stellt sich zunächst als eine Sammlung von ausführbaren Objekten und zugehörigem Datenmaterial dar. Die Prozesse zur Systembereitstellung müssen also insbesondere diese Objekte und das Datenmaterial verwalten. Dabei können unterschiedliche Strategien zur Datenhaltung zum Einsatz kommen (z.B. Methodenbanken, Datenbanken). Ein wesentlicher Aufgabenbereich für die Systembereitstellung ergibt sich aus der Tatsache, daß i.a. nicht jeder Prozeß mit jedem wird kooperieren können. Es müssen somit bei der aufgabengerechten Spezifikation einer Prozeßkonfiguration gewisse Regeln und Randbedingungen, also *Schnittstellen*, eingehalten werden. Das Wissen darüber gehört auch zur Systembereitstellung und ist dem Bediener zugänglich zu machen oder bei wissensbasierten Konfigurierungsverfahren entsprechend einzusetzen. Die Systembereitstellung verwaltet nicht nur das Material, das sich auf Visualisierungsaufgaben oder eine direkte Unterstützung von Arbeitszyklen bezieht, sondern auch die Tools, die bei der Systemanpassung zum Einsatz kommen. Damit wird auch die Datenhaltung zur Verwaltung der Systemquellen zur Systembereitstellung zu rechnen sein.

A *Systemanpassung*

Die Forderung nach Flexibilität, Erweiterbarkeit, Modifizierbarkeit, Modernisierbarkeit macht es erforderlich, Tools zur Systemanpassung als zum Gesamtsystem gehörig zu betrachten. Selbstverständlich kommen vor allem in diesem Bereich allgemeine Werkzeuge, wie Compiler, Debugger, Compilergeneratoren, Struktureditoren zum Einsatz; ihre Spezialisierung z.B. durch Profiles, die Art ihrer Verknüpfung untereinander sind jedoch systemspezifisch. Die Prozesse zur Systemanpassung können sich auf alle Arten von Datenmaterial, das von der Systembereitstellung verwaltet wird (z.B. Programmquellen), beziehen. Wichtig ist immer auch der Aspekt der Wissensaquisition, die bei der Integration neuer Methoden oder bei der Veränderung vorhandener im Hinblick auf die aufgabengerechte Konfigurierbarkeit von Prozessen durchzuführen ist.

Es sei angefügt, daß es sehr zweckmäßig ist, die Datenquelle als Teil des Visualisierungssystems zu behandeln[18], wenn nämlich eine sehr enge Wechselwirkung zwischen den Prozessen der Datenquelle und der Auswertung der Daten erforderlich ist. Die Prozesse, die z.B. ein Umprogrammieren des Applikationsmodells erlauben, sind dann der Systemanpassung zuzurechnen. Damit wird deutlich, daß gerade auch den Prozessen zur Systemanpassung eine wichtige Aufgabe bei der Abwicklung der Arbeitszyklen zufällt, wenn nämlich Erkenntnisse aus der Analyse von Ergebnissen eingebracht werden müssen.

4.3 Das Architekturmodell

Nachdem in den beiden vorangehenden Abschnitten die problem- und anwendungsbezogene Sicht und die systemorientierte Sicht voneinander unabhängig behandelt wurden, soll nun eine Verknüpfung der beiden Sichten erfolgen. Die beiden Sichten beziehen sich ja auf dieselben Gegenstände, nämlich die Prozesse eines Visualisierungssystems. Die Verknüpfung veranschaulicht die Abb. 12.

Formal entsteht durch die Verknüpfung eine neue Sicht mit zusammengesetzten Merkmalen. Diese neuen Merkmale entstehen durch *und*-Verknüpfung eines Merkmals der einen Sicht mit einem Merkmal der anderen. Die so entstehende, neue Sicht bezieht sich auf die *Architektur* von Visualisierungssystemen. Man spricht deshalb auch vom 'Architekturmodell' des Referenzmodells. Es stellt ein Klassifikationsschema dar, das feiner ist als jedes der beiden ursprünglichen.

Es ist nun nicht unsere Absicht jedes der nun mehr 33 Merkmale inhaltlich zu erläutern. Vielmehr soll die prinzipielle Vorgehensweise exemplarisch verdeutlicht werden. Dazu betrachten wir die Zeile 5 in der Matrix. Zu dieser Zeile gehören alle Prozesse des Systems, die sich mit der Applikation von Visualisierungsmethoden, also mit der Umsetzung der Ergebnisdaten in Bildbeschreibungen befassen. Dabei ist es gleichgültig, ob diese Prozesse gerade im Einsatz sind und damit einer aktiven Prozeßkonfiguration angehören oder ob es sich nur um 'Beschreibungen' von Prozessen (z.B. ausführbare Objekte) handelt, die als Datenmaterial z.B. in einer Methodenbank gehalten werden.

Diese Matrixzeile 5 enthält drei Elemente 5A, 5B und 5C:

5C: Das durch 5C festgelegte Merkmal bezieht sich auf alle Prozesse eines Visualisierungssystems, die zu einem gegebenen Zeitpunkt zur Umsetzung von Ergebnisdaten in Bilddateien im Einsatz sind. Innerhalb der aktiven Prozeßkonfiguration werden diese Prozesse mit anderen Prozessen dieser Konfiguration kooperieren, wie z.B. mit Transformationsprozessen (4C), die das von den Datenquellen generierte Material für bestimmte Visualisierungsmethoden vorbereiten, oder mit Prozessen zur graphischen Darstellung (7C), die die erzeugten Bildbeschreibungen weiterverarbeiten. Es kann dabei auch erforderlich werden, die Dienste von Prozessen in 2C in Anspruch zu nehmen, wenn Zugriffe auf eine Datenhaltung auftreten. Möglicherweise muß ein 5C-Prozeß dazu erst die Aktivierung eines

---

[18] Formal kann die Datenquelle immer als Teil des Visualisierungssystems behandelt werden, wenn man zuläßt, daß sie auch zum Trivialfall, z.B. zu einer einzigen, unveränderlichen Datei, entarten kann.

Problem- und aufgaben- orientierte Sicht	1	Generierung der zu visualisierenden Daten (Datenquelle)
	2	Speicherung von Daten
	3	Editieren von Daten
	4	Transformieren von Daten
	5	Applikation von Visualisierungsmethoden
	6	Graphische Darstellung
	7	Dialogfuehrung
	8	Manipulation von Systemkonfigurationen
	9	Bereitstellung von Systemwissen
	10	Dokumentation
	11	Integration

Systemorientierte Sicht		
A	B	C
System-anpassung	System-bereitstellung	System-anwendung

		Systemorientierte Sicht		
		A	B	C
Problem- und aufgaben- orientierte Sicht	1			
	2			
	3			
	4			
	5	5 A	5 B	5 C
	6			
	7			
	8	*Architekturmodell*		
	9			
	10			
	11			

Abb. 12: Verknüpfung der beiden Sichten

2C-Prozesses veranlassen, wozu er mit einem 2B-Prozeß zur Bereitstellung von Datenhaltungsdiensten kooperieren wird.

5B: Die Prozesse in 5B verwalten — kurz gesagt — die im Visualisierungssystem vorhandenen Visualisierungsmethoden. Die zugehörige Dokumentation und das für den Einsatz von KI-Methoden formalisierte Wissen (Regelwissen, Applikationsbedingungen) fällt in die Zuständigkeit von 9C und ev. auch von 9B. Ein Bediener des Visualisierungssystems wendet sich beispielsweise über einen Dialogführungsprozeß in 6C an einen 9C- oder 9B-Prozeß, um sich über vorhandene Visualisierungsmethoden zu informieren und zu einer Entscheidung zu kommen, welche für ein bestimmtes Datenmaterial zum Einsatz kommen soll. Steht die Entscheidung fest, wird er über den Dialogführungsprozeß von 6C einen 8C-Prozeß zur Manipulation der aktiven Systemkonfiguration ansprechen, um die gewünschte Visualisierungsmethode zum Einsatz zu bringen. Der 8C-Prozeß wird dazu mit anderen Prozessen kooperieren müssen, beispielsweise mit einem 9C-Prozeß zur Überprüfung der Kooperationsregeln und Applikationsbedingungen. Laufen diese Prüfungen erfolgreich ab, kann der Konfigurationsprozeß mit einem Bereitstellungsprozeß aus 5B die Visualisierungsmethode zum Einsatz bringen. Möglicherweise haben die Prüfungen jedoch ergeben, daß die gewünschte Visualisierungsmethode, auf die Ergebnisdaten, so wie sie anfallen, nicht anwendbar sind, daß also ein Schnittstellenkonflikt besteht. In diesem Fall muß der Visualisierungsmethode ein Transformationsprozeß vorgeschaltet werden. Möglicherweise kann ein solcher Transformationsprozeß durch einen 4B-Prozeß bereitgestellt werden. Ist das aber nicht der Fall, muß mit einem 4A-Prozeß ein vorhandener Transformationsprozeß modifiziert oder ein neuer generiert werden. Man beachte, daß im Fall der Modifikation oder Neugenerierung das zugehörige Wissen über 9A/9B zugänglich gemacht werden muß. Dies zu veranlassen, fällt in die Zuständigkeit des 4A-Prozesses.

5A: Zum Merkmal 5A gehören schließlich die Prozesse, welche es ermöglichen, Visualisierungsmethoden zu modifizieren und neuen Gegebenheiten anzupassen bzw. solche Methoden neu einzubringen. Hier ist im Prinzip die ganze Palette der in der Basissoftware verfügbaren CASE-Tools einsetzbar. Manche Systeme werden jedoch Spezialisierungen im Hinblick auf den speziellen Problemkreis 'Visualisierungsmethoden' anbieten, beispielsweise durch Rückgriff auf generische Schemata. Zu den 5A-Prozessen gehören aber auch solche, die das 'Einlesen' neuer Methoden, z.B. in Gestalt eines Programms, erlauben mit den zugehörigen Anpassungsarbeiten (Portierungsarbeiten). Wichtig ist, daß Modifikationen, Anpassungen, Erweiterungen und Löschungen von Visualisierungsmethoden Veränderungen des Systems darstellen: Das Wissen darüber muß in jedem Fall über die Bereitstellung von Systemwissen zugänglich und nutzbar gemacht werden. Dazu wird in der Regel eine Kooperation von 5A-Prozessen mit Prozessen aus 9A/9B erforderlich sein.

In ganz analoger Weise können bei einer detaillierteren Ausarbeitung des Architekturmodells Querbeziehungen zwischen den zu den einzelnen Merkmalen des Architekturmodells gehörenden Prozeßklassen diskutiert werden. Man beachte jedoch, daß solche Querbeziehungen sich nicht aus einem Architekturmodell der vorliegenden Form ergeben, wenn man von der trivialen Relation 'jeder mit jedem' absieht. Die Diskussion von Querbeziehungen bringt eine neue Sicht ins Spiel, die als *operative Sicht* bezeichnet werden kann, und die sich mit den Kooperationsbeziehungen zwischen den Prozeßklassen des Architekturmodells befaßt. Die operative Sicht ist damit auf die Abläufe im System und die entsprechenden Schnittstellen gerichtet.

In dieser Arbeit wird auf eine operative Sicht von Visualisierungssystemen nicht näher eingegangen. Der Übergang vom Architekturmodell zur operativen Sicht stellt jedenfalls einen Detaillierungsschritt dar, der möglicher Weise nicht mehr innerhalb eines Referenzmodells gemacht werden sollte. Es zeigt sich nämlich sehr schnell, daß mit einer solchen Detaillierung die Komplexität der Merkmalsmenge erheblich zunimmt. Ein solcher Schritt müßte in jedem Falle durch weitergehende Untersuchungen geklärt werden. Möglicherweise kann zwischen dem sehr groben Architekturmodell und der wesentlich feineren, operativen Sicht eine Ebene gefunden werden, die dem Abstraktionslevel eines Referenzmodells besser entspricht.

Literaturhinweis: [GES81], [ZGD87].

Literaturhinweise

[ACM87]   ohne Verfasser: Visualization in Scientific Computing. ACM Siggraph, Vol. 21, No. 6, November 1987 (Special issue)

[AST91]   P. Astheimer, W. Felger, M. Göbel: Systeme zur Visualisierung komplexer Datenmengen aus Wissenschaft und Technik: Modelle, Konzepte und Realisierungen. Fraunhofer-Arbeitsgruppe für Graphische Datenverarbeitung, Darmstadt: erscheint in der Zeitschrift IT, Oldenbourg

[GES89]   ohne Verfasser: Referenzmodell für CAD-Systeme. Gesellschaft für Informatik e.V. , Fachausschuß 4.2, 21. November 1989 (Broschüre)

[BAU81]   F.L. Bauer, H. Wössner: Algorithmische Sprache und Programmentwicklung. Springer-Verlag (1981)

[FEL90]   W. Felger, M. Frühauf, M. Göbel, R. Gnatz, G.R. Hofmann: Towards a Reference Model for Scientific Visualization Systems. EUROGRAPHICS Workshop on Visualization in Scientific Computing, April 23-24, 1990, Clamart — France; erscheint in der Reihe Eurographics Seminars, Springer-Verlag

[GNA81]   R. Gnatz: Referenzmodell für graphische Systeme — Versuch einer Axiomatik. In: J.L. Encarnaçao, W. Straßer (Hrsg.): Geräteunabhängige Graphische Systeme. Drittes Darmstädter Kolloquium, Oldenbourg, (1981), 357-389

[GNA82]   R. Gnatz: Funktionelle Spezifikation interaktiver Systeme und ihre Zerlegung in Teilsysteme. In: H. Wössner (Hrsg.): Programmiersprachen und Programmentwicklung. Informatik-Fachberichte 53, Springer-Verlag, (1982), 45-65

[GNA86]   R. Gnatz: Specification of Interfaces: A Case Study of Data Exchange Languages. In: J.L. Encarnaçao, R. Schuster, E. Vöge: Product Data Interfaces in CAD/CAM Applikations: Design, Implementation and Experiences. Symbolic Computation, Springer-Verlag, (1986)

[ZGD87]   ohne Verfasser: Referenzmodell für graphische Systeme. Bericht über den Workshop in Heiligkreuzsteinach im Februar 1987. Zentrum für Graphische Datenverarbeitung e.V., ZGDV 17/87, Darmstadt (1987)